THE PHILADELPHIA CHROMOSOME

A GENETIC MYSTERY,
A LETHAL CANCER,
AND THE IMPROBABLE INVENTION OF
A LIFESAVING TREATMENT

费城染色体

神药格列卫传奇

［美］杰西卡·瓦普纳 著　彭茂宇 译
Jessica Wapner

清华大学出版社
北京

北京市版权局著作权合同登记号　图字：01-2021-0693

图书在版编目（CIP）数据

费城染色体：神药格列卫传奇/（美）杰西卡·瓦普纳（Jessica Wapner）著；彭茂宇译.—北京：清华大学出版社，2021.4
书名原文：The Philadelphia Chromosome: A Genetic Mystery, a Lethal Cancer, and the Improbable Invention of a Lifesaving Treatment
ISBN 978-7-302-57662-4

Ⅰ．①费…　Ⅱ．①杰…②彭…　Ⅲ．①抗癌药－研究　Ⅳ．①R979.1

中国版本图书馆 CIP 数据核字（2021）第 040965 号

责任编辑：袁　琦
封面设计：何凤霞
责任校对：王淑云
责任印制：宋　林

出版发行：清华大学出版社
　　　　网　　　址：http://www.tup.com.cn, http://www.wqbook.com
　　　　地　　　址：北京清华大学学研大厦 A 座　　邮　　编：100084
　　　　社　总　机：010-62770175　　　　　　　　邮　　购：010-62786544
　　　　投稿与读者服务：010-62776969, c-service@tup.tsinghua.edu.cn
　　　　质量反馈：010-62772015, zhiliang@tup.tsinghua.edu.cn
印　装　者：三河市国英印务有限公司
经　　　销：全国新华书店
开　　　本：148mm×210mm　　印　张：8.875　　字　数：244 千字
版　　　次：2021 年 6 月第 1 版　　　　　印　次：2021 年 6 月第 1 次印刷
定　　　价：55.00 元

产品编号：081885-01

目录

深入骨髓

2012 年 2 月

　　加里·艾克勒（Gary Eichner）坐在抵墙的椅子上，逐条回答护士提出的问题。在他对面，身影半隐匿在电脑后的护士一边浏览着他的病历，一边记录着他的回答。艾克勒说话时带着笑，仿佛一切都好，仿佛只要笑着，就一切都能好。虽然心中忐忑，但他尽量不喜形于色，只暗自期望之后的检查能给他一些结果。这场疾病突如其来，将他的生活掀了个底朝天，恐惧攫住了他的每根神经。

　　艾克勒最近开始服用一种治疗白血病的药物，护士跟他过了一遍可能发生的一大串副作用："有没有胸口痛？"她问："心脏有没有不适感？脚踝肿胀吗？感觉恶心反胃吗？"

　　艾克勒笼统地回答道："都没有"，但他随即提到了空腹服药时的反应，描述了他的真实感受："（空腹服药后），腹部会强烈抽筋，不是一般的疼，没有比那更糟的感觉了。"

　　护士心知，他这样的白血病患者曾要体会的"比那更糟的感觉"，艾克勒并没有什么概念。因为在当下，很少再有白血病患者需要遭受那种痛苦了。

　　但是即使心里清楚，她也缄口不言。毕竟这个患者正要接受骨髓穿刺的活组织检查，让医生用粗大的中空针头刺穿骨头，提取一些骨髓做化验。在过去的 12 年里，她照顾的都是使用这个药物的白血病患者，也见过太多次的骨髓穿刺，所以她知道这次活检的重要性，也知道艾克勒心知肚明，自己 43 岁的性命正岌岌可危。

　　这种情况下，唯一能让艾克勒稍感舒心的是他的主治医生，布莱恩·德鲁克(Brian Druker)。德鲁克的诊所位于美国俄勒冈州波特兰市。当艾克勒来做活检的时候,德鲁克跟他说:"我关心的只有一件事,就是你的病情出现改善。"艾克勒在过去半年里每天都在吃一种药,期望药物能控制住在他体内肆虐的白血病细胞,而这次活检将会显示药物到底有没有起效。艾克勒患的是慢性粒细胞白血病(也称慢性髓性白血病或者慢性髓系白血病,英文是 chronic myeloid leukemia,CML)。这是一种由白细胞异常增生引起的癌症,虽然疾病进展缓慢,但仍可致命。德鲁克说:"只要(活检结果)达到 18/20,我就很高兴了。"艾克勒点头表示懂得,只是他的脚却不曾消停,泄露了心中的惴惴不安。

"18/20"是艾克勒患病后学到的新术语之一,这种强制学习跟癌症诊断书一样来得劈头盖脸,让人措手不及。他是在 2011 年夏天确诊 CML 的,那时他还住在华盛顿州的奥林匹亚市,以单亲父亲的身份带着一个青春期的儿子。某天,他腰痛得坐卧不安,忍了一天还没消退,于是去当地的急诊室检查。艾克勒的嫂子是位飞行急救护士,她猜测可能是肾结石,所以艾克勒以为要进行排石治疗,虽然会很疼却没什么大不了。没想到却有一群医生齐齐进入他的病房。艾克勒心知不妙,只听见那些医生说:"你得的不是肾结石,我们认为你得的是白血病。"

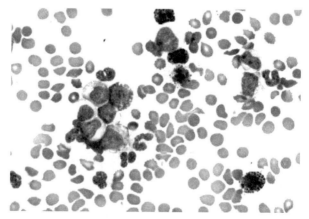

插图 1：CML 患者的染色血样,过量的异常白细胞是这疾病的标志,在图中,这些白细胞被染成深黑色。

接下来的血液学检测到了过量的白细胞。这表明尽管其他身体机能都很正常,艾克勒的确罹患 CML。医生解释说,那种让他以为是肾结石的腰部刺痛感,其实是由高浓度的白血病细胞充斥脾脏所导致的肿胀感。虽然这种疾病发展并不迅速,但也没有时间可浪费,如果想多活几年,他需要立刻接受治疗。

艾克勒很快得知,这种疾病发展缓慢却极端凶险,如果治疗无效,5 年之内他的骨髓就会充满原始粒细胞。原始粒细胞是未能成熟的白细胞,数目众多却百无一用,会让一度潺潺流动的血液变得如泥浆般黏稠。富含铁元素、负责运送氧气的红细胞逐步减少,使他变得贫血而虚弱,同时,血小板数目下降导致他凝血困难。当疾病从加速期进展到急性变期,原始粒细胞在血细胞中所占的比例从 15％增长到 30％的时候,给眼睛和大脑供血的细小毛细血管会出现堵塞,脾脏也可能剧烈膨胀。随着全身机能开始崩坏,白血病会导致大脑、小肠和身体百窍都流血不止。

于是两天后,艾克勒接受了第一次骨髓活检。他的骨质因为内部的白细胞增生而发生硬化,以至于那个英语不大灵光的护士不得不爬到他身上,将 10 厘米长的取样针头用锤子敲进骨头去。

她最终采集到了约 30 克骨髓,也即那些骨头里制造新的血细胞的海绵状物质。这些血细胞被送到一个遗传实验室,用荧光染色剂对其中的 DNA 染色后,显示出了 CML 的警示信号:他的血细胞中存在一种名为"费城染色体"(Philadelphia chromosome)的染色体突变。该突变是 CML 这种非遗传性的致命疾病的决定性特点,发现于 50 多年以前。化验结果显示,在艾克勒的骨髓样品中,20/20 个血细胞都带有这个突变产生的基因错误。

一名身患相同疾病的朋友得知艾克勒的病情后叫他立即联系一位名叫布莱恩·德鲁克的医生:"暂停你手头的一切事情,先去找这个医生。"3 天后,艾克勒意外地接到了德鲁克的电话,不知道是谁告诉的号码。接下来的 20 分钟,德鲁克为慌乱的艾克勒宽了心,安抚说既然还处于癌症早期,那么早几天迟几天来俄勒冈会诊的差别不大。从 1993 年算起,德鲁克在俄勒冈健康与科学大学(Oregon Health and Science University,OHSU)研究白血病已经有近 20 年的时间。时值 8 月，艾克勒接到电话时正计划去奥林匹亚市的年度夏酿节散心一天，他哥哥建议他从白血病的阴霾中偷个闲。德鲁克用专家身份向他保证，去喝点啤酒轻松一下是没关系的。

10 天后，艾克勒动身去波特兰的俄勒冈市。在确诊后的 3 个星期内，他服下了对抗癌症的第一片药。这种药物是德鲁克医生主持研发的，其思路是以釜底抽薪的方式攻击白血病。

开始治疗的头几天，药物反应让艾克勒痛不欲生。他夜以继日地呕吐，恶心感使他辗转难眠。当药物冲洗出沉积在骨髓中的过量无用血细胞时，骨头重新调适的过程疼得锥心刺骨。缺乏睡眠和药物反应让他苍白虚弱，但艾克勒坚持工作。他的任务是监管一个新的油菜榨油厂建立，每天都要在建厂地点巡视几个小时，以确保电路工作正常，往往才过晌午，他就已经累得快死。等到后来他病情好转，脸色转红之后，同事们才告诉艾克勒，他当时的病容看起来非常憔悴吓人。幸好这时候儿子正在科罗拉多州探望妈妈，艾克勒的前妻，因此不必看到爸爸的惨状，因为疼痛折弯身体，趴在马桶上干呕，不复平素里努力工作尽情玩乐的风姿。当儿子返家时，副作用已经消失了，艾克勒也逐渐适应了治疗阶段的新生活方式。虽然肌肉还在恢复中，他已经重返健身房做复健，在厂区巡回整日也不觉得疲惫了。

而现在正是寒冬二月，那个确诊前的夏天已经恍若隔世。艾克勒因为工作调动，移居到俄勒冈州的温哥华市，离 OHSU 只有 20 分钟的车程。在他刚拿到诊断结果时，艾克勒和妻子暂时搁置了离婚事宜，而现在已正式分居。当了 6 个月的癌症患者，是时候再做一次骨髓活检，看看药物有没有起效了。艾克勒的儿子和哥哥陪他去诊所，在他接受检查的时候，他俩在医院的咖啡厅等他。德鲁克向艾克勒解释了这个阶段的期望值：活检获取的骨髓样品会送到专门技师那里进行检查，在显微镜下观察 20 个骨髓细胞。确诊 CML 时，艾克勒的 20 个骨髓细胞中都含有 CML 的基因突变，也即所谓的"20/20"。因为 CML 病情进展缓慢，所以含有突变染色体的细胞比例就算只略微降低，也能让德鲁克满意。"如果结果是 20 个骨髓细胞里有 18 个突变，我就很高兴了，"德鲁克解释说。仅仅减少两个异常细胞都足以表明药物有效。他安详的蓝眼睛和他儒雅的谈吐风度相得益彰。他还告诉艾克勒，这个阶段出现任何结果都有可能，药物可能完全没有起作用，让他依然有 20/20 突变细胞，也可能有效地抑制了突变细胞，让其比 18/20 还低，甚至，低到 0/20。

此时的艾克勒看起来并不像个病快快的癌症患者：他身着黑色连帽衫和牛仔裤，略显沧桑的脸上留着修剪过的山羊胡，衬着他健壮而不臃肿的身材；他跟护士说他重新开始做力量练习了，虽然还达不到马力全开的状态；他笑容随和，声音粗犷爽朗，对医护人员有问必答，反应迅速，力图留个好印象。

在解释完化验后，56 岁的德鲁克知道是骨髓穿刺的时间了，他看到艾克勒有些紧张，于是开玩笑说"我们磨蹭得够久了吧？"让他放松一点。于是艾克勒进入检查室，腹部朝下趴在检查台上，隔在台面上的白纸沙沙轻响。一个护士往他手臂血管里注射了一管全身麻醉剂劳拉西泮（Ativan）。德鲁克则将一针局部麻醉剂利多卡因（lidocaine）打进艾克勒的髋部，那将是取骨髓时的进针位置。一两米旁，一名技师正在准备手术器材，将它们在金属桌上逐一摆开。屋子另一头，薄薄的印花帘子后，一名护士坐在电脑前记录，她金色的波波头里有一缕头发染成粉红色。她大声问："加里，你的名字和出生日期？""加里·艾克勒，1969 年 10 月 5 号。"他回答。麻醉剂开始让他觉得放松。护士又问："你今天要做什么手术？"他回答："我要做骨髓活检。"医院规定在每次手术前都要进行这些对话。"干得好！"护士说。艾克勒以一笑作答，麻木感正在迅速攀上他的身体。

手术室继而陷入寂静，被窗外的自然光和顶上的日光灯一同照耀得纤毫毕现。护士、医生和技师在手术步骤之间进行简短交谈，声音就像打在无声海岸上的浪涛一样骤来骤去。"你会在背后的这个位置感觉到针刺进来，"德鲁克告诉艾克勒："不要憋气，这样会稍微好受一点。"

医生在骨骼上钻孔的过程有点像植物学家在树木侧面凿孔取

样。德鲁克先在艾克勒皮肤上划开一个小口子,然后将一个细长的空心管直直往下扎。这个名为套管针的空心管带有斜边,内含锋利的管心针。他将空心管和针头推过肌肉和脂肪,推向名为髂嵴的翼状骨,它位于蝴蝶形骨盆的上部。虽然德鲁克身材匀称体格健壮,他仍需竭尽全力旋转套管针顶端的把手才能将针头刺进骨头。他将身体压向艾克勒的背部,以杠杆作用借力持续发劲,用力到有汗水滑落皮肤。

艾克勒还记得在初次骨髓穿刺时,就是这个步骤让护士动用了锤子,他做好了最坏的心理准备,但是德鲁克取样的动作安静而高效。他将领带塞在格子衬衫中避免搔到患者皮肤,偶尔说的寥寥数语都是安抚患者的话。好在艾克勒的骨头因为这6个月的治疗已经软化了,因此只花了几分钟,针头就刺进了他的左髂骨。

大约每隔一分钟,站在德鲁克对面监控劳拉西泮用量的那个护士都会问问艾克勒感觉怎样。德鲁克完成了穿刺,针头垂直地插在艾克勒的髋部,他扭出了管心针,然后往套管中插进了注射器。第一下是"干抽",采集大约一两毫升的骨髓样品,这是给技师去检查细胞数目和形状,以及原始粒细胞的比率用的。第二针叫作"湿抽",抽取大约10毫升的骨髓样品,其中会添加肝素以防止血细胞凝固,这份样品会被送往遗传实验室,让技师在暗室里检查含有费城染色体的细胞数。如果结果是20/20,则说明药物没效果——至少目前未起效。而德鲁克对任何低于20/20的结果都满意。艾克勒则期盼着出现0/20。

德鲁克完成了干抽和湿抽,将像血一样鲜红,但比血更闪亮的骨髓样品交给技师。技师会检查样品中骨针的存在与否,来核实样品是不是骨髓,骨针是分布在骨髓中的白色团块。活检最后的步骤是骨头取样。德鲁克往髂骨深处插入了一根新的针头,移除管心针后将套管针前后摇动,把卡在管腔中的一小片骨头摇松掰下来,然后他拔出了不锈钢针管,将那片1厘米长的骨头弹进一个塑料小罐中。

艾克勒的儿子瘦瘦高高的,有着蓬松的头发和温暖的棕色眼睛;艾克勒的哥哥比他略年长,和他一样随和。他俩在活检结束后不久即从咖啡厅返回，看到艾克勒还光着屁股，就开了些玩笑冲淡了场面的尴尬。这是亲戚们初次和德鲁克医生见面，艾克勒在邀请他们同行时就在期待的一刻。艾克勒从手术台上翻过身，麻醉药让他还有点晕乎。他穿回牛仔裤，众人和医生道了别。

骨头上的钻孔大约需要两周愈合，样品化验大约需要 3 周完成。如果事遂人愿，化验结果显示所有细胞都不含费城染色体，那么这次活检将是艾克勒的最后一次骨髓穿刺，他的余生大概都不用再受这罪。

活检后 3 周，当天德鲁克说的言犹在耳："如果结果是 20 个骨髓细胞里有 18 个突变，我就很高兴了。"艾克勒知道应该对那种结果知足，因为那意味着药物有效，他可以继续服用已经逐渐习惯的药物，不必做更多测试，不必再将身体暴露给另一种新药的煎熬。那意味着他安全了。突变细胞仅仅出现 10％ 的降低，都能说明这种盘踞在骨髓中的癌症不会夺走他的生命。

等到 2012 年 3 月 6 日，艾克勒收到了一封电子邮件，告诉他化验结果可以在 Mychart 网站上看到了。Mychart 是个能让患者远程获取病历的非公开在线系统。在他看到电邮之前，卡罗琳·布莱斯德尔（Carolyn Blasdel）已经在他的电话答录机上留了好多言。布莱斯德尔是那位曾在诊所向他介绍药物副作用的护士，她也负责患者联络工作。"她一个接一个地给我打了好几次电话，所以我知道有事情发生。"艾克勒说，他觉得护士留言①的语气听起来像是有好消息。

艾克勒已经看到了一些初步化验结果，红细胞和白细胞计数等信息在活检后几天就已经录入到 Mychart 上了，但是他并没完全搞懂那些数字的意义。它们看起来不错，但是他又懂什么呢？并且他不想让自己期望太高，最后却空欢喜一场。对他而言，唯一重要的数字是那 20 个细胞中还有几个含有费城染色体。

①译者注：在美国，由于医患保密协议，医护人员通常不能直接在电话答录机中说明患者的病情和检查结果，以免被患者以外的人听到，所以一般会让患者回拨后直接对话。

艾克勒在工作时间里回拨给布莱斯德尔，她跟他解释了所有的检查项目，说明了"荧光原位杂交"（fluorescence in situ hybridization，FISH），"染色体核型"，以及"BCR-ABL"这些词汇的意思。她在电脑上打开艾克勒的细胞遗传学化验报告，给他读了最重要的结果：所有 20 个细胞分裂中期细胞均为正常男性细胞，所有结果都在正常范围内。用更直白的话说，就是所有检测的细胞中都不含费城染色体，他的活检结果是 0/20。布莱斯德尔将结论读给他听："细胞形态学的检测结果显示，他不再有白血病。"他的白细胞计数也已回复到正常水平。

因为艾克勒用的那种药物的数据还在发展变化中，医生现在给 CML 患者的预后是以 5 年为期。基于目前的治疗效果，布莱斯德尔对艾克勒说，他在接下来 5 年里存活的可能性是 99%。

身处工作场所，在同事和价值 2000 万美元的电器中间，艾克勒尝试控制自己，不要过分乐极忘形。"你只会想要疯狂地大喊，"他说，虽然将好消息告诉同事已经感觉很棒，更棒的感觉在几小时后，"我回家后告诉儿子，至少在接下来的 5 年我都没事。"艾克勒还能多陪儿子几年，他知道自己有多幸运。"要是在 10 年前患病，我现在已经死了，"他说，"而现在只要我坚持服药，我至少还有 5 年的时间。"

3 个月后，艾克勒听到了更多好消息。最新的检查表明，他的病情出现了完全的分子生物学缓解，最深入的检查都没有发现异常细胞。虽然他并不能算是被治愈了，因为如果停药，疾病很可能会卷土重来，但分子生物学缓解的结果意味着，在能预见的未来，艾克勒将处于无癌症生存的状态。

第一部分

染色体和疾病

1959—1990

❖

在 1959 年,身患 CML 意味着命不久矣。即使能在疾病最早期确诊,大多数患者都活不过 6 年。对脾脏进行放射治疗是当时唯一可用的治疗方式,却也未能提高生存率。经过几十年的发展,该疾病仍缺乏有效的治疗手段:药物能延长患者几年的寿命,但最终恶疾会发展到不可控制的程度。

CML 并不特殊,在 20 世纪 80 年代早期,不光是 CML,任何一种癌症都如顽石拦路,难以治愈。那些试图攻克癌症的人陷入了无望的漩涡,那些身患癌症的人都注定会在未尽天年时死去。

1

第一条线索

戴维·亨格福德（David Hungerford）看着显微镜下的景象，心中难以置信。

他倾身埋头在显微镜上，前后旋转手轮对焦，观察从下方照亮的一小张玻璃片。玻片上封装着一个体态肿胀、停止在细胞分裂期的细胞，它的 46 条染色体都历历可见。戴维反复核查，一再确认后终于敢肯定：其中有条染色体短得不正常。

这是 1959 年，科学家刚发现唐氏综合征（Down syndrome，又称三体综合征）的病因根源是遗传基因——患者有条染色体多了一个拷贝。此时的遗传学领域还很荒芜。1956 年，科学家确定了正常人类细胞的染色体数目是 46 条，也即两套 23 对，每套分别继承于父亲或母亲。但这仅仅预示了遗传学有多复杂，仅凭当时的技术水平，未知疆域的边界仍遥不可及。尽管在 1953 年，詹姆斯·沃森（James Watson）和弗朗西斯·克里克（Francis Crick）一夕成名，发现了 DNA 的结构是双螺旋，但研究疾病与 DNA 之间关系的学科刚刚起步。世界各地的实验室刚开始摸索研究遗传物质所需的新技术。基因是遗传的单位，是亲代将自身特性传递给子代的方式，这"自身特性"不幸也包括了缺陷。但是，科学家对 DNA 如何影响人类疾病还一无所知，像"遗传突变"和"染色体异常"这类词汇尚未进入流通，成为人们口耳相传的日常词汇。

因此,年轻科学家亨格福德倾着身子看到透镜下的景象后,惊讶得目瞪口呆。经验丰富的他知道染色体看起来应该是怎样。在 20 世纪 50 年代,带有相机的显微镜是实验室的稀有器材,亨格福德本身是个狂热的摄影爱好者,他在美国宾夕法尼亚州的费城癌症研究中心工作,让他有机会使用带相机的显微镜。于是亨格福德耗费了无数时间,检视果蝇的海星状染色体,训练自己的眼睛去区分染色体上的细微带型。面对模糊难辨的染色体排列,当时只有为数不多的研究者能发现异常之处,他正是其中之一。

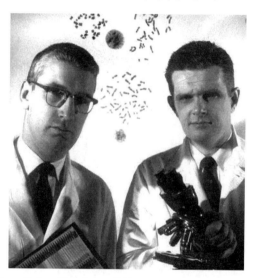

插图 2:彼特·诺埃尔,医学博士(左)和戴维·亨格福德,
费城染色体的共同发现者,此合影摄于 1959 年。

所以亨格福德接下来与彼特·诺埃尔(Peter Nowell)的合作是顺理成章。诺埃尔也是个 30 岁出头的医生,他在同城的宾夕法尼亚大学(University of Pennsylvania,通常简称宾大)从事癌症研究。在 1956 年,诺埃尔刚好发明了一种观察细胞里染色体的新方法。他的研究对象是白血病患者的血细胞,日常工作是将细胞清洗后用蓝紫色的染色剂染色。

观察细胞内部的尝试源远流长。人们在 1665 年用显微镜初次观察到了胞内结构,这个发现催生了细胞理论,即所有生物都是由

细胞组成,新的细胞是由旧细胞分裂而来的。但当时最先进的观测
方法也仍然颇为简陋,需要科学家用拇指按压盖玻片下的液滴,压
爆其中的细胞,挤出胞内的遗传物质供观察。这个技术的成功率是
一半一半,常常只给研究者留下毫无用处的破烂细胞碎片,以及浪
费了人力、物力的深深挫折感。

有天诺埃尔试图走捷径。"彼特那天赶时间,你知道小伙子们
总是匆匆忙忙的。"多年后,戴维的妻子爱丽丝·亨格福德(Alice
Hungerford)回忆说。诺埃尔没有严格遵守清洗细胞的实验方案,
只用自来水洗了洗白细胞样品。他将洗过的细胞滴到载玻片上观
察,却惊奇地发现他歪打正着,改善了处理细胞样品的方法:细胞
变肿了。因为自来水是低渗透压的液体,把细胞泡在自来水中时,
穿过细胞膜进入细胞内部的水分要比细胞能排出的水分多,因此细
胞会涨大,像个被灌了太多气的充气筏。

当细胞膨胀的时候,诺埃尔看到另外一些让他惊讶的景象:他
在样品加了一种豆类提取物,用来使红细胞凝固,让其更易被移除,
没想到的是,这种提取物竟然还有促进白细胞分裂的功效。处于分
裂期中的细胞本来就体态丰腴,自来水使它们更加肿胀,让胞内的
染色体有了更大的伸展余地,突然之间,染色体都变得更易观测和
点数了。这是前无古人的染色体观测方法,诺埃尔自己都没料到。
不过话说回来,他并不了解基因,对遗传学也没什么兴趣。于是他
保留了玻片样品,心想可能会有其他人感兴趣看一看。

那时候,遗传学是个小领域,在费城对遗传学有兴趣的研究者
更是屈指可数。亨格福德听说了诺埃尔的创新染色法,于是两人开
始分工合作。接下来的许多年里,诺埃尔处理样品,亨格福德观察
样品。他们完善了利用低渗透压溶液的处理手段,这个技术至今仍
在分子遗传学领域沿用。他们还发展出了用空气干燥样品的方法,
这让细胞能伸展得更开。但即使有了这些技术,他俩也没观察到什
么有意义的东西。

直到 1959 年,也即他们合作的第三年,激动人心的发现才出现
在眼前:某位 CML 患者的细胞中有条染色体非常短小。当所有染
色体都一一展现时,亨格福德能够确定,这条染色体短得异常。有

一部分不见了。他们又观察了另外 6 名 CML 患者的血样,每份血样的细胞中都存在相同的染色体异常状况。

瞠目结舌的亨格福德按下了相机快门。终其一生,他都未能见到这张照片的历史性意义。这张照片显示了一个单独的基因突变,而这个突变带给无数患者人生的影响,以及对将来癌症治疗界产生的意义,在 1959 年是始料未及的。

"直到我们发现费城染色体之前,都没有证据表明癌症可能是由遗传物质的改变引起的。"79 岁的诺埃尔在多年后回忆说。这张照片会成为癌症和医学研究中的一个"自此迥异"的里程碑。它将是现代医学从根本上治疗癌症的起始点,只是当时他们尚未意识到。

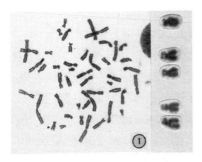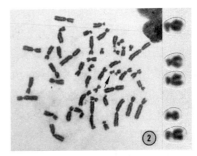

插图 3:这些显微图片出自诺埃尔和亨格福德关于费城染色体最初的论文。两张图都显示了用诺埃尔发明的方法处理过的人类细胞,这些细胞都处于细胞分裂期。①来自健康样品,②来自 CML 患者,②中箭头指出的就是异常短小的 22 号染色体。虽然染色技术很简陋,但足够让亨格福德辨识出这个染色体变异——费城染色体。

2

三百个字

在他们做出这个重大发现的时候,戴维·亨格福德每天要花上十几个小时观察果蝇的染色体,彼特·诺埃尔则刚刚重返宾夕法尼亚大学。在 1950 年,诺埃尔曾在宾大的病理学实验室当过夏季短工。他那时是个心高气傲但颇有魅力的医学生,确信只要有合适的机会,他就能够在几个月内"解决癌症问题"。不过在那个夏季,他结了婚,并且"费城人棒球队"也风头正劲,眼瞅着能夺得锦标赛冠军,所以攻克癌症的计划因为俗事而延宕了,他说。

但那个夏季短短几个月的工作经验,已经足够让诺埃尔意识到他涉足的癌症研究领域有多宏大宽广。"我实际上几乎不了解癌症研究的具体情况,"他后来承认:"但在那个年代,几乎没人了解癌症。"因此,他决定在附近的医院里跟随一位血液学家进行一年实习。在那里他获得了关于血液类癌症的正统教育,了解到这类疾病多么复杂,多么具有破坏性。

白细胞是对抗感染的细胞,白血病则是侵蚀白细胞的癌症,慢性白血病进程缓慢,急性白血病却可以迅速地摧毁免疫系统。在正常情况下,每毫升血液里含有 4000 至 10 000 个白细胞。而在白血病患者的血液中,每毫升的白细胞计数经常能达到数十万。诺埃尔学到,淋巴瘤毒害的是淋巴,它也是肌体抵御感染的组分,主要聚集在遍布全身的豆状淋巴结里面。淋巴瘤能从一个淋巴结转移到另

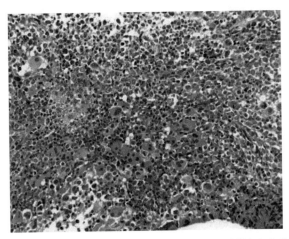

插图 4：来自 CML 患者的骨髓活检图。这个样品中充斥
着过量的白细胞和血小板，密度大大超过正常骨髓。CML
的初期症状之一就是骨髓内血细胞过度增殖引起的骨痛。

一个淋巴结，犹如真菌在森林里蔓延。多发性骨髓瘤则是血浆的癌
症，血浆即是那载运着红细胞、白细胞以及血小板的黄色液体。这
种癌症能让骨髓内的血浆细胞转化成肿瘤，危及免疫系统，腐蚀
骨骼。

　　这些疾病被统称为液体癌症，或者血液类恶性疾病。对于癌症
研究者来说，液态癌症的样品更容易获取和研究。要获得实体瘤样
品，需要将患者切开才能采集到深埋在体内的细胞，相比之下，液体
癌症只从患者血管里抽取一点液体，采样要容易得多。但容易采样
不等于容易治疗。诺埃尔进入医学院的时候，绝大多数液体癌症依
然是无药可救。

　　在他查房时，诺埃尔亲眼看到这些恶疾的受害者。癌症的恐怖
在患者身上活灵活现，远非显微镜下挤扁的细胞可比。年轻的诺埃
尔第一次感到死亡离得这么近，他意识到自己刚到宾大时的认识有
多肤浅。心生谦卑之际，诺埃尔意识到癌症是和这世界扭打了许多
世纪的怪兽，而世人的胜利寥寥无几。

　　正当诺埃尔对停摆已久的癌症研究重燃激情时，他被征召入
伍，派往位于旧金山市的美国辐射防御实验室（US Radiology

Defense Laboratory），加入一个研究辐射潜在效果的小组。在太平洋上进行的核试验产生了辐射微尘，美国政府想知道其潜在危害。他们发现，辐射对人体的短期威胁是减少体内循环的红细胞和白细胞，长期威胁则包括白血病和其他恶性疾病。癌症的恐怖再次现身于诺埃尔面前，对他的影响更胜以往，因为这次他目睹的惨状是人为的毁伤。

诺埃尔于 1956 年重返宾大，要解决癌症问题的志向历久弥坚。

但在另一边，亨格福德却没有攻克癌症的渴望。那不是他投身科学的动机。亨格福德经过传统的学院式培养拿到博士学位，背后驱使他的是对"观察"这一行为本身的热爱——去细细检视，去记录所见，去跟感兴趣的人分享发现。与诺埃尔的激情比起来，亨格福德的动机看似冷淡疏离。但亨格福德乐于记录观察结果，仅仅是觉得观察结果应该被记录下来。"他就是喜欢透过显微镜看东西。"爱丽丝说。亨格福德不认为自己对想出来的点子有所有权，也不需要知名度。他只想做科学，科研帮他找到在世界里的位置，科研是让他觉得人生有乐趣的活力源泉。

诺埃尔和亨格福德发现的"小染色体"的报道在 1960 年发表。这篇论文刊登在科学杂志上，只有简单的三段，其中甚至没带上科学论文通常会有的参考文献，该论文混迹于当月诸多报道中，并不起眼。"这篇小论文只有三百来字，"一位叫埃米尔·弗莱雷克（Emil Freireich）的医生评价说，他是在白血病治疗界带来诸多突破性进展的学科带头人，是癌症医学界的一个巍峨身影："但这篇论文给白血病治疗领域带来了革命性的改变。"

当诺埃尔和亨格福德共同发表第三篇科学论文，报道在大量患者中发现不完整染色体时，全球有多个大学的研究组都核实了这个现象，这个小染色体被重新命名为"费城染色体"，以纪念它被发现的城市。

当科学家们都在自己手头的 CML 细胞样品中观察到异常染色体后，许多人继续寻找其他类似突变。一开始，研究者还以为和癌症相关的基因突变浩若烟海，费城染色体只是最先被发现的沧海一粟,接下来的发现将如瀑布般势头汹涌,他们还希望,这些后续发现能给癌症治疗界带来有意义的进展。在科学期刊中,费城染色体被称为 Ph^1,这个缩写给后来的突变留出了位置——Ph^2、Ph^3,不一而足,并且还等待着其他城市的研究者跟紧脚步。但癌症相关突变踪迹难寻。不管在费城还是其他城市,科学家们都未能发现其他突变。在其他种类的白血病——比如急性淋巴性白血病(acute lymphoblastic leukemia,ALL)和急性骨髓性白血病(acute myeloid leukemia,AML)的患者中,有一部分也检测到 Ph^1,但是变异基因与疾病的关联性远不如 CML。新西兰研究者曾经发现一个被命名为"基督城染色体"(Christchurch chromosome)的变异,造成了小骚动,但很快人们就意识到只是误报。在其他疾病中找到的突变,远比 CML 中的费城染色体罕有。那些虚弱的关联性,难以成为拉动癌症疗法的缆绳。

因此,人们对费城染色体的激情也消退了,主要是没人知道这信息有什么用处。"在癌症研究早期,医疗界对人类染色体缺乏兴趣。"爱丽丝·亨格福德回忆道,她那时刚认识戴维,加入了他的实验室。这种局面就像是在夜空中看到一点光亮,却没有对行星和太阳系的相关认识。虽然 CML 和费城染色体的关联性不容置疑,但在此之外,人们并未意识到基因的异常可能会导致癌症。那时候也没有进一步研究突变的技术。说起来,费城染色体在那时甚至没有被看成是种突变,而被认为是染色体缺失①。诺埃尔和亨格福德并不赞同细胞丢失了部分染色体的看法,他们知道,如果染色体出现那种程度的巨大缺失,对于细胞将会是致命的。但是他们也没有更好的解释。一块遗传物质不翼而飞,它为什么会消失?是消失的染色体引发了白血病,还是白血病导致了染色体消失?

这些问题继续困扰了科学家们十来年。确定染色体的标准数量使遗传学家能够在通用的数字上进行交流。但是当时染色技术所提供的图像相当粗糙,在一开始诺埃尔和亨格福德甚至没法确定

---

①译者注:染色体缺失指的是染色体丢失了一部分遗传物质,可能由环境因素或复制错误造成。

异常染色体是哪一条。最后他们明白了,缺少的部分是 22 号染色体两个拷贝的其中之一,但这描述仍然不完整。22 号染色体看起来非常像 21 号染色体,有时甚至会像男性基因组中的性染色体 Y。后来出现了对特定染色体染色的技术,让研究者们能做更细致的研究。但在 1960 年,这些技术还不存在。科学家对于费城染色体的所有问题,在当时没有任何人可以回答。

诺埃尔与亨格福德的合作也停滞不前。好像他们的合作就是为找到费城染色体,现在既已达到目标,他们也需要分道扬镳了。诺埃尔继续从事癌症研究,在同一个实验室里度过了他的整个职业生涯。他早期的成功让他获得了一个罕见的终身政府研究资助。这笔钱让他能够没有压力地进行癌症研究,不必担心每几年就要发表论文或申请经费,而现在的实验室则高度受限于此。"我的科研做得很容易,"诺埃尔在结束宾大的研究时回忆说,他的头发已经像实验室外套一样白。"就像我妻子说过的,我做研究时,仿佛有个壁橱里有用之不竭的绿色美元给我使用。"诺埃尔获得的资助让他能自由研究,而不去忧心是否能带来直接的成果。

虽然后来诺埃尔没有再次挖到宝,但他却为肿瘤演化的理论做出了重要的贡献。他是率先接受"肿瘤的突变会随着时间进展而积累"这个观念的人之一,而这个观念是开发现代抗癌药物的关键理念之一。按他所说,癌症发展好比树木生长。树干上的第一个分支是第一个突变,其后每次树枝分权,都代表 DNA 的进一步变化。最终,那个在一开始只与正常细胞有小小不同的突变细胞会积累多种突变,每种突变都帮助它在体内更好地存活,因此,每种突变都可以是新药的潜在靶点。这种现象是现代癌症研究的核心,科学家会针对几十种,有时甚至数百种遗传异常和突变进行筛选,试图找到帮助癌细胞存活和生长的那些突变。

亨格福德却有不同命运。1971 年,他被诊断患有多发性硬化症。亨格福德不想接受同事的同情,于是只把病情告诉了诺埃尔,多年合作让他们成了知心挚友。当亨格福德的病情和治疗过程开始影响他的生产力时,不知情的同事和研究资金审查人员还以为他是懒惰或没有天赋。他申请到的资金逐渐减少，最终在费城福克斯蔡斯癌症中心（Fox Chase Cancer Center）的实验室也被关闭了。在遇到诺埃尔之前，亨格福德就已经在那个实验室工作，这让他悲痛万分，从未再碰过显微镜。"他之后再也没有翻开过一本科学杂志，"爱丽丝说："这结果伤透了他的心。"长期吸烟的亨格福德在1993年死于肺癌，终年66岁。

3

研究一种鸡病毒

就如在旱季沉睡的种子,等到第一道雨水的号令而发芽,对于费城染色体的研究兴趣要等到 20 世纪 70 年代早期才复苏。驱动研究兴趣的主要是技术进展,在 60 年代早期,能够研究染色体作用的技术还不存在,还有 10 年的漫漫求索路。

同时,还有另一项进行中的研究,以后会以出人意料的方式与费城染色体交汇。这项研究的对象不是基因,而是病毒。

建立于 1901 年的洛克菲勒大学(Rockefeller University)大隐隐于市,坐落在纽约市上东区,保持着安静知性的氛围,持续催生着无数科技发明。有 24 名诺贝尔奖获得者曾在此进修或做研究。洛克菲勒大学的实验室中诞生过许多科技突破,领域覆盖乙型肝炎、肥胖症、糖尿病、癌症、皮肤病、传染病以及其他疾病和难题。建校最初十年,该处名为"洛克菲勒医学研究所",曾有位名为佩顿·劳斯(Peyton Rous)的研究者在此研究过淋巴细胞。淋巴细胞是种在身体中穿行的白细胞,它们在体内聚集于腋下和其他部位的淋巴结中。

劳斯出生于 1879 年,他在单身母亲的照顾下,和两个兄弟姐妹一起在马里兰州的巴尔的摩市长大。他的父亲去世时,母亲没有返回得克萨斯州,虽然回乡的话她和子女就能得到娘家人的帮助。她选择留在巴尔的摩市,因为她认定这里能给子女提供最好的教育。

让年幼的劳斯对科学萌生兴趣的却不是学校教育，而是他在家附近的树林里穿行时沿路所见的野花。劳斯将观察到的野花记录整理出来，在《巴尔的摩太阳报》（*Baltimore Sun*）上逐月连载，这是他人生中第一次公开发表的论文。

从约翰·霍普金斯大学（Johns Hopkins University）获取医学博士学位后，劳斯决定将职业重心放在医学研究而非行医看诊上。1906 年至 1908 年，他在密歇根大学（University of Michigan）当病理学家，1907 年他还在德国的德累斯顿市短期工作，关于这段经历他后来写道"周遭没有战争的迹象"。1909 年他加入洛克菲勒大学，在实验室里当研究员。那年秋季，才入职几周的劳斯接待了一名来自纽约州长岛市的农妇，她患有关节炎的手里捧着一只常见的家养芦花鸡。这只母鸡的胸前有一块高高隆起的肿瘤，从其条纹羽毛之间凸出来。那只鸡大约是 15 月龄，劳斯在 1910 年的论文中描述它是只"健壮的年轻母鸡"，它的肿瘤已经长了两个月。农妇希望劳斯能动手术切掉这个硬瘤。

劳斯同意了，几天后，洛克菲勒研究所进行了建所以来的首次鸡手术。在 1909 年 10 月 1 日，劳斯用乙醚麻醉母鸡后切开它的腹腔。他切除了大部分的肿瘤，它是个形状不规则的球状肿块，红里透黄，在劳斯的手术刀下分崩离析。可惜手术并不算成功：因为残余肿瘤转移到腹腔脏器中，母鸡在术后 1 个月死亡，但从这次手术中获得的肿瘤组织，成了科学界永久的遗产。

不想错失良机，劳斯决定仔细观察所获肿瘤。他切下一小片肿瘤，将其细细研碎，然后把研碎的组织挤过滤孔极小的过滤器，这种过滤器不但能阻挡鸡肉组织通过滤膜，甚至还能挡住细菌。理论认为，这样滤出的肿瘤提取液中只会包含与肿瘤生长相关的元素。研究者发现，如果把这肿瘤提取物注射到其他家禽中，它们也会在几周内长出像芦花鸡身上那种凸起肿瘤。这种癌症会传染。要解释这种鸡癌症的传染性，只有一种可能：致病的根源必定是某种滤过性病毒。

劳斯并不是第一个揭示病毒和癌症之间联系的人。在 19 世纪40 年代，有位意大利科学家观察到，意大利北部维罗纳城中修女患

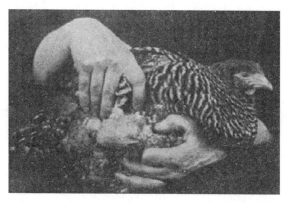

插图 5：这就是佩顿·劳斯在 1909 年用于做手术的芦花母鸡。
从母鸡的肿瘤中分离到的病毒,帮助发现了病毒触发癌症转化
的机制,并最终揭示了癌基因是发源自健康基因的事实。

上宫颈癌的概率微乎其微,而已婚妇女患病的概率则高得多。虽然
引发宫颈癌的罪魁祸首——人乳头瘤状病毒——要直到 1983 年才
会被发现,但很明显是一些有传染性的元素导致了这个现象。就在
劳斯给芦花鸡开刀的前一年,有两位丹麦的科学家证明了鸟类的某
种白血病也具有传染性,但在当时,白血病并未被看成是种恶性肿
瘤,所以这项发现被忽视了。在 19 世纪,人们知道羊群中有种肺癌
具有传染性,而在 20 世纪初,人们也在马中发现了传染性贫血病
毒。但这些发现都不如后来被称为劳斯肉瘤病毒(Rous Sarcoma
Virus,RSV)的影响深远。是劳斯首次明确无疑地证明了癌症可以
由感染诱发。

　　但是要等到 19 世纪 60 年代,RSV 才会真正走入癌症研究界的
聚光灯下。那时候,人们对病毒的兴趣渐增,认为癌症借用病毒作
载体进行传播。这兴趣源于两个原因:第一个原因,人们越来越怀
疑病毒会在人体中传播癌症,这是建立在劳斯对芦花鸡的观察,以
及其他动物中传染性肿瘤的基础上——如果动物能因此患上癌症,
人亦何殊?医疗界热切盼望着阐明癌症如何产生的机制,以及它们
如何在肌体中隐匿身形,躲避免疫系统的追杀的方法,而病毒看似
是个可能的答案。

　　另一个原因同样重要：病毒正在成为一种科研利器，用于研究癌症怎样将健康细胞转化成生长失控的肿块，最终夺取宿主生命。病毒能在实验小鼠中诱发癌症，因此成为绝好的载体，让科学家在变量可控的条件下观察癌症发展。在人们对癌症为何产生、如何产生都一无所知的年代里，任何可能揭示答案的途径都值得关注。"已知信息寥寥无几，任何线索都值得一试，"哥伦比亚大学（Columbia University）的病毒学家史蒂芬·戈夫（Stephen Goff）评价说，他从 20 世纪 70 年代就潜心研究病毒，在早期对推动领域进展起了大力。

　　在癌症研究历史上，新知识的面世常常接踵于新技术进步。在 20 世纪 50 年代，一位名为霍华德·特敏（Howard Temin）的病毒学家决心开发出更新更好的方法，用来研究病毒——特别是 RSV——如何引发癌症。特敏认为，既然已知这种病毒能传播癌症，如果能观察到传播过程是如何发生的，如果他能在鸡或小鼠体外的环境下，在培养皿的冷光中观察这一过程，那么或许能揭开这个微妙机制的秘密。1958 年，特敏和同事哈里·鲁宾（Harry Rubin）一起大功告成。

　　特敏和鲁宾使用的技术叫"转化灶分析"（focus assay），这种技术以正常细胞作背景，用鲜明对比凸显出癌细胞的存在。用致癌病毒感染体外培养的细胞，然后将它们铺到培养皿上任其增殖。被病毒转化的癌细胞会增殖得更快，因此会长成隆起的群落，一层叠一层的癌细胞与单层生长的正常细胞群落形态迥异。这样一来，研究者就能定量地测量转化过程——包括癌细胞生长速度有多快，转化程度有多严重，需要多少病毒来引发细胞癌变，等等。通过转化灶分析技术，特敏发现了令人吃惊的结果：只需要一枚 RSV 病毒粒子，就能将正常细胞转化为癌细胞。

　　这项技术能让研究者观察被病毒感染的正常细胞转化成癌细胞的过程，它改革了整个癌症研究。"每天都有新技术出现，让研究者能进行新的探索，"戈夫说。这项技术的意义，好比把老式拨轮电话改成按键电话那样。它大大加速了癌症研究，并让特敏声名显赫。不久，使用该技术的研究者惊讶地发现，RSV 是由 RNA 而非

DNA 组成的病毒。

病毒能造成程度惊人的破坏,它们本身却是微小而简单的。毕竟,它们都不能算作生物,因为如果没有宿主,它们甚至不能自主繁殖。DNA 病毒和 RNA 病毒是病毒的两种基本类型。这两种病毒的本质都是由蛋白质以及脂质分子组成的外壳所包裹的一团遗传信息。病毒携带的基因极少,通常只有四五个。在病毒学发展初期,人们以为 DNA 病毒与癌症最相关。但多亏特敏的转化灶分析技术,研究者逐渐意识到 RNA 病毒也能将健康细胞转化成癌细胞。

致癌的 RSV 中储存的不是 DNA 而是 RNA,这让人很迷惑不解。那时的每个科学家都知道,细胞在分裂期间合成 DNA——分裂是细胞增殖的方式,在生物的一生中始终在发生——而细胞分裂的过程看似很清楚:DNA 转录成 RNA,RNA 翻译成蛋白质。尽管世上的生物千姿百态,生物体内的细胞也多种多样,细胞中的 DNA 复制过程却是出奇的简单。整个遗传密码都由 4 种核苷酸组成,这 4 种核苷酸分别为 A(adenine,腺嘌呤)、T(thymine,胸腺嘧啶)、G(guanine,鸟嘌呤)和 C(cytosine,胞嘧啶)。这些核苷酸按固定方式两两配对(A 与 T,G 与 C),一对接一对组成两条互补链,缠绕成双螺旋式的阶梯。RNA 不包含胸腺嘧啶,取而代之的是尿嘧啶(uracil),这是 RNA 与 DNA 最直观的区别。在细胞复制期间,DNA 双螺旋会暂时解旋,这时候,细胞会合成一条与 DNA 链互补的 RNA 单链,并将其用作蛋白质合成的模板。DNA 是指导性蓝图,RNA 传递 DNA 的信息,蛋白质则是根据蓝图合成的功能原件。

已知一些 DNA 病毒能在动物中诱发癌症,其机制当时尚未为人所知。而 RNA 病毒又是另一回事。因为 RNA 只是传递信息的信使,而不是保存信息的最终形态,所以 RNA 病毒中的 RNA 不应该能对人类基因组造成永久性损伤。能造成小儿麻痹症的脊髓灰质炎病毒就是一种 RNA 病毒,它是种危险的病毒,但并不会整合进感染者的 DNA 中。当它被清除时,它就消失了。流感病毒亦同。当我们患上流感,并不会有流感病毒插入我们的基因组中,让我们从此一生都流感不休。这类病毒终究都会被肌体清除掉，并不能永久影响我们的基因组。

那时候的科学家认为，癌症跟基因有某种程度的关联，但这个理论主要来自于逻辑演绎，并无直接证据支持。该逻辑是，如果某种疾病能存在于多代细胞中，那么一定发生了些永久性的基因改变。也就是说，如果这种疾病在每个新生细胞中都存在，那么意味着这些细胞已经被不可逆转地改变了，就像癌细胞那样。但在那时，RNA病毒能导致永久性的基因变化的想法还是荒谬不经的。

虽然没有证据支持，特敏断言RNA病毒能制造DNA，而这些DNA会在肿瘤的基因组中。当时众所周知DNA是RNA的模板，而不是反过来。因此，这种假设显得离经叛道，让特敏被众人挞伐。"（特敏）在很长时间里被人当成疯子。"戈夫回忆道，他那时年少，但不久后也加入了RNA病毒研究领域。

在那些认为特敏言之有理但为数不多的人中，有一位名叫戴维·巴尔的摩（David Baltimore），他是正在麻省理工学院（MIT）徐徐升起的病毒学界新星，在特敏搜寻将RNA转变为DNA的神秘成分的过程中，巴尔的摩也出了一份力。特敏认为，这种病毒具有某种特殊的酶，能将RNA反转录成DNA。酶是一种蛋白质，通常协助细胞进行生化反应，加速反应过程或保障反应运行正常。在1970年，特敏和巴尔的摩都发现了这种酶。他们将其命名为"逆转录酶"，RNA病毒也在后来被重新命名为"逆转录病毒"，得名于其与常规相反的复制方式。能导致癌症的逆转录病毒，被人称为"致癌逆转录病毒"。在1975年，巴尔的摩和特敏分享了诺贝尔生理学或医学奖的桂冠[同时分享该奖的还有美国索尔克研究所（Salk Institute）的病毒学先驱雷纳托·杜尔贝科（Renato Dulbecco），他曾是特敏的导师]。

世界各地的病毒学家继续研究RSV以及其他的"转化性病毒"，试图弄明白病毒感染怎样导致癌症。在加州大学伯克利分校（University of California-Berkeley）工作的科学家花房秀三郎（Hidesaburo Hanafusa）进行一系列实验后，发现了至关重要的结果：一些所谓的"转化性病毒"，实际上是由两种病毒混合而成（不过劳斯的 RSV 不属此列）。当把这两种病毒链分离解开时，其中一种病毒能导致癌症，却不能自主复制，而另一种能自主复制，但却不会导致癌症。花房发现，这两种病毒之间仅仅有一个基因差异。如果其中一种病毒少了另外那种病毒的帮助就不能致癌的话，那么这个差异基因一定是致癌的关键。

接下来的突破来自于对温度敏感的 RSV 变异型的研究。每种对温度敏感的变异型里都有个基因受温度调控。这类基因在温度较低时能正常工作，但温度升高时就会失灵。科学家通过这种技术，一段段地关闭 RSV 的 RNA，借此研究基因功能（虽然 RSV 的遗传信息储存在 RNA 而非 DNA 中，但它的生理功能依然由基因和蛋白质来达成）。当温度升高导致特定基因关闭时，病毒会产生什么样的变化？这些不同之处暗示了被温度关闭的基因功能。仿佛是寻找让入侵者溜进来的窗口。每个对温度敏感的变化都提供了线索，指向那些未关的窗。

1970 年，曾与特敏一起研究转化灶技术的哈里·鲁宾的实验室里，有位名为 G. 史蒂文·马丁（G. Steven Martin）的研究者分离出一种 RSV 的变异型，在 35℃ 时它能诱发癌症，而在 41℃ 的环境下，它虽然能继续复制，却失去了诱发癌症的能力。马丁那时就知道，这病毒里对 41℃ 敏感的那部分 RNA，正是能够并且足够导致肿瘤形成的基因。那就是侵入点。

这个基因后来为人所知的名字是 *src*，读作"萨尔克"（sark），叫这名字因为它在鸡中能诱发肉瘤（sarcoma），就和佩顿·劳斯 60 年前开过刀的那只母鸡一样。"这是当时癌症研究界最激动人心的理论，"雷·埃里克森（Ray Erikson）说，他当时还是来自威斯康星州的农村小伙，正要投身 RSV 研究："很明显，在病毒中有个特定的基因，它启动时能够转化细胞，在鸡中导致肿瘤。"此后不久，关于 *src* 的研究会从根本上撼动癌症研究界，在研究和治疗领域带来翻天覆地的变化，这些变革将以 CML 打头。但在最初，还是要有人去搞清楚 *src* 到底是做什么的。就这么一小段 DNA 是如何把健康细胞转化成杀鸡肿瘤的？在转变过程中细胞发生了怎样的连锁反应，*src* 在其中扮演什么样的角色？

　　想要搞清楚 *src* 扮演的角色，就需要弄明白其编码的蛋白质。那时的科学界认为，每个基因在细胞内都编码一种特定的产品，这是生存必需的机制。*src* 编码的产品是什么？"当我在科罗拉多大学（University of Colorado）的一个小实验室做研究时，我把这个课题当作所能研究的问题中最重要的一个。"埃里克森说。他为了追求科学事业离开了家族农场。埃里克森和他的实验室立志从宿主细胞的 10 万余种蛋白质中，筛选出混在其中的 Src 蛋白质。这个志向将"海底捞针"一词推到新高度。而这个追寻之举，将在日后显示出其地位，它是让人类发现癌症致命阴谋的最重要的研究之一，另一项研究则是发现费城染色体。

4

号码对，地点错

在埃里克森展开研究之际，英国报道了一种新的对染色体进行着色的方法。直到 1969 年，唯一可用的染色法只有吉姆萨染色法（Giemsa staining），它原本是用于检测细胞是否感染疟疾和其他寄生虫，但用来给染色体着色也很有效——染色体正是因其能迅速吸收染色液而得名——染色体（chromosome）一词源于希腊文中"颜色的（chroma）身体（soma）"。染色体本身透明，不过染色后就易于辨识了。但吉姆萨染色法只能将染色体染上单一的颜色，正如诺埃尔和亨格福德在实验中意识到的，该方法有用却限制颇多。而那时，有传言说新的"条带"（banding）技术能将染色体以全新的方式染亮。

染色体看起来就像一对对齐腰绑在一起的粗短蠕虫，或者换一种更文雅的说法，就像一对对无头的舞者。它们漂浮在啫喱水般的胞质之海中。染色体全部由遗传信息组成，细看时这些黑棒就如紧紧卷曲的花体字，它们是由一个个单独的 DNA 分子及其附着蛋白质压缩而成的旋转阶梯。在人类中，这些紧紧压缩的双螺旋结构一共包含有 20 500 个基因。[据人类基因组计划（The Human Genome Project）和后来的 DNA 元素全书（Encyclopedia of DNA Elements，ENCODE）的首期工程揭示，人类基因组中只有 1.5% 的部分编码蛋白质，剩余的大部分遗传信息可能有功能，但目前仍不清楚具体作用。]

在遗传学研究的早期，科学家往往采用人类之外的物种来研究染色体的功能。因为利用血液和骨髓的研究技术还未问世，而要找到愿意捐献组织给遗传学研究的志愿者也非易事——最适合遗传研究的组织常常是性腺。该领域的首个重要发现是通过观察海胆和马蛔虫获得的。在19世纪晚期和20世纪早期，德国科学家西奥多·博韦里（Theodor Boveri）证明了关于染色体的3个本质事实：染色体是遗传信息的载体，每条染色体包含有不同的遗传信息，每个受精卵从父母双方各获取一套染色体——为了构建一个胚胎，生命的故事需要有双重保障。这3项事实以三足鼎立之势，支撑着整个遗传学界。

实验结果也让博韦里相信，癌症是由基因异常导致的，这个理论至今仍屹立在现代癌症研究的中心。2006年，美国国家癌症研究所（National Cancer Institute，NCI）启动了癌症基因组地图册项目（the Cancer Genome Atlas），这个项目旨在给不同种类癌症的基因组进行编目，是全球开展的诸多同类项目之一。正如人类基因组计划测量了人类DNA上20 000多个基因的核苷酸序列那样，这个项目测量的是癌症组织DNA上的ATGC序列，序列上极微小的变化都有可能改变由这个基因编码的蛋白质结构。比如说，有的基因所编码的蛋白质是指导细胞在恰当时机进行程序化死亡的，如果该基因的某个T被A取代，它就有可能失效，让细胞几乎永生不死，而这种异常的永生不死，正是许多恶性肿瘤的特性之一。核苷酸序列上的改变可能对细胞不造成什么影响，也可能来得快去亦快。但有些改变可能会是致命的。在基因序列上找到关键性突变，也即那些导致肿瘤形成、生长以及存活的序列，正是现今肿瘤研究的中心目标之一。

早在1914年，博韦里就已在这个方向上砥砺前行，但他的假说并未引起同行的注意。博韦里的想法太超前，就像未来访客，当时无人能懂。正如诺埃尔和亨格福德不明白为什么CML细胞会有这么短小的费城染色体那样，与博韦里同时代的科学家们更是缺少相应的知识体系，来理解癌症和基因异常的关联这种想法。当时的他们也没有技术手段来对比癌细胞和正常细胞的染色体。这个知识体系要等到几十年后才会逐渐建立起来，还需要作为基石的细胞遗传学，也即研究基因和疾病之间联系的学科发展出框架。首先要弄明白的问题是人类有多少条染色体。不确定这个数目，其他的求索都是无根之木。

20 世纪初期，研究者对人类染色体的数目莫衷一是。报道的数目从 15 条到 115 条都有，每个研究者都嚷嚷着要以自己的数目为准。最后在 1921 年，得克萨斯大学（University of Texas）一位享誉全球的动物学家西奥菲勒斯·佩因特（Theophilus Painter）发表了自认是毋庸置疑的数目：人类的染色体是 24 对，也即 48 条。

考虑到佩因特的研究材料是什么，这个数字虽不中亦不远矣——他用来数染色体的细胞是来自精神病患者阉割睾丸里的精子。但是精子细胞中的染色体形态并不那么可靠。有的看起来像是两条，而且排列杂乱不易点数。也有可能他的研究材料本身就有缺陷，毕竟是来自于重症患者。但是，尽管非常接近，48 条依然不是正确的染色体数目。

如果跟进的科学家不是那么急切地想要肯定佩因特的发现，而是实事求是地发布自己的结果的话，佩因特的错误或许不会贻害匪浅。但因为佩因特久负盛名，并且他对这个数字自信满满，48 条染色体变成了教条，没人发表异议。加上当时的观测技术颇为原始，科学家们就算数出不是 48 条的结果，他们也不敢肯定是否因为技术的精确度不够。有理全在声高，48 这个数字将遗传学研究延误了三十多年。

这个错误直到 1955 年才被纠正。拨乱反正的是一位在瑞典工作的印度尼西亚科学家蒋有兴（Joe Hin Tjio）。蒋曾在"二战"时期被日本军队监禁，之后他去国离乡开始逃亡。在狱中，他因为给狱友医疗方面的帮助而遭到折磨，于是他通过编织衣物来坚守神志清醒，不肯屈服于绝望。战前的蒋已经在培育抗病马铃薯方面略有建树，获释后，西班牙政府给他一个研发改良作物的工作。在节日和暑假期间，蒋会去瑞典，与一位在细胞遗传学界领军的著名遗传学家艾伯特·莱文（Albert Levan）合作研究。

1955 年冬天,蒋和莱文研究的是人类胚胎的肺组织。某个深夜,研究热情促使蒋无视低温和积雪,跋涉到实验室去准备显微切片。莱文已经发现,一种名叫秋水仙素的植物提取毒素只需几滴就能阻止哺乳动物细胞分裂,这现象已经在植物细胞中观察到。这就像关掉音乐,叫舞蹈中的孩子们静止不动,以便清点人数。蒋将秋水仙素滴到肺部组织的细胞上,等了几个小时让其发挥作用,然后用挤压法制作了样品切片。他将切片放到显微镜下,打开照明灯,将两个透镜在目标上聚焦。

那天晚上蒋本来没打算数染色体,但是他有点情不自禁。样品经秋水仙素处理后,让他能明明白白地看清楚染色体,清晰度史无前例,包括当年佩因特观察的样品都无法匹敌。而蒋观察到的结果也不容置疑:人类细胞只有 46 条染色体。蒋大胆地汇报了他的发现,冒着将被同行嘲笑的风险,那些同行们长久以来将佩因特的结果奉若圭臬。但当全世界的科学家们都采用新技术检视样品后,蒋收获的唯一反应是同行的肯定。

15 年后,芝加哥大学(University of Chicago)有位名叫珍妮特·罗利(Janet Rowley)的遗传学家。她熟悉染色体研究,并且自己也执着于基因和癌症之间的关联。罗利听说在英国出现了种新的染色技术,立刻决定要去学习。她是个科学天才,19 岁就已大学毕业,在读医学院时,她是班上 6 名女性之一。巧的是,1971 年正好是她的学术休假年①,她不想丢下本职工作太久,于是决定将这个休假年用来去牛津大学(Oxford University)学习这种传说中的新的染色体条带染色技巧,正好她的科学家丈夫也是这年休假,于是他们一同前往。

这种技术很难做但很实用。在用传统的吉姆萨染色剂染色前,细胞样品需要先用强效荧光染色剂喹吖因氮芥处理。这样处理过的样品在荧光显微镜下就不再是单色的了。明暗各异的黄绿条带,

---

①译者注:学术休假年是美国大学的一种制度,它允许每隔一定年限,让教授能在全薪或减薪的情况下外出休整 1 年左右,进行与教学有关的学习、休养或旅行,以此来激发学术休假人员的创造力。

错落地分布在每条染色体上。这就如在看电影时，长久以来都是开着灯，如今终于有人想到关了灯再看，此时的眼前所见令人叹为观止。

现在，遗传学家可以将 46 条染色体的里里外外都研究得透彻——染色体是由成对的两套组成，这两套分别继承自父亲和母亲，每套有 23 条染色体。每条染色体上的条纹分布都是特异的，只要经过几个月的训练，每人都能辨认出在看的染色体是哪一条。条带染色技术让每条染色体都变成了显影充分的照片，隐隐透露出人类基因组的内涵以及遗传疾病的秘密。接下来的挑战，是弄清楚每张染色体照片讲述的是哪部分的人类故事。

一如既往，罗利的敏锐聪慧让她学艺时如有神助。她习得技术后返回芝加哥，迫切投入研究工作发挥新技能。罗利正在研究一种疾病，患者特点是无法解释的贫血和骨髓异常，并且常常发展成白血病。在休假年之前，罗利已经在这群"前白血病"（preleukemia）的患者中发现了某种遗传异常。她同时还在研究 CML 患者的细胞，并在进入疾病急性变期的患者样品中找到了费城染色体之外的其他遗传异常。

利用新的条带染色技术，罗利想要检查她在 CML 患者中发现的遗传异常有没有共同之处。那些患者会不会有相同的突变发展——按诺埃尔的说法是具有"相同的突变分叉"？又或者，后期突变是不管三七二十一随机发生的，跟费城染色体关系不大，无法预估？

每天，罗利都会在荧光显微镜上检视样品，并用附带的相机拍照。她将这些 35 毫米的底片和家庭照片一起在冲洗店冲印出来。一晚接一晚，她坐在餐桌旁裁剪照片，研究染色体的条带，她的四个孩子心中疑惑，是谁付钱让妈妈玩纸娃娃。

她所有的样品中都有异常的小染色体 22 号，也即费城染色体。她能看到，和正常细胞相比，CML 细胞的那双 22 号染色体中有一个缺失了一部分。但在 1972 年，她注意到了另外的细节。细胞样品中的 9 号染色体也不正常。现在随着染色体条带被清晰地染出来，她看到 CML 患者的条带与正常人不同。CML 患者的 9 号染色

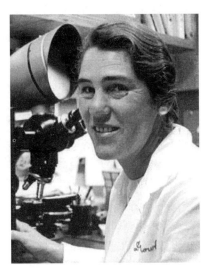

插图 6：珍妮特·罗利医学博士，她在 1972 年发现
了 22 号染色体的突变形式是易位的一部分，其中一
条 22 号染色体和一条 9 号染色体交换了位置。

体比健康人的 9 号染色体更长。这区别并不显著；如果没有条带
染色技术，她绝无可能发现这点。但荧光染色剂就像是让空白书页
上的隐形墨水显形一样，让新的信息浮现出来了。

　　她检查了从早期 CML 患者获取的细胞样品。9 号染色体的异
常已经存在了。在观察的样品中，即使其他各种异常都不存在，
9 号和 22 号染色体的异常依然相辅相成。9 号染色体异常的频率
与费城染色体——缩短的 22 号染色体——出现频率完全一致。在
此之上，罗利还发现 22 号染色体缺失的那部分条带，显示在 9 号染
色体多出来的那部分上。虽然她尚无证据可下断言，但是她心中敞
亮。22 号染色体缺失的那部分其实从未消失。从 22 号染色体上
脱落的一截，迁移到了 9 号染色体上。而存在于正常细胞样品中
9 号染色体上的部分条带，在 CML 样品中转到了 22 号染色体上。
原来并不是如许多科学家所想那样，费城染色体是种"缺失"突变。
用遗传学术语来说，费城染色体实际上是种"相互易位"突变。来自
于两条不同染色体的遗传物质互换了位置。

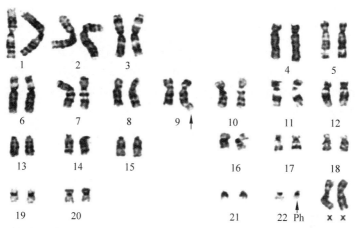

插图 7：来自 CML 患者的核型,用 20 世纪 70 年代出现的条带染色技术染成,箭头指出了延长的 9 号染色体和截短的 22 号染色体(也即费城染色体)。

在当时的科学界,和"缺失"相比,"易位"这个概念可算是异想天开。虽然偶有耳闻,但在癌症中少有前科。正如佩因特数错的染色体数目曾在科学界根深蒂固那样,费城染色体是种缺失突变的想法也根深蒂固。但这次,科学家们接受得很快。罗利已经报道过在 AML 中出现的易位突变(在 8 号和 21 号染色体之间),同行们也迅速跟进。当他们在自己的实验室中用条带染色技术染了 CML 样品后,他们看到罗利是正确的。

但在当时,人们依然顽固地认为染色体异常并不会带来什么后果。"遗传的不稳定性在整体上被忽视了。"罗利在多年后解释说,她松松挽着的头发衬着她的宽阔的脸庞。增加、缺失、易位这些染色体变化都是多种疾病的明确标记,但都曾被认为是中性的存在,没有实质作用的配角。几乎所有癌症研究界的人员都认为遗传异常与癌症发生无关。那种想法忽略了西奥多·博韦里 60 年前的断言,即使当时相关证据日益增多,旧式思维方式依然坚若磐石。

但是当罗利在 AML 患者中发现第三个易位突变(15 号和 17 号染色体)后,她知道遗传变异和癌症无关这种想法是不正确的。能在 3 种不同的癌症中发现 3 种不同的易位,足以说明染色体易位和癌症之间有种本质上的关联。虽然缺乏同行支持，罗利仍坚信是染色体易位导致了白血病。尤其是被称为 t(9；22)的费城染色体易位现象[t 表示易位(translocation)，后面接的数字则表示发生易位的染色体]，在癌症马力全开之前就已经发生，一定是它引发了这种危险且不受控制的白细胞增生，但是，费城染色体到底是怎样引发细胞增生的呢？

5

鸡肿瘤基因的意外根源

1970 年，当罗利准备休假去学条带染色技术的时候，雷·埃里克森也开始对 Src① 展开研究，Src 是 src 基因编码的蛋白质。他知道 RSV 的致癌能力来自这个基因。温度敏感突变型实验证明了这点。但如果要从这发现中产生实用价值，科学家需要了解这个基因是怎样把健康细胞转变成恶性肿瘤的。

埃里克森的研究组沉寂多年，丹佛的冬季来了又走，埃里克森和他组里的博士后们所获甚微。同时，他的研究内容常被同事们带着善意打趣。"有很多同领域的研究者会说，'雷·埃里克森只想给鸡治疗癌症。'"他回忆道。毕竟，RSV 是来自于几十年前劳斯从母鸡身上移除的肿瘤，而且这种病毒不感染人类。不过，埃里克森和不少人都坚信，将健康细胞转化为恶性细胞的机制是跨种类而相通的。"我们并不介意研究对象不是人而是鸡。"他说。

对 src 好奇的远远不止埃里克森这一家。当埃里克森在研究 src 基因编码的蛋白质时，其他研究者专注于 src 基因本身。这个

---

① 译者注：按科学惯例，基因首字母简称以小写字母斜体表示，如 src，对于小鼠、大鼠、鸡等物种的基因首字母大写，对于人、灵长目和某些家禽家畜的基因则字母全部大写。蛋白质与基因名一致，但采用正体。病毒、细菌和酵母等蛋白质首字母大写，其余物种通常字母全部大写。

基因来自何处？众所周知，病毒就算不包含 *src* 基因也依然能进行复制，那么这个基因为何会有致癌序列？如果能找到 *src* 基因整合到鸡基因组的途径，就有可能发现肿瘤生成机制的线索。

在埃里克森研究 Src 蛋白质的时候，名为"癌基因"（oncogene）的假说逐渐为人所知（"Onco-"这个前缀来自于希腊文，表示"整体"的意思）。两名来自美国国立卫生研究院（National Institute of Health，NIH）的科学家提出了癌基因导致癌症这个假说。他们认为，癌基因就是专为引发癌症这种致命疾病的遗传编码，残留在脊椎动物体内的癌基因是亿万年前病毒侵染后的遗痕。这个假说认为，如果不被环境里的致癌因素激活，体内的癌基因应该是隐而不显的。

加州大学旧金山分校（University of California-San Francisco，UCSF）的癌症遗传学研究者 J. 迈克尔·毕晓普（J. Michael Bishop）觉得这个理论可疑。"从演化论的角度来看，这个理论有点说不通，"毕晓普解释道："在细胞中不起任何作用的基因不会留存很久。"毕晓普认为，如果对生存没有优势的话，这样无用的基因不会在生物的 DNA 中保留下来。但是问题依然未解：*src* 基因来自何处？它如何成为病毒基因组的一部分？通过改变 DNA，研究者制造出多种不会引发癌症的 RSV 变异株。如果基因变异让一些 RSV 失去将健康细胞转为癌细胞的能力，那么很明显，在那些被改变的基因中一定有某个对癌症转化起决定性作用。如果病毒丢失这个基因仍能复制增殖，那么这个癌基因对于病毒本身的生存并不是不可或缺的。对于病毒来说，致癌性是附赠的特性，它或许在某方面强化了病毒，但对于病毒的存活是可有可无的。病毒的唯一目的是复制增殖。跟复制功能无关的特质——比如说致癌性——一定是在病毒演化中后天获得的。那么，病毒是从哪里得到这基因的呢？为什么它会存在于 RSV 的基因组里？它是怎样整合进去的？对这些问题的求索，推动了研究的第三个重要分支。这些谜团最初由费城染色体的发现挑起，然后借着 Src 蛋白质的研究而发展，现在则追本溯源，回到 *src* 基因的初始源头。

毕晓普认为 *src* 基因一定来自于病毒基因组之外。花房秀三

郎和 G. 史蒂文·马丁的研究以及这十多年来的科学进展为毕晓普
的假说奠定了基础。但这"之外"到底是哪里，依然是无解的谜题。
癌基因有可能发源于患癌生物自身这种概念，在当时完全不存在。
就如人类能飞行，或地球是圆的这些概念一样，在初次出现时会显
得过于超前，以致惊世骇俗。

　　对于毕晓普而言，虽然"癌基因"的假说还有很多缺陷，但是个
可堪使用的起点。于是和在他实验室学习病毒学的科学家哈罗
德·瓦穆斯（Harold Varmus）一起，开始了在鸡 DNA 中寻找 src 基
因的旅程。若在今日，这个项目是小菜一碟：病毒的基因可被迅速
克隆出来，甚至可以外包给专门做这行的生物公司，然后只需将病
毒的基因和鸡的基因进行比对，看看有没有相同序列存在就行了。
但在毕晓普和瓦穆斯的探索队启程时，生物工程学尚处于筚路蓝缕
的时代，重组 DNA 技术还未诞生，创造开路先锋和手电筒这些探
索手段，和在广袤的基因森林中寻找匹配序列这个目的本身一样困
难重重。

　　首先，毕晓普和瓦穆斯从 RSV 基因组里提取了 RNA，然后以
其为基础制作了互补 DNA，这个过程跟病毒在宿主体内复制的过
程一样。他们将互补 DNA 用辐射分子做标记，然后他们从不含 src
的 RSV 中取了一段变异 RNA，并将这段变异 RNA 和带辐射标记
的 DNA 配对起来，就像将两条墙纸并排贴好，让它们的花纹准确
配对那样。

　　因为带辐射标记的 DNA 和变异 RNA 链是互补的，科学家们
知道它们会配对，就跟正常细胞分裂一样，但因为变异 RNA 链不
含有 src 基因，那条带辐射标记的 DNA 上的 src 序列会没有配对序
列。好比墙纸上有落单的多余部分，不得不延展到地毯上。

　　科学家用这个带辐射标记的基因当作探针，加进其他来源的
DNA，以寻找能与探针落单部分配对的基因序列。毕晓普和瓦穆
斯知道 src 不是来源于病毒基因组，所以利用这种探针可以在病毒
以外的基因组中寻找 src，如果在其他基因组中存在 src 基因，探针
就会与其配对。就像拿着照片寻找失踪人口的侦探那样，他们可以
用这探针在诸多物种的基因组中对 src 基因按图索骥。

J. 迈克尔•毕晓普和哈罗德•瓦穆斯制造的*src*探针，他们利用它发现了癌基因的细胞起源

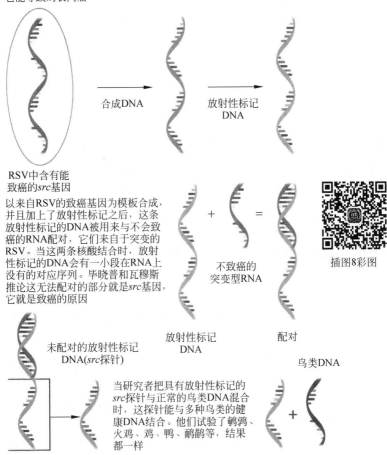

劳斯肉瘤病毒(Rous Sarcoma Virus, RSV) 是一种RNA病毒，它能导致鸡长肉瘤

以RSV的RNA为模板，合成一条DNA单链

那条DNA被加上了放射性标记

合成DNA

放射性标记DNA

RSV中含有能致癌的*src*基因

以来自RSV的致癌基因为模板合成，并且加上了放射性标记之后，这条放射性标记的DNA被用来与不会致癌的RNA配对，它们来自于突变的RSV。当这两条核酸结合时，放射性标记的DNA会有一小段在RNA上没有的对应序列。毕晓普和瓦穆斯推论这无法配对的部分就是*src*基因，它就是致癌的原因

+ =

不致癌的突变型RNA

插图8彩图

未配对的放射性标记DNA(*src*探针)

放射性标记DNA

配对

鸟类DNA

当研究者把具有放射性标记的*src*探针与正常的鸟类DNA混合时，这探针能与多种鸟类的健康DNA结合。他们试验了鹌鹑、火鸡、鸡、鸭、鸸鹋等，结果都一样

多项实验证明，许多动物的基因组中都包含有正常版本的*src*基因，当动物被RSV感染，*src*基因整合进病毒基因组后，它就变成了能致癌的版本。这项研究让人们认识到能致癌的基因（学名癌基因）是从正常基因的健康版本突变而来的

插图 8：毕晓普和瓦穆斯制作的 *src* 探针，他们利用它发现了癌基因的起源。

　　光是制造这个探针就花了他们 4 年。一旦探针在手,下一步就是开展搜寻计划,在病毒以外物种的基因组中寻觅 src 的踪迹。毫无意外,他们从鸡的基因组入手。毕竟这是最初发现病毒的地方。"src 居然就在鸡的基因组里,让我大吃一惊,"毕晓普回忆说:"然后,我们又在鸭的基因组中发现了 src,接下来,我们检查了一些像鸵鸟那样更古老的鸟类,它们的基因组中也存在 src。"

　　1976 年,这个发现绝对惊世骇俗:能让鸡长肿瘤的病毒中含有某种癌基因,而这癌基因从哪里来的? 鸡本身。不止于此,这个基因的历史还颇为源远流长。"从早期后生动物以降的演化历史里,src 基因就存在了,"毕晓普说,做出发现的 40 年后,他还在 UCSF 做研究。"它是个普通的基因。"也即是说,src 本来是个很多物种都具有的正常基因,但它一旦进入逆转录病毒的基因组,就会变成癌基因。

　　科学家们追寻 src 基因起源的目的,是想要理解 Src 蛋白质如何将正常细胞转化为癌细胞。但追寻到 src 本源之后,毕晓普和瓦穆斯却改变了整个肿瘤研究界。无人预料到,导致癌症的基因恰恰来自于癌变的细胞本身。

　　这个令人惊异的发现催生了两个关键概念,它们迅速发展成癌症研究和治疗的基础,以及日后癌症医疗界的驱动轮。第一个概念是正常基因可能会转化成癌基因,由毕晓普和瓦穆斯确认无疑地证明。虽然何时转化,怎样转化的详细过程此时还无人知晓,但事实不容置疑:在健康动物体内的正常基因,也可以毫无预兆地转化成癌基因,并启动一系列的细胞进程,让健康细胞发展成癌细胞。

　　但那还不是 src 探针实验所揭示的全部结果。毕晓普和瓦穆斯的证据表明,更令人惊讶的是这些带有癌化潜力的正常基因——或按它们后来广为人知的名称"原癌基因"(proto-oncogene)——本是属于患癌动物自身的一部分。在那之前,大多数科学家都认为癌基因是病毒入侵留下的犯罪现场,比如在 RSV 感染鸡禽的时候。但毕晓普和瓦穆斯追寻到了罪行的源头,那时候罪犯还是个无辜者。RSV 中的 src 是癌基因,但在健康鸡禽的正常细胞中有相同的基因存在。癌基因不是发源于病毒,而是源自哺乳动物的细胞。在漫长岁月里，某次 RSV 感染鸡细胞后，在复制时偶然从鸡的基因组里偷取了 *src* 基因的序列，并整合进了病毒自己的基因组。而当 *src* 栖身于病毒的基因组时，它变成了能致癌的形态。癌基因的细胞本源之谜从此被揭开。病毒从它的宿主细胞基因组中获取原癌基因的现象，被称为"癌基因捕获"。

但是，在其他的哺乳动物比如说小鼠，以及更进一步的人类身上，存不存在正常的 *src* 基因呢？于是毕晓普和瓦穆斯撒了更广阔的网，制作了更加多样化的探针，并在人的基因组中发现了正常版本的 *SRC*。也就是说，已知能在动物中致癌的基因，在人类的 DNA 中也存在。那么人类癌症会不会也有相同机制呢？人类有没有能转变成癌基因的原癌基因呢？如果人类也有原癌基因，那么转变是怎么发生的呢？在 1989 年，毕晓普和瓦穆斯因为"逆转录病毒癌基因的细胞本源"这个发现而获得诺贝尔奖。他们证实了看似不可能的现象：逆转录病毒中的癌基因，本是一度属于正常细胞的正常基因。这个结果极大地影响了后来的癌症研究。最终，对癌基因的研究领导了对癌症遗传学根源的理解。

src 曾是个正常的细胞基因，在过去的某个时刻被 RSV 窃取，在整合进病毒的过程中转变成了癌基因。这个理论——或者说这个事实，将埃里克森研究的重要性推上了新的高度。搞清楚基因功能时不我待。如果癌基因只是正常基因的变异版，那么弄明白那些基因在正常情况下执行什么功能就显得分外重要。它或许能让科学家发现新的原癌基因，或许能启发科学家找到发生转化的原因。又或许，它最终能让科学家找到预防癌症发生的办法，或者至少让癌症治疗更有效。确定原癌基因的功能，就有望确定被挟持的细胞机制是怎么导致癌症的。

毕晓普也开始寻找 *src* 基因编码的蛋白质。他想解决的是癌症的核心问题：如果单个基因的转化就能引发癌症，那么知道这个基因编码什么蛋白质就至关重要。确定癌基因的起源值得庆贺，但为什么会发生原癌基因到癌基因的转变？癌基因又是怎样起作用的？人们知道基因编码蛋白质；按当时的科学界理解，大多数基因都编码蛋白质。但没人知道该基因编码的是什么蛋白质。

蛋白质是由一串串的氨基酸组成,共有 22 种不同的氨基酸构成了地球上千姿百态的生物,大多数氨基酸都能在我们体内自发生成。蛋白质塑造了我们的样貌,决定了我们新陈代谢的速度,执行了我们细胞中持续不断的微妙生化反应。德国科学家格里特·马尔德(Gerrit Mulder)在 19 世纪初叶发现了蛋白质,他将其命名为"protein",衍生自希腊语的"protos",意思是"最初",蛋白质被认为是所有生命体的基本组成。它们将遗传密码变成可看可触的实物。马尔德最先鉴定的蛋白质来自于鸡蛋的蛋白,此后则有海量蛋白质被发现。

了解 src 的家谱并没有给 Src 蛋白质研究增加许多助力。人们已知的蛋白质太多,但没有什么好技术去确认罪犯的凶器。在 1976 年,也是埃里克森开展研究的第六年,他还连一篇论文都没有发表,令他开始担忧实验室的前景。没有论文成果就很难申请到研究经费。"我们实验室里有些很出色的学生,"埃里克森回忆说:"但如果我申请不到经费,那些好学生也得另谋出路。"

终于在 1977 年,埃里克森和他的一名学生马克·科利特(Marc Collett)一起发现了 src 编码的蛋白质,这个发现让同事们都激动不已,甚至包括那些曾经取笑过他太关注鸡癌症的。但这个突破带来的满足感转瞬即逝。虽然确定了 src 编码的蛋白质是很好,但毕竟这个信息没有什么实际用处。科学界想要知道的是蛋白质的作用。这个蛋白质在细胞中实际执行什么功能?跟细胞分裂有关吗?还是参与细胞的能量代谢呢?如果把细胞比作房屋,那么找到 src 的蛋白质就如同指着房屋的一部分说这很重要,却不知道重要的原因。如果能鉴定出蛋白质的功能,才意味着知道所指部分是保险丝箱、散热器抑或水管。一年后科利特和埃里克森再下一城。他们发现,src 编码的蛋白质产物是属于蛋白激酶家族的一种酶[1]。

src 研究之路尽头是蛋白激酶,这让埃里克森和科利特以及所

①毕晓普及其实验室成员阿特·莱文森(Art Levinson)也在研究 src 编码的产物,他们也发现了该蛋白激酶。但他们的论文比埃里克森晚 3 个月发表,所以埃里克森和科利特被认为是首次发现者。

有研究病毒和癌症的科学家们都吃惊不小。激酶这种蛋白质的功能是催化剂，在细胞中协助对生存至关重要的那些进程。从埃里克森和科利特的发现开始，科学家们陆续在人体内发现了 500 多种蛋白激酶。进一步的研究表明，激酶也存在于几乎所有的生物中（草履虫以身怀 2600 多种激酶的纪录登顶，它是种单细胞生物，常给初次接触显微镜的人做观察样品）。但在 1977 年，人们知道的激酶寥寥可数，并且那时对激酶的了解跟癌症没有什么关系。

激酶的作用机制大部分是由在苏格兰邓迪大学（University of Dundee）的菲利普·科恩爵士（Sir Philip Cohen）所揭示的。在 20 世纪 60 年代，科恩初登科研门径时，人们只发现了一种激酶，而科恩的实验室逐渐成为该领域的带头人，阐明了激酶在"活细胞功能各方面"的作用，科恩说。"激酶"这词本身就暗示其重要性："激酶"（kinase）的词根是"动力"（kinetic），来自表示"运动、动力"的希腊词"kinesis"。科恩和其他人发现，大部分的细胞事件是以级联方式发生的。比方说，胰岛素能触发一个信号，这个信号触发下一个信号，下一个信号又再触发另一个信号。这些信号的传递过程后来被称为"信号转导通路"，给某个特定的生理程序绘制出信号转导通路，是针对人类疾病的基础研究的特点。科恩发现，激酶几乎总是处于级联反应的最上级。

在此之上，生物学家们发现了激酶启动那些信号转导通路的确切机制，它就像是在赛车起点挥动的标志旗。每个活细胞中都有ATP 分子，也即腺苷三磷酸，它们是细胞中的能量块。腺苷是种糖基化合物，它作为 ATP 的骨架，上面绑着 3 个磷酸基团分子，像一串被强大的分子间作用力维系在一起的珠子。ATP 本质上是种燃料。

要启动一个信号级联反应，激酶会从 ATP 上摘取一个磷酸基团——就像从珠链上摘取一个珠子——并将这个磷酸基团传递给它的目标蛋白质。蛋白质被这个磷酸基团唤醒后就会立即开始执行它的生理任务。当任务完成后会有另一个酶来移除那个磷酸基团，于是蛋白质就重新回到之前的休眠状态。

"激酶以对细胞而言最省能量的方式，在恰当的时间、恰当的位置送入恰当的材料。"科恩评价道,他因为对科学的贡献两次被封爵。给蛋白质送上磷酸基团的过程称为蛋白质磷酸化,这个过程非常高效,能凭单独一个迅速动作启动一系列关键事件。人们发现,激酶是可持续能源的典范。

而科学家们很快也发现,激酶亦是肿瘤凭以增殖的完美利器。

20世纪70年代,科恩的实验室吸引了大量对激酶有兴趣的科学家。在解析激酶将葡萄糖(食物在体内转化成的糖)转化为糖原(葡萄糖在体内储存的形式)的研究领域,科恩是学术带头人。这些科学家大部分是单身男性,结束工作后他们会成群结队地穿过苏格兰的寒夜,一起去那家曾经坐落在鹰丘路上,但已不再经营的酒吧,继续讨论他们的课题。有个名叫尼克·莱登(Nicholas(Nick)Lydon)的小伙子也常常加入队伍同行,他在隔壁实验室做博士后研究。

莱登并非天资聪颖过人。他有阅读障碍症,所以他在苏格兰的珀斯城上斯特拉撒伦寄宿学校(Strathallan School)时从未名列前茅过。跟文学或语言相较起来,科学措辞朴实不重修饰,让莱登觉得更易掌握。那时候,英国教育系统要求学生尽早决定专业,于是莱登选择了硬科学。他在利兹大学(University of Leeds)获取了生物化学和动物学的本科学位,然后又继续研修获得生物化学的博士学位。在1978年,莱登去邓迪大学做博士后研究,彼时正好是埃里克森的Src激酶研究开始引人瞩目的时候。

莱登的博士后课题是激素调控,但这个课题在实际应用方面缺少一点吸引力。比起来,科恩实验室的研究课题更让莱登心驰神往。于是莱登开始在科恩的博士后工作台前出没,尤其是布莱恩·亨明斯(Brian Hemmings)、彼特·帕克(Peter Parker)和科林·皮克顿(Colin Picton)这几位,尽量汲取新知,包括激酶在葡萄糖代谢中的作用,糖原如何分解,以及由胰岛素启动的信号转导通路的方方面面,他的头脑闪烁着和他蓝眼睛中一样的敏锐之光。莱登旁听科恩实验室的研讨会,并频繁地和亨明斯等人把盏言欢。

蛋白激酶研究让莱登着迷的地方是它在实际应用方面的潜力。

"相较于基础研究，我一向对应用性研究的兴趣更大。"莱登说。蛋白激酶有些让他无法忽视的东西，就犹如遥望远方未知海岸上的灯塔之光。在他和科恩实验室博士后的交谈中，莱登得知能致癌的 *src* 基因编码的是一个蛋白激酶。这是人们首次在癌症中发现蛋白激酶家族成员。他对此心痒难挠。激酶在胰岛素信号通路中的角色已经颇为吸引人，但对于一个想将科研转化为实际应用的科学家来说，跟癌症有关的蛋白质研究则如金矿一样熠熠生辉难以抗拒。莱登逐渐意识到自己已经不满足只做一个旁观者，而是想要全力投入蛋白激酶研究。而要如何转换研究领域，则是另一个完全不同的问题了。

6

完美煽动者

毕晓普和瓦穆斯发现了 *src* 基因的细胞源性,激发了对其他类似癌基因的研究竞赛。如果 RSV 能有这么奇妙的遭遇,那么其他病毒会不会也类似呢?巧的是,能大规模高速筛选潜在癌基因的技术适逢其时地诞生了。20 世纪 70 年代初期,来自斯坦福大学(Stanford University)的一群研究生发现了一些特殊的酶,能够将不同来源的 DNA 黏合在一起组成一条新的单链 DNA。这项名为"重组 DNA"的技术大大简化了科学家们研究单个基因的方式,无须再制造放射性探针。这项技术后来在科学界发展得枝繁叶茂,甚至为普罗大众所熟知,不过大众所记得的名字是"克隆"。

克隆技术的发明,对 20 世纪 70 年代初期的遗传学界来说不啻于一场革命。这技术让科学家能通过组织培养扩增单个 DNA 分子,也能在病毒的自然宿主之外扩增病毒 DNA。跟费城染色体最相关的是,重组 DNA 技术让科学家们能拆开病毒的基因组,寻找具有致癌能力的基因。病毒通常只有四五个基因,通过重组 DNA 技术,这几个基因可以被逐个克隆出来进行研究,查看是哪个导致了细胞癌变。就好像依次掀开杯子,看看哪个的下面藏着魔术师的硬币①。还有像 *src* 那样的癌基因存在吗？这项研究很快就硕果累累。科学家发现了和 *src* 类似的原癌基因，包括 *myc*、*ras*，后来更扩展到其他上百个人类基因。几年后的 20 世纪 80 年代初期，有些科学家提出了一个飞跃性概念：如果病毒能将正常基因转化为癌基因，那么环境影响会不会也有类似的能力呢？"有什么理由说吸烟不会导致这种转化呢？过量日晒又凭什么不能致癌？"毕晓普回忆起当时的问题。人们逐渐意识到，除了病毒之外，原癌基因也能被其他因素转化成癌基因。当时尚无人知晓其他因素是什么，或者如何寻找引发变化的关键之处。但癌基因逐渐不再仅仅和病毒相连。关于癌基因的研究开始自成一派发展。

埃里克森和科利特在 1977 年提出 *src* 基因编码的是蛋白激酶，这种理论是前所未闻的。该领域的科学家常常自认工作和人类癌症有关联，但并无确凿的证据。要从鸡的原癌基因跳跃到人类的原癌基因，其间还有鸿沟待跨越。

而 Src 是个蛋白激酶这件事，则让人惊诧莫名。到那时为止，在人的细胞中只发现了少量的蛋白激酶，而对于这些激酶，人们只知道它们和细胞中几种非常特定的生化过程相关。它们和癌症有什么关联？这个发现不但让埃里克森和科利特迅速闻名遐迩，也引发了一些对激酶的狂热研究。"那时的局面真是百舸争流。"埃里克森事后回忆。当时的研究重点是探索其他的致癌病毒，看它们是否也滥用了自然存在的激酶工作机制。

虽然激酶出现在癌症研究中让科学家有点出其不意，但背后的逻辑却慢慢明晰起来。后续研究逐层揭开激酶神秘的面纱，这类蛋白质竟然在种种生化过程中都掺了一脚：细胞分裂、新陈代谢、胰岛素分解，以及其他种种生存不可或缺的信号通路和功能，都需要

---

①重组 DNA 技术归功于当时在加州大学旧金山分校的赫布·博耶（Herb Boyer）和斯坦福大学的斯坦利·科恩（Stanley Cohen）。在 1976 年，博耶和风险投资家罗伯特·斯旺森（Robert Swanson）创立了世上首家生物技术公司基因泰克（Genentech），旨在利用重组 DNA 技术开发新药。在 1978 年，该公司成功克隆出第一个产品人胰岛素。医药公司礼来（Eli Lily）在 1982 年获得该药物的授权批准。

蛋白激酶的参与。激酶是完美的煽动者,它只需在目标蛋白质上添加一个磷酸分子,就能启动后续的一系列信号通路,因此,激酶的确可以是癌症发生的滥觞之处。科学界后来意识到,这种指导诸多关键功能的通用机制,极适合被挟持成为癌症发展的原因,说到底,癌症这种病本身就是细胞不受控制的生长。如果癌症是把枪,那么蛋白激酶就是这枪扳机上的手指。

但还有许多疑团待解决。正常细胞有正常的 src 基因,以及正常的 SRC 蛋白激酶。当 RSV 从鸡细胞中偷取 src 基因并整合到病毒基因组中后,这个正常的基因变成了异常版本的癌基因。经由此番变化后,由异常版本的致癌 src 基因编码的 Src 蛋白质应该也是异常的,或可称为"致癌蛋白质"。但这致癌蛋白质具体坏在哪里?和健康细胞相比,肿瘤细胞中的 SRC 蛋白激酶有什么不同呢?

在癌症诊治领域逐渐步入现代时,布莱恩·德鲁克考进了医学院,他很快发现自己真正的兴趣在癌症,对于这一点他一直心存抗拒,甚至在他还是加州大学圣迭戈分校(University of California-San Diego, UCSD)的大一新生时就是如此。德鲁克在明尼苏达州的圣保罗市和三个兄妹一同长大,家风尚学,所以成绩一向优异,但他并不想将自己过早定型到医学领域,因此在他发给医学院的申请信中也缺少那些矢志为医的学生经历,他们的一切活动都以成为医生为目的,包括为医院做义工,提早修习解剖课程等等。和那种向医学院进军的稳健步调相比,德鲁克的经历更像走一步看一步随兴而行。他因为好奇而进实验室做研究,到了申请医学院的时候,才发现自己花在实验室里的时间远多于医院,他觉得这经历会对他不利。德鲁克后来去 UCSD 医学院面试的时候,遇到的面试官是那位出了名难讨好的杰出科学家拉塞尔·杜立特尔(Russell Doolittle),让德鲁克吃惊的是,杜立特尔竟然在初次会面时说:"你正是我们医学院所需要的人才。"德鲁克当时因为这种认可稍松一口气,因为之前的面试都不尽如人意。事后,他才意识到是在实验室的研究经历帮他走上从医之路。"是我在实验室的经历打动了他,让他想帮我。"德鲁克说。

但是在最初，德鲁克并未张扬对癌症研究的兴趣。"你要意识到，癌症是种绝症，"德鲁克说："没有患者能痊愈。"那时候的癌症研究界是严峻而黯淡的领域，只有兴趣独特的医师才敢涉及，所以德鲁克甚至不肯自认被此领域深深吸引。"每人都谈癌色变，研究肿瘤学的医生也古古怪怪的，因为这疾病实在是太绝望了，"他回忆道："如果这患者毫无生机可言，医生干吗还要去治他呢？你是头脑有毛病才会做这种无用功。"

7

激酶挂钥匙的地方

发现 Src 蛋白激酶后一年,激酶研究界出现另一项重大突破。当埃里克森在研究 *src* 基因产物时,一位名叫托尼·亨特(Tony Hunter)的英国科学家正在加州拉霍亚市的索尔克研究所做博士后,他研究的是"多瘤病毒"(polyomavirus),这种病毒能在啮齿类动物中诱发多种肿瘤。这种病毒的 DNA 序列刚刚测定。就跟 RSV 一样,多瘤病毒也包含一些能将正常细胞转化成癌细胞的基因,以及其他帮助病毒感染宿主的基因。在 20 世纪 70 年代末期,亨特知道这些功能平均分布在多瘤病毒的基因组里,大约一半的基因跟复制有关,另一半则跟致癌转化有关。亨特想要弄明白致癌转化的基因是怎么致癌的,这也是埃里克森一直的问题:癌基因编码的是什么蛋白质,该蛋白质又怎样导致了肿瘤生长?

到 1978 年,亨特已经找到由多瘤病毒制造的三个能让啮齿类动物长癌的蛋白质。根据其他研究同种病毒的科学家报道,这几个蛋白质里在中间被称为"middle T"的那个①,是将皮肤细胞转化为肿瘤的背后推手。现在的问题变成研究 middle T 是种什么样的蛋白质。这个问题,曾让埃里克森埋头求索整整 8 年。

---

①译者注:除了 middle T 之外,其他两个分别是 small T 和 large T,指的是病毒感染初期产生的 T 抗原。

当埃里克森和科利特关于 Src 激酶的论文面世之后，亨特立即联想到多瘤病毒蛋白质或许也有类似性质。"也许癌变转化的机制是放之四海皆准的。"亨特回想当时的思路。而他和其他两个研究组接下来都发现，这个关键蛋白质的确是种蛋白激酶。"这结果令人激动万分，"亨特说："它证明在肿瘤形成过程中激酶的参与是极端重要的，虽然我们还不了解激酶的重要性具体是什么。"

亨特继续思考，意图了解这个激酶蛋白质的秘密。随着激酶在癌症领域的重要性日益明显，亨特想弄明白激酶到底是如何翻云覆雨致癌的。

几年之内，邓迪大学的菲利普·科恩和其他研究者解析了磷酸化的过程，也即激酶如何将磷酸基团添加到其他蛋白质的关键部位，从而催化一系列微观事件。科学家发现，当激酶添加磷酸基团到目标蛋白质时，并不是随意安放在任意位置上。就如在房子里挂钥匙有特定位置一样，激酶也需要将磷酸基团添加在目标的特定位置上，而这个磷酸基团是激酶从腺苷三磷酸上拆下来的，腺苷三磷酸是细胞储存能量的分子，就像蓄电池一样，每个腺苷三磷酸包含三个磷酸基团。

那个特定位置，或者说激酶挂钥匙的位置，是某个氨基酸，氨基酸是组成蛋白质的小单位。只有几种氨基酸可以接受来自激酶的磷酸基团。在亨特研究多瘤病毒的时代，科学家只知道两种氨基酸是激酶的目标：丝氨酸和苏氨酸。那时已知的激酶磷酸化的不是丝氨酸就是苏氨酸。

当亨特确认了多瘤病毒包含的癌基因是个激酶后，他想进一步连点成线，弄明白这个激酶致癌的机制。第一步就是找到这个激酶的特定磷酸化目标，他想大概会是某个丝氨酸或者苏氨酸。

为了寻找激酶的目标，研究者将蛋白质浸泡在 pH 为 1.9 的酸性缓冲溶液里，这样就能分离开氨基酸。当氨基酸各个分开后，如果能找到上面还带有磷酸基团的那个氨基酸，它就是激酶的目标。但如果这溶液不够新鲜，研究者又偷懒没有更换的话，溶液的 pH 会变，不同的氨基酸就会浮现。

1979 年的某天，亨特想偷懒了，于是他在做多瘤细胞激酶的实验时用了陈旧的缓冲液,因此,从这溶液中析出的产物之一是酪氨酸。酪氨酸并不是科研界的热门,亨特也几乎从未留心过,尤其在当时,人们只关心激酶能磷酸化的丝氨酸或苏氨酸。但是当亨特进一步检查产物时,他发现这酪氨酸是被磷酸化过的。

亨特心里一惊。这就像人们初次听到外语时,才意识到除了母语之外还有其他的交流方式。酪氨酸激酶在人体中非常稀少。在目前已知的 500 多种激酶中,只有 90 多种是酪氨酸激酶。而那 90 多种酪氨酸激酶激活的蛋白质所占的比例不到 1%。换句话说,在人体内每 1000 个蛋白质中只有 10 个含有可被磷酸化的酪氨酸,剩下的 990 多种蛋白质则是通过丝氨酸和苏氨酸调控。亨特在那时还不知道可被磷酸化的酪氨酸是多么罕有,但他知道碰上了小概率事件。那时已知的激酶都是针对丝氨酸和苏氨酸的,为什么这个会磷酸化酪氨酸? 酪氨酸磷酸化的重要性是什么?

亨特和其他研究者后来才意识到他们做实验用的 middle T 蛋白质并不纯,还包含有其他蛋白质的污染,这种污染在当时的实验条件下很常见。middle T 本身并不是酪氨酸激酶,那个污染物才是。尽管如此,发现酪氨酸可以被磷酸化仍然是惊人之举。亨特的研究成果让大家开始对这个饱受忽视的氨基酸多些关注,而关注才能带来进展。新的概念由此而生:酪氨酸激酶是细胞生长背后的决定性推手,对于正常细胞和恶性细胞皆然。这个想法是肿瘤研究前进的一大步。在追寻肿瘤形成机制的途中,发现酪氨酸就好比猎人找到了猎物足迹或者它们碰断的树枝。猎人心知正走在正确的道路上。

回头说苏格兰地区,直到 1982 年,莱登还在邓迪大学做博士后,从隔壁实验室汲取所有关于激酶的知识。他从小到大几乎一直居住在寒冷的苏格兰和北英格兰地区,因此心中向往着别处,就算春色不一定更盎然,至少气候更暖和。于是他接受了一份先灵葆雅公司(Schering-Plough)的工作,地点位于法国巴黎。他的老板是位来自瑞士的医学博士,名为亚历克斯·马特(Alex Matter)。

在莱登结束在邓迪大学的工作之际,德鲁克正在医学院进行第一年的学习，修了一门癌症治疗史的课程。他谨慎地思索着有什么方法可以改善癌症治疗，推敲着能否创造出只针对癌细胞而不影响正常细胞的药物。

各种新发现和多名研究者登场亮相，犹如各个棋子在棋盘上各就其位。变异染色体，染色体易位现象，酪氨酸激酶；尼克·莱登，亚历克斯·马特，布莱恩·德鲁克。这场棋局的下一个落子，将来自马里兰州贝塞斯达市某个品系的小鼠。

8

化学性摘除器官

1965年,20多岁的赫布·埃布尔森刚从医学院毕业就面临着一个严峻问题。他是战地医务官的上佳人选,面临着被征召入伍去参加越战的压力。但埃布尔森是坚定的反战人士,绝对不想去南亚的丛林搏命。但同时,他也不想为逃兵役去国离乡躲去加拿大。剩下二选一的抉择,是加入海岸警卫队或者NIH。

在越战时,NIH成了埃布尔森这类不想去海外服役的青年医学才俊的避难所。NIH的职位属于公共卫生服务(Public Health Service),所以算作军队职位。在NIH工作的医生无须担心被送去越南参战。但NIH只有100多个职位空缺,被大约15 000名医学院毕业生疯抢,最后能被选中的都是百里挑一。NIH因此群英荟萃,包括癌症在内的多种疾病的研究和诊疗手段都因此大幅进步。考虑到埃布尔森加入NIH之前的时势,如果世事有个阴差阳错,他接下来对CML的研究,以及由他的研究引发的癌症治疗飞跃,都可能不会存在。

幸好,他加入NIH适逢其时,那时有好点子的年轻科学家还会受到大力扶持。在现今的保守作风下,研究者首次拿到国立癌症研究所的研究基金时平均年龄是40出头,年轻研究者想要探索新理论的申请常常被拒绝。在2010年,RO1基金只有不到4%的比例是给36岁以下的科学家的。RO1基金是历史最悠久、最常见的

NIH 研究基金,每年最高拨给 25 万美元,最长持续 5 年。而获得 RO1 的研究者平均年龄在过去的 30 年中持续提高,虽然他们获得博士学位的年龄没有变。但在 20 世纪 60 至 70 年代,科学界的情况和心态都大不相同。当时的科学界认为年轻新血更易制造突破,而埃布尔森和诺埃尔、亨格福德等人正是年富力强的新血。

指导埃布尔森的是位名为杰克・道尔顿(Jack Dalton)的生物学家,他给手下较大的自由度去追逐感兴趣的课题。正如半个世纪之前的劳斯,埃布尔森对致癌病毒尤其感兴趣。

在埃布尔森进入 NIH 的时候,人们已经对病毒所识颇丰。其中最关键的一点是病毒离了宿主无法自我复制,因此病毒不够格被称作生物,但是它们又确实含有遗传物质。当病毒侵入生物体——不管是植物,动物或者人类——它们的遗传物质就能不断复制。有时候,比如像人类免疫缺陷病毒(human immunodeficiency virus, HIV),也即导致艾滋病(acquired immune deficiency syndrome, AIDS)的病毒,如果不加治疗,病毒会不断复制,最终会杀死宿主。有时候,肌体能清除侵入的病毒,比如常见的流感病毒。还有的情况下,宿主和病毒会相安无事,两不相妨。

但那时病毒依然身怀很多未解之谜。特敏尚未发明出转化灶分析技术,未弄清楚 RNA 病毒复制的背后机制。埃里克森尚未鉴定出 RSV 的杀手基因制造的蛋白质,亨特也还没有发现酪氨酸磷酸化和癌症的关系。那时无人知晓癌基因的细胞起源。让罗利分析染色体异常的条带染色技术也还未面世。费城染色体的异常,蛋白激酶和癌症的关联,以及致癌病毒中的癌基因,这三条线索还未融会贯通起来。而埃布尔森打算研究的课题,又是另一脉毫无关联的领域。他想要解析病毒致癌的过程,弄清楚病毒在细胞内的行为。这项研究不一定要跟基因有关。对于埃布尔森而言,这项研究不一定要跟任何东西有关,他想做的仅仅是先提出问题,然后顺藤摸瓜,看看能研究出什么成果来。

在 NIH 还有其他不想服役的研究者摆弄着有毒的化学试剂,迫切地想在癌症治疗领域做出成绩。从 20 世纪 40 年代开始,医生使用皮质激素以及抗叶酸剂后,癌症治疗领域进展显著的皮质激素是人工合成的,它本是由肾上腺分泌的;抗叶酸剂能阻止叶酸合成的药物,叶酸是身体制造 DNA 的必需品之一。这些化疗药物延长了许多癌症患者的生存期,虽然只是积累性的。试图联用几种药物的联合疗法都是试错法,医生将不同的药物按不同的剂量搭配,然后施用给患者,观察反应。在 NIH,决绝的医生们给一个又一个患者注射着一剂又一剂混合药物,期望新的药物组合能更好地杀灭肿瘤细胞,又不至于杀死患者。在薄薄的幕帘后,患者在病床上呻吟,有些是因为癌症在体内肆虐,有些则是因为药物的毒副作用。虽然那个年代的探索给后来的癌症诊疗奠定了基础,但挫折往往多过成功。

在远离那些圣洁大厅的实验室里,埃布尔森在实验台旁忙个不停,他盯上了可在小鼠中诱发白血病的莫洛尼病毒(Monoley virus)。莫洛尼病毒是种简单 RNA 病毒。这类病毒常常可以致癌,它们包括两种类型:一种含有复制所需的全部基因。这种病毒在动物体内常会致癌,大多寄居于驯化动物内,包括宠物猫,食用肉鸡以及实验动物。通常是因为引发了肿瘤才让人意识到它的存在。宠物主人,农民和科学家看到的是病变后果,而非感染过程。这种病毒在野外也存在,但是人们遇到的概率较小,因为需要近距离接触野生动物才有机会发现它。这种病毒引发肿瘤的潜伏期很长,致病速度非常缓慢。

另一种简单 RNA 病毒虽然相对少见,但对宿主具有更直接的威胁。这种病毒在复制的时候可以窃取宿主的基因。当它们感染下一个宿主的时候,之前窃取的基因就有可能变成癌基因。RSV 就是这种简单 RNA 病毒的一个实例。这种病毒在复制时从鸡获取了 src 基因,当这个基因整合进病毒基因组后,它就变成了能够在鸡禽中诱发肿瘤的癌基因。这种转换过程,犹如被海盗抓捕的人质在下一次掠劫中也变成海盗那样,毕晓普和瓦穆斯曾通过放射性 DNA 探针实验观察到这个过程,src 探针让他们在健康鸡基因组中找到原癌基因版本的 src,这只鸡之后被含有癌基因版本 src 的病毒感染。

在 20 世纪 60 年代,赫布·埃布尔森在 NIH 埋首于实验,对这些理论一无所知。病毒窃取癌基因的概念还要有些时日才会问世。

实际上，就连癌基因这个概念——也即健康正常的基因能转变成恶性版本——对于埃布尔森这些研究者都还是前所未闻。他知道常见的简单 RNA 病毒；他的实验中就用着一种，但他不知道较少见的另外那种，也即可以窃取宿主基因并诱发致命疾病的那类病毒。不过他很快就会看到，这种病毒在他的小鼠种群中肆虐开来。

每种病毒都有特定的目标，可以是某种细胞类型或者器官种类，最适合它们落足。埃布尔森知道莫洛尼病毒首先袭击胸腺，随后，淋巴细胞性白血病——也即免疫系统 T 细胞的癌症——会蔓延到全身。

埃布尔森想尝试让病毒攻击小鼠的另一部分身体——看能不能，用科学术语说，"扩大病毒的宿主范围"。如果此路不通，司机是会另寻出路还是就此放弃？做这个实验的原因很简单：他好奇。他有种感觉，通过测试病毒是否另辟蹊径，或许带来一些关于癌症形成的启示，虽然他并不知道是哪种启示。

于是他给 163 只新生小鼠注射了泼尼松龙，这是一种强效内固醇，能导致胸腺和其他免疫系统萎缩。他实质上是利用化学方法摘取了小鼠的胸腺。然后当小鼠处于 1 周龄到 8 周龄之间时，埃布尔森给它们注射了莫洛尼病毒。没有胸腺可去的病毒会何去何从？它们是另寻器官栖身，还是无法感染小鼠，从而不引发癌症呢？

接下来的数日，埃布尔森在小鼠笼子里寻找癌症的迹象，他面色凝重，将每只小鼠的毛发拨开细细检视。有 100 多只小鼠患上了白血病。12 只小鼠身患淋巴肉瘤，也即有固态肿瘤长在淋巴结中，淋巴结是淋巴细胞聚集的地方，淋巴细胞属于免疫系统。"这结果史无前例，"埃布尔森说："这种硕大肿瘤前所未见。"癌症未能影响原本的目标 T 细胞，却影响了同属淋巴系统的 B 细胞。除此之外，与莫洛尼病毒引发的缓慢生长型肿瘤不同，这种新肿瘤生长迅速，潜伏期短得惊人。所有实验小鼠都只存活了短短数周就因病身亡。

B 细胞和 T 细胞都是淋巴细胞，是属于免疫系统的白细胞的不同分类。B 细胞和 T 细胞的表面都有受体，能识别名为"抗原"的外来物质，每个不同的受体应对不同的抗原。但是，虽然这两种淋巴细胞的功能有部分重叠，它们本质上大相径庭。大部分的 T 细胞不是帮手就是杀手，帮手 T 细胞能激发杀手 T 细胞去摧毁侵入者，包括病毒、一些细菌以及一些肿瘤细胞。帮手 T 细胞也可以激活 B 细胞，后者能产生对抗细菌的抗体，以及新的免疫细胞去记住新入侵者的身姿。B 细胞和 T 细胞在体内所处部位也不同。B 细胞生长于骨髓中，而 T 细胞虽然发源自骨髓，却在胸腺中成熟。它们的功能和所处部位差异巨大，能导致 T 细胞癌变的病毒并不一定能转化为 B 细胞。注射了诱发 T 细胞癌症的病毒的小鼠长出了 B 细胞癌症，这结果不由得埃布尔森不吃惊。

埃布尔森想进一步研究长在小鼠淋巴结中的异常肿瘤。这些肿瘤中的病毒还是莫洛尼病毒吗？还是已经变成另一种病毒了呢？当这种病毒常用的通路受阻时，它有备用的致癌手段吗？还是说，当病毒进入被化学性摘除胸腺的小鼠后，自身也会受影响起变化呢？难道是这种影响让新病毒能更快杀死宿主？怀着这些问题，他打算将提取出的病毒注射进胸腺完好的新小鼠，然后看会有什么样的肿瘤长出来。

埃布尔森从几个长了淋巴肉瘤的小鼠身上摘取了肿瘤，然后将它们用滤网过滤，滤孔细小到只有病毒可以通过。他用获得的滤液感染了一批新的健康小鼠，等待肿瘤形成。如果新长出来的是温和的胸腺癌症，埃布尔森就大致可以确定原来的莫洛尼病毒完好无损，在无胸腺落脚的情况下，这些病毒侵入了新类型的细胞，采用了另一条路。但如果在这些健康、有胸腺的小鼠中长出来的是 B 细胞肿瘤，和那些无胸腺小鼠的肿瘤同属一类的话，那么一定是病毒起了变化，不再是开始实验时所使用的莫洛尼病毒了。

答案迅速被揭晓：所有的健康有胸腺小鼠都长出了 B 细胞肿瘤。并且它们也都在数周内死亡。很明显，他给这些健康小鼠注射的病毒不再是莫洛尼病毒，而是不同的东西，它是某种变异的版本。埃布尔森发现了一种新病毒。

这种病毒后来被叫作埃布尔森病毒，它在费城染色体和 CML 的故事中扮演了举足轻重的角色。这种病毒是很有价值的研究工具，并不是它导致的癌症有多特别，而是因为它让科学家能够在可控条件下观察癌症形成。有 3 个特点让这种病毒成为癌症研究的完美模型：第一，它的谱系清晰，不会让人质疑其来源，进而对研究成果心生怀疑。第二，这种病毒诱发的癌症生长迅速，让研究可以在几周几个月中完成，而不是要等几年。第三，这种病毒诱发的癌症是种液态癌症，比起在内脏中生长的固体肿瘤来说，液态癌症更容易获取，只需要注射器，不需要做手术。

当埃布尔森在 1969 年的美国癌症研究学会（American Association for Cancer Research，AACR）的年会上做报道时，人们还没意识到这病毒的远大前景。事实上，科学界颇为轻视他的结果。有些资深研究者批评埃布尔森把工作当成玩儿似的，他应该跟前辈一样，皓首穷经读文献，筚路蓝缕做实验。"我被 AACR 的主席批评了，心中很消沉。"埃布尔森回忆说。

但就和戴维·亨格福德为了记录而记录观察结果一样，埃布尔森并不太为研究会产出什么结果而焦虑，而且他的老板和资金提供方也没太在意。他做出来的结果可信，回答了一些问题，提出了一些新问题，这就够了。

甚至埃布尔森自己也不打算去继续研究那些新问题。相反，他对儿童癌症的诊治越来越有兴趣，于是在 20 世纪 70 年代早期，他离开了 NIH 并加入了波士顿儿童医院去完成医学训练。

虽然已加入医院，埃布尔森还是怀念实验室研究的激动人心之处，也不想与基础研究完全切割。于是他加入了麻省理工学院的一个实验室，就在隔河相望的剑桥市，离他住院医生的工作地点不远。他封存了病毒样品，跨上了新的征程。那些病毒现在以埃布尔森为名。

9

移除毛发和脂肪

在埃布尔森新实验室的楼下,戴维·巴尔的摩心感不耐。他刚与霍华德·特敏一起发现了逆转录酶,这种酶能让 RNA 病毒将遗传物质转化为 DNA,因此能在宿主体内复制。让巴尔的摩伤脑筋的是如何将这个突破性发现应用到癌症研究中去。

确定 RNA 病毒复制机制预示了深入理解癌症的新时代即将到来,这个理解让科学家可以在分子水平研究病毒。"我确信那些小鼠病毒的意义重大,能够操纵小鼠的遗传物质让科学家的研究手段得到前所未有的提升,"巴尔的摩说:"但我们对这种病毒毫无经验,我没有一种趁手的系统可以做研究,我也不知道哪种系统是最趁手的。"走在未知领域时,每踏一步都要开辟新路,要找到新手段去理解周遭环境,发明新方法来松土。克隆技术给癌症研究提供了广大的可能性,但研究者首先要找到能让该技术一展所长的方式。

雷·埃里克森建立在科罗拉多的实验室的节奏不快。埃里克森曾和马克·科利特一同发现癌基因 *src* 编码的是 Src 蛋白激酶,来自农村的埃里克森的性格有点慢悠悠的,愿意花上七八年来解答一个问题,但巴尔的摩生长在快节奏的纽约市,心急出结果。"生命太短促,经不起年复一年的等待,"巴尔的摩说:"简单和快速是你不经常听到的词汇,但对我来说,它们是研究工作的核心组分。"巴尔的摩已经因为发现逆转录酶声名鹊起,并获得了研究基金和资源，他矢志将逆转录酶的知识运用到肿瘤研究中去，于是他招募了不少才华横溢的博士后一起攻坚。

当内奥米·卢森堡（Naomi Rosenberg）在 1973 年加入巴尔的摩的实验室时，她对逆转录酶并不是特别感兴趣。生长于福蒙特州的乡村，她是家族里第一个上大学的人。虽然幼时的卢森堡曾对科学萌生兴趣，但高中的沉闷课程消磨掉了她的热情。她在大学里主修的是拉丁语，但她意识到这专业就业前景不妙，于是试了试生物专业，从此一发而不可收。她的父亲是做橱柜的，母亲是做陶器的，兄弟是写诗的，而她自己却不流于群，独自被病毒的微观世界深深吸引。"这么小的东西却能造成这么毁坏性的后果——我觉得这非常引人入胜。"卢森堡说。

虽然巴尔的摩的实验室没有病毒研究组，但有些强烈吸引着卢森堡的东西。"戴维有一项好处就是他给每个人足够的自由度，你在他的实验室里工作时，只要研究课题能和实验室大致的主题沾边，他就会让你去做。"她说。刚进实验室时，巴尔的摩给卢森堡的指导就是让她自己想个课题。这种放任式管理虽然看似令人生畏，但让卢森堡心向往之，之前在其他实验室里从未体会过这种自主性。而她到来的时机正好。MIT 肿瘤研究大楼正在翻新，此楼本该在卢森堡加入实验室时就投入使用的，却迟迟未能完工。因为没有实验台可用，卢森堡得到大量的空余时间来看文献想计划。

虽然卢森堡对逆转录酶兴致不高，巴尔的摩却在她身上看到了一些其他优点。在 20 世纪 70 年代的病毒学界，卢森堡可算身怀绝技：她擅长养各种细胞，不光能养，还能修改这些细胞。在 20 世纪 60 年代至 70 年代初期，科学家常培养简单 RNA 病毒进行研究，而培养病毒的细胞不是被病毒诱发的肿瘤细胞。观察病毒怎样感染各种细胞是个很有趣的课题。那时对病毒所知甚少，对其致癌机制了解得更少，所以任何发现都是重要发现。但如果这些养病毒的细胞不是来自被病毒诱发的动物肿瘤，这些发现就仍流于抽象，仅仅是种智力游戏，虽然对科学有用，但对长在人和动物身上的癌症却缺少实际联系。特敏的转化灶实验，也即那项 1958 年面世的突破性技术，能让异常细胞从正常细胞的背景中凸显出来。但这些细胞已经是转化之后的了。卢森堡想要研究的是从病毒感染的动物身上获取的不同时期的细胞,它们还在癌变转化的过程当中,分别处于被病毒感染之前、之中、之后的不同时期。她想要创立一个系统,让她能窥视细胞被病毒感染,进而转化成癌细胞的过程。"如果你想要搞清楚病毒怎样在动物中引发癌症,你需要弄明白病毒是怎样和细胞互动的。"卢森堡说。她需要创造一种方法,让那些从动物体内提取的细胞在离开血液滋养的环境后还能继续在体外存活生长。巴尔的摩也知道,如果他想利用小鼠遗传学的模型在 RNA 病毒致癌领域有所进展的话,他需要建立一个系统,能让他在小鼠体外研究细胞转化过程。

卢森堡需要一种病毒,能将组织培养的细胞转化成癌细胞。"组织培养"指的是在培养皿中用培养液养细胞。在移除了毛发和脂肪之后,卢森堡或许能目击病毒的犯案现场。这个实验依然只是个模仿肿瘤形成的模型,但是它是个更准确的模型。凭借她如有神助的养细胞技术,卢森堡开始寻找最合适的病毒。巴尔的摩急切地想利用逆转录酶来研究病毒的恶行,他鼓励卢森堡并且加入她的战线。

因为还有时间,卢森堡花费大量时间阅读科学文献。最后,她看到了埃布尔森在 1969 年的论文,描述了他创造的埃布尔森病毒。这正是她踏破铁鞋在寻觅的东西:有明确起源的病毒,致癌潜伏期短,诱发的癌症是容易获取的液态癌症。她想利用这种病毒来制造一个观察癌症转化的系统。巴尔的摩听卢森堡描述这个模型时有种似曾相识的感觉,为什么埃布尔森这名字听起来这么耳熟?

他们只花两分钟就想到了原因:埃布尔森离开 NIH 后加入的实验室正好在巴尔的摩实验室的楼上。卢森堡找埃布尔森去借病毒,他很乐意帮忙,给了她一管碾磨过滤好的肿瘤提取液,它来自一只被注射过埃布尔森病毒的小鼠。

于是卢森堡和一位名叫查克·谢尔(Chuck Scher)的科学家联手攻坚,谢尔已经对此病毒有些研究。他们的目标是找到病毒在小鼠中感染过的细胞,将那些细胞从小鼠中分离出来进行组织培养,观察它们如何在病毒的作用下逐渐转变成癌细胞。科学家们希望能通过这些实验弄明白健康细胞是怎样变成癌细胞的。

日复一日，卢森堡和谢尔在未感染的小鼠身上搜集不同类型的细胞做病毒感染实验。病毒感染过的红细胞能继续在培养皿中的半固体培养基里生长吗？从淋巴结中取得的细胞呢？这个实验可不仅仅是用注射器吸点细胞出来，然后挤到琼脂培养基上就完事。卢森堡不但要找到正确的细胞，还要找到正确的提取方法，以及正确的体外感染方式，同时还不能在这些过程中杀死这些细胞。

卢森堡之前几乎没碰过实验动物，上手后过了漫长的数月，过程简直令人崩溃，却依然没有任何细胞遂其所愿。于是卢森堡和谢尔转而采用小鼠胚胎的肝细胞进行实验，他们通过手术获取了小鼠胚胎，解剖后将一些肝细胞转移到培养皿上。

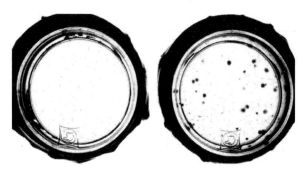

插图 9：内奥米·卢森堡培养的由埃布尔森病毒感染过的细胞。左：未暴露于病毒的细胞，肉眼看不见。右：每个黑点都是由病毒感染的单个细胞产生的可见的细胞集落。

这个实验成功了。这些肝细胞能被病毒感染，并且还能继续在体外分裂增殖，病毒也随之复制。就像一个易受影响的小孩，这些胚胎细胞离开子宫的保护后对外界病毒没有什么抵抗力。当它们开始复制时被病毒转化成了癌细胞。研究者后来发现，成熟小鼠的骨髓细胞也有类似性质。卢森堡给埃布尔森病毒创立了一个转化系统。

现在，卢森堡和巴尔的摩能够观察正常的小鼠细胞是怎样转化成癌细胞的。此后不久，巴尔的摩实验室的其他博士后也加入队伍，热切期望能揭开癌症转化背后的神秘机制。是哪个蛋白质启动了转化过程？病毒基因组和小鼠基因组之间的互动是怎样的？这些问题都恰当，而埃布尔森病毒提供了绝好的模型来回答它们，它在动物体外复制了癌症转化过程。卢森堡和实验室的同事并不想钻研关于埃布尔森病毒的方方面面——当时他们以为，这种病毒只会导致小鼠肿瘤，跟人类关系不大，其实后来证明并非如此。卢森堡他们关心的是这病毒提供的机会，让他们能观察癌化过程。研究者以为，从这个系统中观察到的转化过程可以触类旁通地运用到对其他 RNA 病毒的理解，或许甚至可以运用到所有的 RNA 病毒上。

那是 1975 年，在两年前，珍妮特·罗利发现的染色体易位现象震撼了遗传学界。同时，埃里克森正要鉴定出 Src 蛋白质，毕晓普和瓦穆斯即将通告天下，病毒中能导致鸡生肿瘤的基因，居然来自鸡本身。费城染色体的内部构成，*src* 基因的蛋白质产物，以及 *src* 基因的起源这些研究课题，被这个在当时看来不相干的研究拧合在一起。

10

有趣的新蛋白质

　　卢森堡在巴尔的摩的实验室里建立的转化系统是个重大突破。每个人都在想这个系统能否用于揭示癌症发生的秘密。发现病毒转化细胞的机制的可能性极其激动人心。借助卢森堡在小鼠体外培养埃布尔森病毒的成功，同实验室的另一个博士后欧文·威特（Owen Witte）开始寻找将健康细胞转化为癌细胞的蛋白质。驱动他研究的问题跟雷·埃里克森和托尼·亨特曾有过的一样，也是哪个蛋白质让小鼠生癌。但威特并没有直接针对病毒中的癌基因，而是将重点集中在抗体上，那是他的强项。

　　抗体是由免疫系统制造的蛋白质，它们能识别外界入侵者并加以消灭。给实验室合成实验用抗体的技术已经发展有一段时间了。抗体天生受其抗原吸引。如果科学家想知道细胞中有没有某种物质存在，他们可以用这个物质的抗体来检测，就像是用金属探测器寻找埋在沙砾里的金子那样。

　　最不容易达成的步骤是合成抗体这一步。科学家知道，当肌体有外源物侵入时能自动合成抗体。如果将某种未知的蛋白质注射进实验动物，那么该动物体内就可能产生针对这种蛋白质的抗体。如果有抗体产生——这并不是每次实验都板上钉钉的事儿——那么科学家就可以提取这种抗体，大规模制造并将其商业化，提供给其他想要研究这个蛋白质的机构。

　　威特在斯坦福大学读博士时研究的是导致白血病的病毒,他精于制造抗体的技术。其后,他回到在新英格兰的老家,去哈佛大学的某个医院做实习生。但那时候,他的母亲身患癌症濒危,威特觉得自己无法面对这么多患者。"在那个时刻,要照料其他患者对我来说很艰难,"他回忆说。事实上,较之临床医护的工作,威特更喜欢做基础研究。"如果你每天的工作都是照料那些因为重症濒死的人,你可能不会特别向往上班,跟在实验室不同。在实验室里,每天都可能产出新发现,因而令人期待。"于是在 1976 年,威特辞掉临床实习的工作,去巴尔的摩的实验室做博士后,跟他隔个实验台的也是位新加入实验室的博士后,名叫史蒂芬·戈夫。威特加入实验室的时机刚刚好,可以一展他深厚的蛋白质化学背景。"那是段好时光,我可以做想做的事,而不是需要做的事。"威特说。

　　在卢森堡创造出将病毒转给小鼠细胞的转化系统后,威特接着用埃布尔森病毒做研究。他认为可以用这个系统加上自己擅长的抗体技术,找到病毒中癌基因编码的蛋白质。

　　首先,他需要造个抗体。这个抗体要能将蛋白质从细胞中逐一分离出来,让他进一步检测。但这思路有个明显的问题:威特不知道要针对哪个蛋白质来制造抗体——毕竟他的研究课题就是要寻找这个蛋白质——那么,他该怎样制造针对未知目标的抗体呢?

　　他决定从针对 Gag 蛋白质的抗体入手。Gag 蛋白质是 *gag* 基因的产物。威特知道莫洛尼病毒含有 *gag* 基因,莫诺尼病毒就是埃布尔森一开始注射进化学移除胸腺小鼠的病毒。既然埃布尔森病毒是衍生自莫洛尼病毒,那么它很可能也包含 *gag* 基因。威特还知道,莫洛尼病毒和埃布尔森病毒都只有四五个基因,编码的蛋白质屈指可数。所以他只需要逐一检视这几个蛋白质,看看哪个是要找的致癌蛋白质就行了。选择 Gag 当作开始,至少有 1/4 或 1/5 的机会是找对了目标。威特也可以用别的蛋白质,选择 Gag 是图方便,他正好有针对 *gag* 的抗体,所以用它上手是再好不过了。

　　威特搜集了些被埃布尔森病毒感染过的细胞,它们是用卢森堡的转化系统培养而成的,他提取了它们的蛋白质,然后加了点 Gag 抗体。威特知道,这些抗体会立刻结合目标。如果细胞中有 Gag 蛋白质,那么这些抗体就会贴上去。如果抗体找到了目标蛋白质,那么他的实验思路和方法就是对的,就可以继续这样子寻找那个致癌蛋白质。

实验成功了。Gag抗体在埃布尔森病毒感染过的小鼠细胞中跟某个蛋白质结合了。威特采用离心技术,小心地将抗体及其结合的蛋白质一并从提取液中分离出来。离心提取液就像让色拉酱静置分层为油、醋和香料层那样,威特如此洗去杂质,只留下Gag抗体与蛋白质的配对。然后,他用洗液去掉抗体,只保留被分离出来的抗原,也即Gag蛋白质本身。

在这些步骤最后,威特收到纯化的Gag蛋白质。他进而想要深入研究该蛋白质,仔细琢磨每个分子,看看它致癌的秘密藏在哪里。威特将这蛋白质加进蛋白质胶里跑电泳。电泳是在蛋白胶两端加上电极,让电流带动蛋白质在胶里移动,并按其相对分子质量大小分开的技术。结果惊人,威特分离出来的蛋白质和预想的不完全一样。蛋白质倒是Gag蛋白质,但是有点意料外的情况。“它是个有趣的新蛋白质。”戈夫说,他那时在巴尔的摩的实验室做博士后。有趣之处在于这个蛋白质非常的大。蛋白质的相对分子质量通常用“道尔顿(Dalton)”这个单位表示,蛋白质的相对分子质量平均在55 kDa左右,而这个蛋白质的相对分子质量高达120 kDa。

威特和卢森堡联手调查这个蛋白质。他们已经制造出一些变异的埃布尔森病毒,能在细胞内复制,却不能将细胞转化为癌细胞。当两人将Gag抗体注射进那些细胞时,他们看到抗体结合的蛋白质是种较小的蛋白质,比威特从初始埃布尔森病毒感染细胞中提取到的那些蛋白质要小。这个较小尺寸的蛋白质才比较符合预计。

威特知道这巨大的尺寸差异不是用实验误差就能解释的。蛋白质的尺寸由构成的氨基酸数目决定。都是被埃布尔森病毒感染过的小鼠细胞,致癌性病毒与非致癌性病毒相比,前者中的Gag蛋白质要比后者的大很多。这尺寸差异应是由氨基酸序列的不同造成的,而这段不同的氨基酸序列,一定就是致癌的关键。除此之外,为了达到那么巨大的尺寸差异,在那个大尺寸Gag蛋白质上一定还附有其他的蛋白质。事实上,威特提纯得到的“有趣的新蛋白质”是由两个蛋白质合二为一而成。威特和卢森堡将那多出来的部分命名为"Abl"，读作"埃布"，取自埃布尔森病毒。这种由威特从埃布尔森病毒感染过的小鼠细胞中提纯出的复合蛋白质，后来以"Gag-Abl"这个名字广为人知。

Abl蛋白质就是令感染小鼠患癌的元凶。它跟Gag蛋白质结合在一起是个极大的巧合。当威特用Gag抗体来提取蛋白质时，他顺带着钓到了结合在Gag蛋白质上的Abl。如果Abl没有结合在Gag上，威特也不会发现它。而现在，正如当初埃里克森和亨特想要鉴定他们找到的蛋白质是什么东西那样，威特也想鉴定他发现的这个新蛋白质的作用。

那时候，雷·埃里克森已经发现让RSV病毒有致癌能力的Src蛋白质是种激酶。"他山之石，可以攻玉"，威特和同事们都思考着，这个新蛋白质会不会也是种激酶呢？先是毕晓普和瓦穆斯关于癌基因细胞起源的报道，然后又有埃里克森的论文，激酶越来越像是病毒让宿主生癌的明显机制。

在之前，科学家们已研发出利用ATP来测量蛋白质功能的方法。ATP是细胞中的能量单位。威特知道激酶的工作原理：它们从ATP上摘取一个磷酸根，将其转移到目标蛋白质上。这个磷酸根让蛋白质开动起来，引发一系列信号转导通路，导致一系列生化功能：新陈代谢，细胞分裂，制造血细胞，以及其他。

于是威特将Gag-Abl蛋白质同ATP一起在试管中孵育。如果Gag-Abl真的是种激酶，那么它会从ATP那里摘取磷酸根，并将其转移到其他物质上去。试管中发生的事情不出所料。Gag-Abl果然是个蛋白激酶。

巴尔的摩此时依然是威特的导师，他觉得下一步该是检查Abl激酶的目标是丝氨酸还是苏氨酸，毕竟它们是最常见的氨基酸结合位点。确定激酶的目标氨基酸是这类研究的常规程序。但当威特做了常规实验去寻找Abl的目标后，他迅速地意识到丝氨酸和苏氨酸都不是。

几乎在同时，托尼·亨特发现了酪氨酸激酶，他研究的蛋白激酶能让多瘤病毒致癌，这个激酶所催化的目标既不是丝氨酸也不是苏氨酸，而是酪氨酸，那时候人们对酪氨酸知之甚少，因为它的数量远比其他两者要低。亨特这个发现本应让巴尔的摩和威特的注意力立刻转向酪氨酸。雷·埃里克森就迅速注意到了这个报道。他检测了 Src 能否将酪氨酸磷酸化。随即，他在 1980 年发表了 Src 是个酪氨酸激酶的论文。

但巴尔的摩没注意到这个线索，原因也是无巧不成书。他实验室里有另一个项目在那时期正好揭示了多瘤病毒和酪氨酸之间的关联。威特的激酶研究结果接踵而至，让巴尔的摩很难相信两个项目的谜底都是酪氨酸。这个名不见经传的氨基酸在他两个项目中都是关键，这该要有多巧？"我没有给酪氨酸足够的机会，仅仅因为那句俗话——闪电不会击中同一个地方两次，"巴尔的摩回忆说。最后，当证明了其他的氨基酸都不是目标之后，他们回望向酪氨酸。结果一下子就清楚了：埃布尔森病毒中的癌基因 *abl* 是个酪氨酸激酶。当人们意识到 Src 和 Abl 都是酪氨酸激酶之后，癌症研究界仿佛被醍醐灌顶，意识到各种恶疾的根本因素，可能正是这类将磷酸根转移给酪氨酸的蛋白激酶。

但是，虽然即将面世的重要发现正在蠢蠢欲动，这些研究结果尚未和人类癌症关联起来。"有没有人类的疾病也是这种机制？"戈夫自问："不知道，没想法。"威特也是身处迷雾之中。"它跟人类癌症有没有关系，它能不能成为药物靶点，在那时候我们都毫无头绪。"威特说。

11

人类癌症基因初露峥嵘

在威特做出突破的时候，埃布尔森病毒的研究也在前进。发现 Gag-Abl 是个酪氨酸激酶让这一领域大步跃进。埃布尔森病毒是在实验室里诞生的，能在小鼠中引发潜伏期短且致死率高的白血病。现在，人们知道了引发这癌变的蛋白质 Gag-Abl 是个酪氨酸激酶。

两项独立的研究——*src* 基因和埃布尔森病毒——至此交融汇合。埃里克森对 Src 蛋白质的研究发现了激酶在癌症中的角色。毕晓普和瓦穆斯对 *src* 基因根源的探索则揭示了病毒获取癌基因的原理，以及本来正常的原癌基因在此过程中变成癌基因的事实。*src* 基因本身跟埃布尔森病毒没有太大关系，但在研究该蛋白质时提出的概念，让威特和同事能够理解癌变小鼠细胞中的巨型蛋白质。这些发现引出了一个很明显的问题：酪氨酸激酶是不是放之四海皆准的致癌机制呢？

那不是他们面对的唯一难题。研究者还想知道这个酪氨酸激酶背后的更多秘密。因为他们能培育出不具致癌性的埃布尔森病毒，所以维特和卢森堡猜测只需要一个基因就能致癌。但这个基因是什么样的？为什么它能致癌？它是如何进入埃布尔森病毒的呢？

就和卢森堡与威特一样，史蒂芬·戈夫在 1978 年加入巴尔的摩实验室也适逢其时。他是基因克隆的好手。戈夫还在阿默斯特大学(Amherst College)读本科的时候读到关于重组 DNA 的技术，立刻知道他想钻研这技术。"克隆技术能让你利用病毒做些在以前只是空想的实验。"目前于哥伦比亚大学任职的戈夫说。现今，包括了编辑 DNA、制造突变、组合不同来源的 DNA 等内容的克隆技术对于科研界而言，就像字母之于阅读，是不可或缺的根本。但在戈夫刚开始做博士后的时代，这些技术都是崭新的，它们出现的时机刚刚好，能帮助揭示埃布尔森病毒的内部奥妙。

戈夫加入巴尔的摩实验室时已熟知埃布尔森病毒的历史。他知道这病毒从能引发 T 细胞白血病的莫洛尼病毒中培育而来。他知道莫洛尼病毒几乎能在每个被感染的小鼠中引发白血病，但是发病前的潜伏期可以长达数月。他也知道，当赫布·埃布尔森先摘除小鼠胸腺再让莫洛尼病毒感染它们时，一部分小鼠会产生 B 细胞白血病。他还知道，从这种 B 细胞肿瘤中提取的病毒能在小鼠中诱发新的 B 细胞肿瘤，就算它们身具健康完整的胸腺也不能幸免。这些新的 B 细胞肿瘤潜伏期极短，不是数月而是数周，甚至仅仅数日。"感染小鼠在一个月内全部死亡，"戈夫说："所以说，这种病毒的转化效果是非常急性的。"他知道这种新的病毒——也即埃布尔森病毒——是由莫洛尼病毒变化而来，可能是多出来的某些元素让它这么厉害，但他并不知道那些多出来的元素是什么。全世界都没人知道。

戈夫于是利用他擅长的重组 DNA 技术，寻找让莫洛尼病毒变成埃布尔森病毒的元素。他从莫洛尼病毒入手。因为它的 DNA 更易获得，而且实验室里已经有针对它的基因组探针了，所以戈夫可以轻易地克隆出这个病毒。其后，他打算比较莫洛尼病毒和埃布尔森病毒的克隆，检查两者的差异在哪里。那些出现在埃布尔森病毒中，而莫洛尼病毒不具备的部分，就会是戈夫寻找的元素。

戈夫不是孤军奋战，科学界如竞技场，竞争者层出不穷。在MIT 之外，也有人在尝试克隆莫洛尼病毒基因组，人人都想抢第一。首先克隆出部分莫洛尼病毒基因组的是因得·弗马(Inder Verma)，他曾师从巴尔的摩。继而，戈夫和 MIT 的同事查克·休梅克(Chuck Shoemaker)以及伊莱·吉尔伯(Eli Gilboa)一起，直接从感染细胞中提取到了莫洛尼病毒,创造出了具有感染性的克隆。

初期任务完成后,戈夫继续去克隆埃布尔森病毒,别的实验室则专注于其他病毒的基因组中能导致癌化的部分。对于另外那些病毒的研究结果显示了一个模式:那些能致癌的病毒,都曾经攫取了宿主的一部分基因并将其整合到自己的基因组里。层出不穷的研究结果显示了原癌基因的"细胞发源",正如毕晓普和瓦穆斯当年的声称。随着证据日积月累,研究者们越来越相信癌症是种跟基因有关的疾病。当戈夫等钻研埃布尔森病毒时,他们心中已经知道会发现什么:携带着新基因的病毒基因组。

结果不出所料,他们一克隆出埃布尔森病毒基因组,就发现了它和莫洛尼病毒的不同之处。"埃布尔森病毒的基因组要比莫洛尼病毒的短,"戈夫发现,"莫洛尼病毒基因组有一部分失踪了。"这有点意思:埃布尔森病毒的基因组,只包含莫洛尼病毒的部分基因组。

除此之外,他们还有其他的发现。"里面还有些未知的东西。"戈夫补充。埃布尔森病毒的基因组里还有些莫洛尼病毒所不具有的独特基因。当戈夫、巴尔的摩、卢森堡和威特对着这结果面面相觑,思索着这些神秘基因是什么的时候,由毕晓普和瓦穆斯提出的学说浮现在他们的脑海——RSV 的癌基因是从其宿主中偷来的。"于是我们想,这神秘的部分一定是埃布尔森病毒从小鼠基因组中偷来的。"戈夫说。

戈夫和同事分离出了埃布尔森病毒基因组的独特部分。这分离出的片段可被用作探针,在正常小鼠的基因组中寻找它所对应的基因。如果设想正确,这额外的部分的确是埃布尔森病毒从小鼠基因组中偷来的,那么这探针就能在小鼠基因组中找到它的原始版本。

结果惊人:小鼠的确具有这个基因,现在被称为 *abl* 基因,是"埃布尔森"的缩写。但是小鼠基因组里的正常 *abl*——也即原癌基因——尺寸要比埃布尔森病毒的 *abl* 要大得多。病毒所包含的是压缩版本的 *abl* 基因。原癌基因中不直接编码蛋白质产物的那部分被病毒省略了。巧的是,病毒从小鼠基因组中攫取的部分,正好

是 *abl* 基因最关键的那部分。戈夫觉得这很说得通，因为病毒基因组寸土寸金，无法容纳太多的信息。"对于逆转录病毒来说，宿主的大多数基因都太大了，"戈夫说："于是逆转录病毒仅仅携带最关键的信息。"

而且，他们已经知道最关键的信息是什么。欧文·威特已经发现，*abl* 癌基因编码的是蛋白激酶。

现已清楚病毒是怎样获得癌基因信息的。当赫布·埃布尔森把能导致 T 细胞白血病的莫洛尼病毒注射进移除胸腺的小鼠时，病毒很巧地从小鼠那里偷取了一部分基因。被偷取的 *abl* 基因很巧的是个原癌基因，当它整合进病毒基因组后，就变成了马力全开的致命癌基因。当这种新组合而成的埃布尔森病毒感染小鼠时，就会引发潜伏期极短的 B 细胞白血病。这就是毕晓普和瓦穆斯描述过的"癌基因捕获"。而现在，癌基因如何致癌的机制也已被揭晓。*abl* 基因编码的是个蛋白激酶，它能激活细胞内信号，启动一系列生杀予夺的生化反应。并且，*abl* 还不是随便哪种蛋白激酶，而是一个少见的酪氨酸激酶。

就在戈夫试图分离出癌基因，并在小鼠中找到对应的原癌基因的时候，威特接受了加州大学洛杉矶分校（University of California-Los Angeles, UCLA）的职位，告别了新英格兰州的冬季，走向了加利福尼亚州的艳阳天，他在那里继续从事关于 Gag-Abl 激酶的研究。威特利用埃布尔森病毒的基因组，制造了一些不含有 *abl* 基因的突变体，这些突变体在小鼠中都无法诱发癌症，这些实验进一步证明，让小鼠患癌的主要是 *abl* 激酶部分。

然后，在 1983 年某个深夜，已经有自己的实验室的威特接到了学生的电话，报告说观察到了奇怪的现象。那个学生做的是抗体的实验，类似于当初威特用抗体钓出 Gag 蛋白质，并且顺势钓出了附于其上的 Abl 那种。那时威特已经制造出了能专门识别 Gag-Abl 的抗体。这个学生的实验是将这抗体添加到不同的细胞中观察反应。如果抗体在细胞中有反应，那么细胞中要么有 Gag，要么有 Abl，要么有 Gag-Abl 复合体。

在那晚，该学生注意到在一组细胞中有种非常庞大的蛋白质跟抗体产生了强烈的反应。就像威特当初看到的 Gag 抗体在埃布尔森感染细胞中的反应一样，这 Abl 抗体直接奔向这个庞大蛋白质，将其识别为外源侵入者，并开始猛烈攻击它。

这种迅速的反应让该学生大吃一惊。因为他知道这些细胞并不是来自埃布尔森病毒感染过的小鼠。这是什么细胞？来源于什么物种？Gag-Abl 的抗体是针对小鼠肿瘤开发的，为什么它在其他细胞中也会出现这么强烈的反应？

学生和威特查询了细胞的来源，发现它们来自于一名 CML 患者。这大大出乎他们的意料。酪氨酸激酶还从未在人类肿瘤研究中登场过。事实上，基因突变导致人类癌症这个说法，那时还不存在。

有个想法在威特心中渐渐成型。为什么针对 Gag-Abl 激酶的抗体会在人类 CML 细胞中有强烈反应？威特换了一种问法。Gag-Abl 是一种突变基因编码的突变型蛋白质，能引发 B 细胞白血病，其本身是 NIH 实验室的妙手偶得。Gag-Abl 和人类 CML 之间怎么能挂上钩？癌基因研究那时候还没有在人类肿瘤中开疆辟土。威特听说过费城染色体，但是这种染色体异常会跟 abl 基因有关的想法，看起来有点不着边。这个联系是如此的草蛇灰线，威特自己都没意识到潜意识在将两者牵线搭桥。

威特知道这里的重点是 abl。戈夫的克隆实验证明了这个基因是区分莫洛尼和埃布尔森病毒的关键。莫洛尼病毒从小鼠基因组中获取 abl 之后就变成了埃布尔森病毒。abl 在成为病毒基因组的一部分后就有了致癌性，能引发小鼠的 B 细胞白血病。

于是威特开始思索，在人类的 CML 细胞中是否也有 ABL 蛋白激酶呢？如果有的话，是否它就是学生致电报告的让 Gag-Abl 抗体产生反应的对象呢？

ABL 有没有在人类 CML 中出手？

12

拼出染色体易位

　　威特和他日渐壮大的博士后团队争分夺秒地投入了对神秘CML蛋白质的研究。是哪个蛋白质在同 Gag-Abl 抗体反应？它是什么样的蛋白质？这蛋白质是否诱发了人类的 CML，就如埃布尔森病毒的 Gag-Abl 诱发 B 细胞白血病那样呢？

　　此时正有另一个不相关的研究在详细检查费城染色体。罗利在 1973 年发现的染色体易位现象并非无人关注，只是那些关注的人离罗利在芝加哥的实验室很远。多年以来，两位荷兰科学家——诺拉·海斯特坎普（Nora Heisterkamp）和约翰·格罗芬（John Groffen）——一直想要克隆染色体。他们并没特别执着于 CML，但他们也知道在肿瘤研究界"癌基因"这一概念越来越重要，于是想要添砖加瓦。

　　克隆技术的进展，让普罗大众对其又爱又怕。许多国家政府限制了重组 DNA（即克隆技术）的应用，担忧实验室里会创造出恶果。从他们的角度看，克隆技术就是个不可避免的隐患，导致生化灾害只是个时间的问题。它可能制造出更危险的新病毒，也可能创造出奇禽怪兽，还可能带来其他只有想不到没有做不到的非自然灾害。但同时，克隆技术也可以用来研究人类疾病，这个好处极端诱人。

　　那时候，人们发现越来越多的疾病都跟基因异常有关。比如血友病就已被发现跟 X 染色体上的变异有关。这种遗传性疾病导致凝血功能障碍,以及影响男性发育的克氏综合征。X 染色体是两条性染色体其中之一。1959 年发现唐氏综合征(即三体综合征)患者身怀一条额外的 21 号染色体,更增添了人们对基因和疾病之间关系的兴趣,也让刚出现的细胞遗传学领域前景光明。1970 年,人们发现黑蒙性家族痴呆症这种在犹太人族群里很常见的一种遗传病,跟 15 号染色体的突变有关。

利用重组技术克隆一部分 DNA,能让遗传学家更深入研究基因和疾病的已知联系,发掘更多的未知联系。虽然针对这些基因缺陷的治疗手段——也即在 21 世纪领军的个性化医疗——还仅仅存在于研究者的设想中,但是研究遗传学和人类健康及疾病的关系,是科学界众望所归的目标。在 1976 年,美国首次发布了使用重组 DNA 的指导纲领,将闸门推开了一小点。其他国家也逐步跟随。

1978 年,格罗芬去英国学习克隆技术,他师从一名去国离乡的荷兰遗传学家,这位科学家出国是因为荷兰还未批准使用 DNA 重组技术。最后,格罗芬和实验室同事,博士后海斯特坎普在美国国立癌症研究所找到了职位。格罗芬的任务是创造一个基因文库,确定这些基因在人类基因组中的具体位置。巴尔的摩实验室的成果是在小鼠中做出的,但这时候的遗传学家已经知道,小鼠的基因几乎一定在人类中有对应。格罗芬读过巴尔的摩实验室关于 *abl* 癌基因的论文,于是他很想知道正常的 *abl* 基因在人类基因组中的对应位置。

效仿毕晓普和瓦穆斯在重组 DNA 技术出现之前研究 *src* 时采用的烦琐技术,格罗芬制作了一个 *abl* 探针,也即只包含这个基因的 DNA 单链。探针在手,他就能在人类基因组中进行杂交试验,寻找它对应序列的位置。巴尔的摩实验室发现了埃布尔森病毒能致癌是因为融合基因 *gag-abl*,也找到了这个融合基因编码的融合蛋白激酶 Gag-Abl。UCLA 的欧文·威特在人类 CML 细胞中找到的蛋白质似乎也是这种融合蛋白质。*gag* 基因是病毒专有的,但 *abl* 则是源自小鼠的基因,人类基因组中很有可能存有对应的版本。但人类染色体那么长,这个对应基因是在哪儿?这项工程花了格罗芬好几个月,最后在 1982 年 6 月,他找到了答案。*abl* 基因在人类

基因组中的对应 *ABL* 位于 9 号染色体上。

在一个夏夜,海斯特坎普和格罗芬陪同另一名访美的荷兰学者把酒言欢,闲谈中他们开始思考 *ABL* 和 CML 之间有无联系。毕竟众所周知,费城染色体的易位就发生在 9 号染色体上。诺埃尔和亨格福德最初发现了那个尺寸短小的异常版本 22 号染色体,珍妮特·罗利继而发现原因是 22 号染色体与 9 号染色体发生了遗传物质交换。95％以上的 CML 患者都身怀这个遗传突变。*ABL* 会跟这个易位有关吗?这仅仅是说着玩。每个染色体都包含成百上千的基因,*ABL* 正好处于易位部分的机会不大。但是当他们尽兴而散时,这念头却在心中扎了根。

巧的是,这个访美学者有个兄弟是遗传学家,他正接手了一个项目,要克隆费城染色体的断裂点,即 9 号染色体和 22 号染色体交换之前产生断裂的确切位置。于是,海斯特坎普和格罗芬把他们的 *abl* 探针寄给了那个访问学者的兄弟,他人在荷兰,名叫杰勒德·格罗斯瓦德(Gerard Grosveld)。有了这探针,格罗斯瓦德就可以在变异的费城染色体上查找 *ABL*。

他将探针加到 CML 患者的细胞中,很快就检测到了对应的基因。但是跟海斯特坎普和格罗芬在正常细胞中观测到的不同,患者细胞中的 *ABL* 只存在于 9 号染色体的其中一条上。所有染色体都是成双成对的,其中一条来自父亲,另一条来自母亲。CML 患者样品里有一条 9 号染色体不含有 *ABL*。虽然有一点残留,但大部分都消失了。那消失的部分出现在 22 号染色体上。这个发现的重要性不言而喻:格罗斯瓦德知道费城染色体的易位包含两条染色体,一条是 9 号,另一条正是 22 号。海斯特坎普和格罗芬的直觉很准:*ABL* 恰恰就在 9 号染色体和 22 号染色体易位交换的那部分中。

海斯特坎普和格罗芬于是着手研究 22 号染色体,想弄明白到底怎么回事。当 *ABL* 搬家到 22 号染色体时,变成了哪个基因的新邻居?它们会睦邻合作出什么新蛋白质?人们已知,当两个基因因为突变合二为一时,它们的蛋白质产物也可能合并成一个;威特发现的 Gag-Abl 激酶即是两种不同蛋白质的合体,暗示着两个不同基因的融合。因此,检查一下 *ABL* 的新邻居是顺理成章的事。

在 1984 年,他们在 22 号染色体上找到了断裂点,从此处断开的末端与 9 号染色体结合在一起。如果把染色体看成有一英里长,那么他们找到的区域精确到断裂频发的那几英寸。在他们研究的 19 个 CML 患者中,有 17 个都在 22 号染色体的这个位置有断点。检视一个接一个的患者,断裂都发生在几乎完全一样的位置。他们把这个位置称为"断裂点簇集区"(breakpoint cluster region,bcr)。在解析这段序列时,海斯特坎普和格罗芬发现 BCR 是个独特的基因。这段绵长卷曲的 DNA 链中包含着编码启动子和终止子的碱基对,意味着之间有个基因存在。但是 BCR 基因有何功能,他们并无头绪。

第三位研究者在此时登场。伊莱·坎南尼(Eli Canaani)正在以色列研究 CML 患者的 ABL 蛋白质产物——用遗传学的话说,就是 ABL 怎样在细胞中表达。就如其他一呼百应的科研课题一样,abl 基因和 Abl 激酶的研究也在全球呈现燎原之势,有许多实验室受到发表的实验结果启迪,都磨刀霍霍准备加入战场。每个实验室都想做出下一个惊天发现,形势促成竞争,也催生了结果。

坎南尼想知道的是,与正常细胞相比,CML 患者细胞的 ABL 基因制造的 RNA 有没有不同。健康人群的原癌 ABL 基因和 CML 人群中的 ABL 基因所制造的蛋白质产物有区别吗?

答案是肯定的。坎南尼发现这种 RNA,在不含费城染色体的正常细胞中找不到,但在 CML 细胞中,这种 RNA 量极大。这是 ABL 直接跟 CML 有关的第三个关键性证据。

突然之间,关于 ABL 的故事有了生命,仿若它从量变到质变,自身产生了引力。一个接一个的发现接踵摩肩地出现。1984 年,威特研究组报道,他的学生在 CML 细胞中观察到的那个被抗体攻击的庞大蛋白质是 Abl 激酶的一种突变型。他们测量了突变蛋白质的重量,发现它比正常 Abl 激酶重很多,暗示有另外的物质附着其上。

这几乎重演了当年威特在埃布尔森病毒感染小鼠中的发现。他用 Gag 抗体从那些小鼠细胞中提纯蛋白质时,曾发现 Gag 蛋白质有些附着物,那些附着物即是 abl 基因的产物 Abl 蛋白质。结合在一起的 Gag 和 Abl 蛋白质即是威特所称的 Gag-Abl 超重蛋白质。现在他发现，在 CML 细胞中，酪氨酸激酶 ABL 又跟另一种蛋白质结合在一起，就像在小鼠细胞中那样。但威特此时还不知道和 ABL 蛋白质结合的蛋白质是什么。

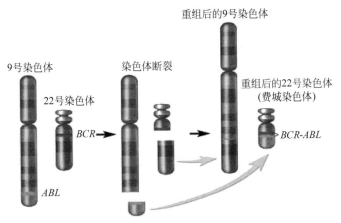

插图 10：在费城染色体的易位中，通常处在 9 号染色体上的 ABL 基因转移到在 22 号染色体上的 BCR 基因附近，因此产生了融合的突变基因 BCR-ABL。这两个基因的融合，也即费城染色体的定义性特征，能导致 CML。

几乎在同时，海斯特坎普和格罗芬完成了对 9 号染色体的分析。他们知道有部分 ABL 基因转移到了 22 号染色体。他们鉴定出了断裂发生的区域，那区域中包含一个被命名为 BCR 的未知基因。现在他们进一步证明，22 号染色体上的 BCR 基因断裂部位紧贴着来自 9 号染色体的部分 ABL 基因。在有费城染色体的 CML 细胞中，ABL 和 BCR 融合在一起。这两个毫不相干的基因因为染色体易位的原因，合二为一变成了 BCR-ABL 基因。

他们心知这个变化一定跟 ABL 致癌有关。CML 细胞和正常细胞的区别，就在于 ABL 和 BCR 基因是否连在一起。在正常细胞中，ABL 和 BCR 是分开处于不同染色体上的，而在 CML 细胞中，它们天涯变比邻。这种变动，将本来无害的 ABL 变成了一个癌基因。在正常细胞中，ABL 基因只编码正常的 ABL 激酶，而 BCR-

ABL 编码的融合激酶却能导致 CML。这个新的融合蛋白质一定就是 CML 的元凶。

最终还有一个问题：BCR-ABL 是怎么致癌的呢？众所周知，它是种酪氨酸激酶。而通过邓迪大学科恩实验室和其他人的研究，人们知道激酶能启动细胞事件，它从 ATP 上攫取磷酸根，将其转移到控制相关事件信号通路的蛋白质上，达到制造血细胞等目的。如果将 BCR-ABL 也计入考虑，酪氨酸激酶看似与很多癌症有关，这让很多研究者开始猜测，酪氨酸激酶失调或是在所有肿瘤发生中都通用的机制。但是癌细胞相比于正常细胞，其中的酪氨酸激酶有什么不同？

接下来的一批研究阐明了其中的奥妙。主要发现来自于白血病细胞系 K562。这些细胞是从处于疾病急性变期 CML 患者身上提取的，专用于实验室研究。1984 年，威特实验室报道，那些细胞中有种激酶是处于持续激活状态。换句话说，正常的激酶本来只在恰当的时候将适量的磷酸根从 ATP 转移到目标蛋白质上，而这种激酶是持续不停地给目标蛋白质传递磷酸根信号。两年后，巴尔的摩实验室发现，那持续激活的激酶正是由 CML 细胞中 *BCR-ABL* 基因所编码的蛋白质。这个发现将结论板上钉钉：是 BCR-ABL 融合蛋白质这个酪氨酸激酶的失调导致了 CML。它永不休止地开启着那些负责制造白血细胞的蛋白质。用科学术语来说，这个激酶被持续激活。用更直接的话说，BCR-ABL 酪氨酸激酶失控了。

13

"那个词就是癌基因"

谜底终于揭晓了。在过去25年间,由诺埃尔、亨格福德、埃布尔森、罗利、埃里克森、亨特、卢森堡、威特、戈夫、海斯特坎普、格罗芬、格罗斯瓦德、坎南尼以及诸多其他科学家做出的研究成果终于汇总。这些研究者之间有的有交往,但大多数并不熟识,因为年代差异、地理分割,以及未意识到彼此之间研究的联系。没人能想到,他们各自的研究,会如涓流入海,最终汇成汪洋。

费城染色体是由染色体易位造成的部分 *BCR* 和部分 *ABL* 的融合。这个融合基因编码一个新的融合蛋白质。正常 *ABL* 基因编码一个普通的酪氨酸激酶,融合基因编码的则是一个高度活跃的酪氨酸激酶。*BCR* 基因残留的那部分,将 ABL 激酶变成了持续无休的"开启"状态。在那种异常开启状态下,ABL 会不停地将蛋白质磷酸化,持续不断地从 ATP 上攫取磷酸根,并将其添加到白血细胞中蛋白质的磷酸根钥匙挂上。这种不间断的磷酸化激发一种信号通路,造成过量制造这类细胞。添加的这部分 *BCR* 基因——仅仅是一小段 DNA 序列——将温和的 ABL 激酶变成了杀戮机器。

事态进展简直如有神助。赫布·埃布尔森的实验发现了那种自发形成的病毒。如果今日再在无胸腺小鼠中重复当年的实验,那种病毒不一定会出现。("后来我们讨论过重复整个实验,但一直没工夫,"埃布尔森说:"做生物实验时运气很重要。")在 MIT,巴尔的摩实验室发现,病毒吞噬的原癌基因整合进病毒基因组后,成为能在小鼠中导致白血病的癌基因。那种理解建立在 UCSF 的毕晓普和瓦穆斯的理论上,他们发现了 src 癌基因的细胞源头。而毕晓普和瓦穆斯的成果继往开来,建立在佩顿·劳斯在 1912 年发现的鸡病毒之上,也直接启发了埃布尔森病毒的研究。然后,威特发现了 abl 基因编码的致癌蛋白质是种酪氨酸激酶,他的思路继承了雷·埃里克森与马克·科利特的科研成果,他们发现 Src 是种蛋白激酶,同时还贯通了托尼·亨特的成就,他发现 Src 激酶磷酸化的氨基酸是之前曾被忽视的酪氨酸。

让埃布尔森病毒致癌的罪魁,竟然也是人类白血病里的祸首,这个发现让当时最资深的研究者都始料未及。威特当年在埃布尔森病毒感染的小鼠细胞中找到的融合基因与蛋白质,竟然在人类 CML 细胞中有着类似存在,这委实出人意料。然后海斯特坎普和格罗芬又发现,人类的 ABL 原本存在于 9 号染色体,易位到 22 号染色体上后成为费城染色体——这整个故事发展实在是无巧不成书。

最初对 src 癌基因起源的研究以及对其蛋白质产物的分析,是想找到病毒致癌的机制。本来这些研究的方向跟费城染色体和埃布尔森病毒是泾渭分明。但逐渐地,它们交织成不可分割的整体。

重组 DNA 和染色体条带技术在恰好的时机登场。赫布·埃布尔森的工作地点恰好在巴尔的摩的实验室楼上。威特、卢森堡和戈夫身怀恰好的技术,在恰好的时机加入了实验室。而研究成果,都是精心设计执行,经得起检验。

费城染色体引发 CML 这个故事的情节发展,就犹如上百个画家同时着笔,在画布上你先我后地画了 25 年,驱动他们的是好奇心,以及时不时地想要将自己的工作应用于人类癌症诊疗的心愿。作画时,他们并无蓝图成竹在胸可以参考,他们甚至没有意识到是在同一张画布上挥笔。但他们的确是在共襄盛举,造就了一副科学的传世之作。

1984 年 8 月,那位曾在邓迪大学里着迷于激酶的尼克·莱登,正在达地利享受夏日时光，达地利是法国南部离里昂不远的小城。他在 1982 年离开邓迪大学去巴黎，为医药企业先灵葆雅公司工作，该厂最近刚在达地利这个宁静小城里新建了一个实验室。在午休期间，莱登翻阅着最新一期《科学美国人》，读到一篇托尼·亨特的文章《癌基因的蛋白质》。在那篇文章中，那位首次发现酪氨酸蛋白激酶的科学家亨特，描述了迄今为止所知的关于激酶的一切。一次又一次地，人们发现原癌基因编码的总是蛋白激酶，而且随着基因从正常到突变，它编码的蛋白激酶也从健康状态转变成致癌状态。基因的变化让它编码的蛋白激酶也随之变化，持续不断地磷酸化目标蛋白质，从而永无休止地给细胞发出增殖的信号。就如威特和其他人曾怀疑过那样，激酶失调的确是癌症转化中常见的机制。

要确定变异 BCR-ABL 激酶是 CML 的充分必要条件，还需要有一个最终证据。有了这个证据才能把关联性确立为事实。在此之前的所有实验，都只能说明 BCR-ABL 和 CML 之间存在着关联性。必须要证明仅仅只靠这个变异蛋白质，不需其他因素就能导致癌症。如果成立，那么这个变异的激酶才能称为是 CML 的成因。

但对于莱登来说，这个最终证据只是个形式，就算在他追逐新目标的路途上姗姗来迟也没关系。1984 年，科学界已经积累起大量证据，让他接受了蛋白激酶在 CML 中起作用的观念。所有这些证据再加上亨特在《科学美国人》杂志上的撰文，更让莱登坚信激酶是癌症形成和发展中的驱动性因子，并且是通用机制。这个激酶曾在他做博士后时激起他的强烈兴趣，它是人类发现的首个癌基因的蛋白质产物，跟目前了解的每个癌基因都几乎有关联，这些因素驱动着莱登去完成一个目标：去创造一种能阻断激酶信号的药物，从而遏止肿瘤的生长。

差不多也在那时候，按他自己的话说，布莱恩·德鲁克正处于他的"塑料时刻"，指的是电影《毕业生》那个著名镜头，家人对达斯汀·霍夫曼的角色说，他的职业前途在塑料行业里。德鲁克以顶尖成绩从医学院毕业后，去圣路易斯市的华盛顿大学巴恩斯医院（Washington University Barnes Hospital）做住院医生，该处训练课程的繁忙程度举国皆知。那时候，住院医生还没有工作时间上限规定,德鲁克每周都要工作上百小时,而且还有几晚要值班候召。这是另一个试炼场,在这个试炼场中,接待患者的数目被看成荣誉勋章,而寻求帮助则被看成是种软弱。根本没有闲暇时间。德鲁克新交到的朋友包括劳伦斯·皮罗(Lawrence Piro),他后来成了美国演员法拉·福塞特(Farrah Fawcett)的肿瘤医生,以及布莱恩·科比尔卡(Brian Kobilka),他后来摘取了2012年诺贝尔化学奖桂冠,这群人常常在结束工作后凑零钱买比萨饼吃,因为没时间去银行取钱。

但是德鲁克有个优势:他对癌症有难以释怀的兴趣。他在医学院时已经习惯将自己置于艰难的轮班中,这经历让他较为适应这种压力巨大的新环境。"我很习惯照顾最重病的患者。"他后来回忆道。德鲁克也因此大放异彩,成了为人们解决疑问的人,也加了更多的班。"我喜欢照顾患者。"他说。

就是在那时期,德鲁克首次接触到了骨髓移植疗法,这是种危险的手术,但也是长久以来CML唯一可选的治疗手段。在那时,在大剂量化疗之后进行骨髓移植,是那些已发生转移的晚期癌症,包括结肠癌、皮肤癌、乳腺癌等的治疗手段。"在那个年代,该疗法基本上是通往终点的单程票,"德鲁克说:"问题是,患者已经垂危,你是要给他们更多苦受,还是干脆放弃治疗,什么也不做看着他们死?"要做骨髓移植,首先要将骨髓从患者体内移出,接着患者要接受化疗,然后骨髓再被重新输入患者。但常发生的是,在骨髓能恢复之前患者就要住进ICU(重症加强护理病房,intensive care unit,ICU)接受重症监护。"进了ICU的患者几乎就没有再出来的,"德鲁克说,"这种治疗手段很让人灰心。"

如果说这种恐惧感对德鲁克的医学之路有什么影响的话,那么就是强化。在班次结束后,德鲁克还会在患者床侧长坐,亲自给患者上药,而不是将已经很痛苦的患者交给不熟悉的人接手。他在巴恩斯医院目睹了史上首个患者接受人胰岛素治疗,那是糖尿病治疗的大突破。在人工合成人胰岛素之前,糖尿病患者仅有牛和猪胰岛素可用,但有的患者对牛和猪胰岛素过敏。德鲁克第一次目睹垂死边缘的患者被现代科学的产物拯救。

在三年训练结束之际，德鲁克要选一个专精项目，对于这个抉择，他已经抗拒了十多年。无法继续抗拒对癌症研究的兴趣，他鼓起勇气表达了自己的愿望。

"我想做癌症专科。"他对届时华盛顿大学医学院的主席戴维·基普尼斯（David Kipnis）说。

"我只跟你说一个词。你听好了，"德鲁克记得基普尼斯这么回答，他也在引用《毕业生》里出现过的对白，"那个词就是癌基因。"

住院医生的生活犹如离群索居，德鲁克并不清楚癌症研究界正在发生什么样的变化。他从未听说过费城染色体，也不知道什么是埃布尔森病毒，BCR-ABL 酪氨酸激酶，或者过去 20 年中出现的新研究成果。"我只知道我很缺乏睡眠，但我尽力把患者照顾好。"德鲁克后来说。但是他听从了基普尼斯的建议。"他知道癌症研究的趋势走向。这将是个新发现层出不穷的领域，我需要多加些关注，"德鲁克说："后来我发现，他说得对极了。"

虽然住院医生的工作极端繁忙，德鲁克从没淡忘自己对实验室研究的兴趣。所以当他要决定如何实现自己对癌症诊疗的兴趣时，有了基普尼斯直言不讳的指点，德鲁克知道下一步该去哪里：位于麻省波士顿的丹娜法伯癌症研究所（Dana-Farber Cancer Institute）。对于一个想要进行实验研究，但又不想放弃治疗患者的研究型医生来说，丹娜法伯是最佳选择。他的专科医生训练在 1984 年开始。德鲁克到达波士顿的时候，莱登正好读到《科学美国人》上托尼·亨特介绍蛋白激酶在肿瘤中角色的文章，不久之后，这两人就将相遇。

第二部分

理性设计药物

1983—1998

❖

虽然逻辑和证据已经成为现代医学的支柱，但癌症治疗依然是通过试错来碰运气的过程。药物并不是针对恶性肿瘤的成因设计的，也没有办法制造出这样的药物。

随着费城染色体的发现，每个确诊为 CML 的患者血液都会接受常规检测寻找基因异常。但这些信息对于 CML 患者的诊疗和生存没什么意义。没人知道为什么几乎每个 CML 患者都有费城染色体。即使了解遗传突变与癌症之间的联系，这些科学知识与携带异常基因的患者也没有发生直接关系。

14

先成为医生，再成为科学家

当布莱恩·德鲁克在 1983 年加入丹娜法伯癌症研究所时，他已身经千锤百炼，拿到了行医执照，通过了内科医师的训练。但当他回望时，看到的是低调的足迹。虽然成绩一直优秀，内敛的性格让他不像其他资优生那样踌躇满志，坐在教室前排抢着发言，他也不擅长人际关系。（曾有医学院的面试官问他梦想获得什么科学奖赏，他回答了一个实际的奖励，而通常的回答是"这份工作就是我最好的奖赏"，他根本没想到这点）。这种性格加上他对医学志向缄口不言的态度，让他没有吸引太多注意。

迈出每步时，德鲁克都注意不行差踏错，努力搞清楚所处的次序等级。他会在医学院里冒尖吗？他能跻身于巴恩斯医院的最好医生之列吗？他从不在意自己的志向和兴趣与同事不一致。但是德鲁克对自己的头脑有自信，多少也希望凭借头脑立下威名，毕竟，在学术界取得成功是父母从小对他的期望。在住院医生训练结束之时，他证明了自己是个出色的医生。德鲁克是少数愿意接受最难治患者的医生之一。不仅医学知识渊博，柔和的个性也让他成为病床前一个平静而令人安心的存在。但现在他是在丹娜法伯癌症研究所，周遭的医生是从哈佛大学一路升上来的。那许久不见的不自信又开始浮现。

在德鲁克专科训练的第一年里，研究所给他分配了大约 80 个患者，跟在巴恩斯医院时不同，现在没有资深的住院医生照看提点。虽然以前也照顾过一些癌症患者，他其实并没有太多癌症专科方面的训练。虽是自己的决定，他却不知如何入手治疗这些患者。但是独立撑着不寻求帮助是医学训练根深蒂固的陋习，他厌恶展示软弱。"我是要承认有很多不懂的地方，还是要承认我快被淹没了？"德鲁克回想第一年的精神状态时说。

癌症是个高效良师。一个资深同事坚持要德鲁克需要时就找人帮忙，但也补充说，3个月后他就会对这些治疗手段熟悉到不再需要任何帮助。"这话真对。"德鲁克说。他如饥似渴地阅读关于癌症药物的文献，学习用什么方法来评估某种疗法是否起效，以及如何诊断各种不同的肿瘤。他诊治的患者范围极广，从丹娜法伯的理事会成员到贫民区瘾君子都有。

然后他接收了约翰·布利特(John Bullitt)，这位曾在哈佛大学教英文，是多年的重度吸烟者，他被确诊有肺癌。这个冷淡生硬的教授一下子就喜欢上了德鲁克。在他向布利特讲解诊疗方案的那天，有个在乳腺癌治疗领域闻名遐迩的会诊医生也在场，专科训练医生在第一年需要有资深会诊医生在诊断书上共同签字。这个会诊医生很自大，他自命不凡地向布利特做了自我介绍，三言两语地谈了谈他完全不了解的治疗计划，然后就走掉了。布利特看穿了他的敷衍。门刚刚合上，他就转身对德鲁克说："这人就会胡扯。"布利特看得出来，德鲁克才是这里做实事的医生，他不需要另一个纯属充场面的。在那个时刻，德鲁克终于能认可自己的医生身份。"没问题的，我是医生，"德鲁克回忆当时："我将成为一个肿瘤科医生。"如果只看医学执照的话，德鲁克早就是个医生了，但如果按内心认可算，他那时才开始真正成为医生。

那年还有更多的挑战等着德鲁克。如果他要成为货真价实的肿瘤科医生，那么就要习惯面对死亡。他的大部分患者都会死，就算不是死在诊治期间，也会死在不远的将来。那时候癌症是少有生还者的绝症。于是他学会了不期望太高，如果能给患者延长几个月生命，让他们逝前比较舒适，就已经是很好的结果了。他也学会接受患者都会死的结果，除非他们患的是霍奇金淋巴瘤或者睾丸癌，那是当时唯一能治愈的癌症。"你必须直面那个事实，你必须保护自己一点。"德鲁克说。他学会了怎样跟垂危患者的家属交谈，特别是在收到一封患者家属给丹娜法伯措辞严峻的信之后，家属写信是因为德鲁克同意了那个晚期患者的要求，不再进行进一步治疗。他也继承了丹娜法伯的传统，给在治疗期间去世患者的家属写信，他甚至还参加了那些最亲密患者的葬礼。丹娜法伯的设定是让专科训练的医生在第一年结束后进实验室，同时继续治疗40来个患者。当第二年结束时，德鲁克的患者只有5个存活，到了第三年，只剩一两个。每个患者都被癌症带走。

到了1985年，虽然日程依然挤满了患者的看诊安排，德鲁克需要为来年选择实验室了。"本性难移，我毫无头绪。"德鲁克说。他铭记着戴维·基普尼斯的建议，决定研究癌基因，但不知道哪个实验室能让他做这方面的研究。他从一个朋友那里听说到汤姆·罗伯茨（Tom Roberts）正在研究癌基因，罗伯茨是丹娜法伯一个崭露头角的年轻医生。"于是我就去跟汤姆谈了谈，"德鲁克说，"但他说的东西我都听不懂。"

他说的自然就是实验室研究的术语。罗伯茨是有博士学位的科学家，一直在实验室做研究，和德鲁克的经历不同。多年以前，德鲁克的实验室经历让他在医学院申请时脱颖而出。现在，他再次另辟蹊径，通过医学院回到了实验室。当德鲁克问罗伯茨能不能进他的实验室做研究的时候，罗伯茨有点拿不定主意。他的回答是"我从没招过肿瘤专科医生做研究"，强调了临床医学和基础研究之间的鸿沟，这鸿沟直到最近才有消融的迹象。德鲁克坚持说自己能拉到研究基金，不会花罗伯茨的经费，于是他同意了。

从那时起，德鲁克一头扎进了最基础的研究。他已经是个有行医执照的内科医生，完成了紧张的癌症专科训练，却对实验室研究知之甚少。他艰难地阅读着最新的癌基因研究文献。每天他都被看似懂得更多的同事围绕着，更让他觉得无从下手。跟这个处境比起来，照料垂死的肺癌患者似乎还要容易一些。

平心而论，从毕晓普和瓦穆斯报道*src*癌基因的细胞起源以来，癌基因领域已经变得深奥复杂。他们的发现在癌症研究史上依旧是个地标。但现在，癌基因研究已经有了自己的生命，不再是致癌病毒研究的衍生旁支。在 20 世纪 70 年代晚期到 80 年代早期，有多个研究者分别独立报道了在肿瘤细胞中发现的基因，从肿瘤细胞中提出来后，依然能在组织培养时把正常细胞转化为癌细胞。这些研究者包括著名的癌症研究者罗伯特·温伯格（Robert Weinberg），他的实验室跟戴维·巴尔的摩在 MIT 的实验室同一层楼，以及冷泉港实验室（Cold Spring Laboratory）的迈克尔·威格勒（Michael Wigler），还有 NCI 的马里安诺·巴尔巴西德（Mariano Barbacid）。他们研究的癌基因和那些从 RSV 以及埃布尔森病毒这类逆转录病毒中发现的癌基因无关，性质却惊人地相似。

在 1975 年以前，研究者未曾从遗传学角度研究癌症，因为研究手段还不能深入到细胞层面。从 1975 年到 1985 年，癌症图景的细节更加清晰起来。犹如从亨利·马蒂斯的野兽派宽阔笔刷变成乔治·修拉的点描派细腻笔触。随着温伯格等人发现原癌基因如何转化为癌基因——比如由致癌剂导致的突变——大众也开始从基因和遗传学角度来理解癌症。

曾经是癌症专科医生的德鲁克，到 20 世纪 80 年代中期变成了癌症科学家，他代表了这种转变，以及随之而来的殚精竭虑。他不光缺乏基础研究的技能，还缺乏该领域的基本知识。他不知道激酶是什么，不知道埃布尔森病毒，或者 *src*，或者染色体易位。"现在的癌症研究领域和分子生物学密不可分，"德鲁克说："但在当时史无前例。"

在 20 世纪 80 年代中期，有许多遗传学家认为从人类基因组中会发现大约上百个癌基因。而且德鲁克和其他人都听说，有致癌潜力的基因可能是高度保守的，也即是说它们已经存在了很长时间。高度保守的基因是指那些在多种不同物种中都存在的基因，这表明了它们在演化史中的重要性。就像一位主厨一直留着她上烹饪学校使用的第一把刀，并用它制造出各种复杂的菜肴那样；那把刀就是高度保守的。

德鲁克和内奥米·罗森堡以及赫布·埃布尔森不一样，后者对费城染色体的贡献是在高度自由的研究环境下做出的，德鲁克与他们正好相反。他进实验室时茫然无绪，需要接手一个方向明确的课题来练练手。罗伯茨于是让他研究多瘤病毒，这种病毒能在啮齿类动物中致癌。托尼·亨特当年就是从这种病毒入手，发现了酪氨酸这种罕见的氨基酸是一些激酶的目标。罗伯茨想要德鲁克去分析从病毒感染到肿瘤形成之间发生的事件。

对于对癌基因感兴趣的科学家来说，多瘤病毒比起其他致癌病毒有个巨大的优势。毕晓普和瓦穆斯当年揭示了 *src* 的来源不是病毒，而是健康的哺乳动物细胞本身。*src* 那个编码变异激酶的癌基因版本，和在健康哺乳动物细胞中的那个原癌基因版本，之间只有细微的不同。这种差异太微妙，让当时的一些生化实验技术都无用武之地，因为研究者无法确定自己在研究的到底是癌基因版还是原癌基因版，难度就像是要分辨初次见面的孪生子谁是谁那样。但多瘤病毒里的癌基因，没有相对应的原癌基因版本，它是个独生子，所以生化试验技术大有可为。

德鲁克在没有一个清晰目标的状态下挽袖子上阵。那时候的肿瘤研究界并不太关注研究跟人类癌症的联系。"没人关注小鼠的肿瘤，"德鲁克说，"没人谈论将这些结果用于临床的可行性。"在今时今日，"从实验台到病床边"以及"转化医学研究"这些说法暗示了科学家工作的压力，要将成果最终转化为能触摸的好处，将微观发现跟宏大的世间苦难直接联系起来。但在那时候，实验室和医院泾渭分明，科学家和医生也不觉得彼此是面对相同敌人的战友。德鲁克这样的临床研究者进实验室做研究，有些人就觉得他还不如不来，这种态度也不全然是偏见。"之前有人进实验室做研究，但没做出什么成果，"德鲁克说，"实验室就像是个巨大的黑洞，人一进去就再也出不来了。"当德鲁克开始摆弄身边的显微镜和试管时，免不了自问是不是也在步向黑洞。

他的任务是阐明多瘤病毒把细胞转变成癌细胞时启动的信号转导通路。他需要把病毒中上百的氨基酸划分成 50 个氨基酸以下的小片段，再逐一研究哪个小片段包含了致癌的秘密。如果他把这 10 个氨基酸突变掉，肿瘤还会发生吗？类似菲利普·科恩爵士在邓迪大学做的关于胰岛素的先锋性工作那样，德鲁克试图拼凑出激酶开启的信号传递途径，这途径就像接力赛，基因是发令枪，激酶是起跑者。罗伯茨和德鲁克想要分析清楚从起点到终点，接力棒的每一次经手。

这工作费时劳心，需要德鲁克制造大约 500 个氨基酸突变，每次只能突变一个。而这项研究的成果也寥寥无几。"这个课题让我熟练掌握了实验技术，"德鲁克说，"却没给我多少可以发表的数据结果。"他的收获更多是在个人层面。他花在研究课题上的 5 年多时间，让他了解何谓学术型实验研究者。他已经在行业资格和思维方式上都成了医生，现在他更成了一名科学家。

在他专科训练第二年的一个周末，德鲁克还在实验室工作，做些常规的准备工作，剪切粘贴基因，检查它们有没有正确连接。这类工作对他来说驾轻就熟，让他可以放空思维。但在这天，他开始自问进实验室到底是为了什么。当初他为什么要念医学院？为什么要在完成艰辛的住院医生训练后又泥足于基础研究的沼泽？他依然相信实验室工作会带领他到某处，但是他想念诊治患者的时光，担忧自己会对医疗变得生疏。"改天我要做些能实际帮助患者的实事，"德鲁克记得曾这么想，"但如果我手生了，还怎么能帮助患者呢？"

他不满情绪产生的时机刚刚好。离波士顿不远的艾尔市的纳修巴社区医院（Nashoba Community Hospital）正好有个职位空缺。这个职位是癌症临床专科的医学主管，每周只需一天接待患者。这个安排可算完美：德鲁克能够继续服务患者，但还有 6 天时间能在实验室工作（他没有想到要安排进一点休息时间）。

有个朦胧的目标开始在他心中成型。他知道自己对于接待患者的渴望是出于一个特定的目的。"当科学家做出新发现，我或许可以主导相应的临床试验，"他说，"我想要加入那类研究。"德鲁克是个好医生，却一次又一次地目睹癌症治疗的力有不及。现在，他首次明确了自己在完成医学院训练后进入实验室的原因，以及驱动他从实验室重返临床的动力：如果分子生物学研究能发现癌症是如何产生和发展的，那么他希望能出一份力，帮助把那些知识转化成能帮到患者的实际应用。

做出这个决定不久后，他做出了对癌症研究的第一个重大贡献。在 20 世纪 80 年代末，一位名为德博拉·莫里森（Deborah Morrison）的女性加入了罗伯茨实验室，她擅长制造单克隆抗体，跟欧文·威特在 10 年前带进巴尔的摩实验室的技能一样，能通过制造抗体来钓出想要的蛋白质。德鲁克知道，如果他想在某天建立自己的实验室，就需要了解怎样针对蛋白质制造抗体，于是他把握机会，跟这个新来的研究者学习技术。

学新技术最好的办法就是练习。因此，他打算利用小鼠，做一个针对磷酸化的酪氨酸的抗体。德鲁克知道，研究显示了酪氨酸磷酸化是引发癌症的通用机理。威特发现 BCR-ABL 这个导致 CML 的融合蛋白质是酪氨酸的磷酸激酶，但德鲁克所想的不止 CML。他只知道酪氨酸是目前癌症研究界的众目所瞩。

在 20 世纪 80 年代后期，他也曾听到一些传言，谈论开发能阻碍酪氨酸激酶信号传导的药物，来遏止癌症发展。如果癌症是由失调的酪氨酸激酶所导致的——至少在 BCR-ABL 中是如此——那么关掉激酶的信号能不能抑制癌症发展呢？那种理论觉得杀掉激酶也就杀掉了癌症。放眼环球，有些实验证明这个理论或许真的可行。

德鲁克知道，自己打算制造的抗体会成为极重要的研究工具，因为它能显示有多少酪氨酸被磷酸化了。针对磷酸化的酪氨酸的抗体会自动绑定到磷酸化酪氨酸上，就像抗体对待外源侵入者那样。这种识别以及结合，能将目标蛋白质从其他的蛋白质中分离出来，由此能被测量。如果某种药物能抑制酪氨酸激酶活性，那么在药物处理过的细胞中，磷酸化的酪氨酸会比未接受过药物处理的细胞要少。如果经由药物处理后，磷酸化酪氨酸程度的确降低了，那么说明这药物在起效——至少它能抑制蛋白激酶对目标进行磷酸化。从理论上说，那种抑制效果能从源头上遏止导致癌症发生的信号转导通路。如果那些制造白细胞的信号从来没有产生过，而不是持续不断地发送个不停，那么癌症根本不会发生。

在当时的德鲁克心里，那些前景还是模糊而遥远，他花了近两年的时间来制造抗体。本来只是想要学习制造抗体的技术，虽然的确学会了方法，但一直运气不佳，没有造出来合适的产物：他的每次尝试到最后都是失败。最终实验室将这任务外包给别人，不久后就得到了针对磷酸化酪氨酸的抗体，名为4G10。然后德鲁克将它继续培养克隆，纯化，并用于实验。他达到了首要目标，学会了怎么做抗体。"将来会有用的，"他那时想。后来这些经验的确让他如虎添翼，但却不是以他预料的方式。

他在做4G10课题期间还另有收获。在1988年，和他共课题的实验室同事把室友芭芭拉介绍给他。芭芭拉和德鲁克开始约会，并在两年后结为连理。

15

将一个蛋白质转化为药物靶点

在 20 世纪 80 年代初,德鲁克刚刚重返实验室,学习基本实验技能,培育在新环境的自信心,而那位曾在邓迪大学的菲利普·科恩实验室旁听了诸多关于蛋白激酶知识的尼克·莱登,已经在思考制造抑制致癌蛋白酶的药物的可能性。

而且他不是孤军奋战。他的老板亚历克斯·马特也有此意。马特在进入药物研究领域之前曾经有段短暂的临床经历。虽然以肿瘤专科医生的身份看护患者的时光不长,已经足够让他对当时的肿瘤治疗手段心生恐惧。"那是段令人震惊的经历。"马特说,曾有患者离世让他非常悲痛,那位患者是身患卵巢癌的年轻母亲,去世后留下三个孩子。他体会到的无力感也令他心烦。"我束手无策。"他说。于是马特决定离开临床医疗行业,进入医药工业界。去研发更好的药物,前景看起来要好过用疗效有限的方法治疗患者。

在 20 世纪 70 年代末,马特加入了罗氏医药集团。在那里,他听到同事谈及药物开发近来的新思路,包括激发免疫系统来消除癌症,或者利用维生素 A 衍生物诱导癌细胞衰老和死亡。马特在罗氏的研发工作略有所成,但对于严重的癌症,疗法并无太大进展。他向往的突破一直没有到来。

在罗氏工作了几年后,马特跳槽去了先灵葆雅公司,即莱登离开邓迪大学后的任职处,他去那里当癌症药物开发部门的主管。先灵葆雅刚刚收购了一种名叫干扰素的药物，它本是由人体自身合成的物质，现在能人工合成了。干扰素可以激活免疫系统，对于马特来说，这是他职业生涯中第一个令他激动的药物。在某些情况下，这种药物能消灭癌症。虽然干扰素并未如研究者所愿成为包治百病的万灵药，但它的确对几种癌症有效，包括皮肤癌、毛细胞白血病以及 CML。（干扰素最有用的场合是对付病毒感染，直到最近，它都是治疗丙肝病毒感染的标准手段。）

马特和莱登共事一两年后，先灵葆雅在法国南部乡村达地利新开了一处实验室。这个实验室里大约有 65 个人，专门研究干扰素以及其他的免疫刺激剂。公司任命马特为部门主管，莱登也一同随行。但在当时的法国，政局变动引起社会经济形势的变化，加上公司不久前收购了一个名为迪耐斯（Dinex）的公司，这个位于美国加州的公司专精于分子免疫学，让先灵葆雅对达地利实验室的投入降低。不久这个实验室就显得多余，只剩 20 名雇员。同时，马特对于扩增的母公司的官僚主义也越来越不满。他在巴黎、新泽西和圣迭戈等城市都有上级主管，经常要四处走动报道进展，哄他们高兴。最后形势紧张得一触即发。于是在 20 世纪 80 年代初，马特在不友好的状态下离开了公司。

他找到的新工作在汽巴-嘉基（Ciba-Geiby）公司，这是位于瑞士巴塞尔市，坐落在莱茵河畔的医药界巨擘。虽然在先灵葆雅的时候跟管理层搞得不甚愉快，在技术层面马特还是收获颇丰，产生了很多关于癌症药物的点子。他一直热切关注着癌基因和蛋白激酶的进展，也期望将那些发现引入制药界，让癌症患者受益。他的这种心愿，跟几年后决定去纳修巴社区医院工作的德鲁克不谋而合。

当马特还在先灵葆雅时，他常常和莱登谈论蛋白激酶，它似乎是绝佳的药物靶点。当他加入汽巴-嘉基时，已有多家实验室阐述了癌基因和蛋白激酶之间的关系。此时人们知道的蛋白激酶远不止 *src* 一个。有个名叫 v-*erbB* 的致癌基因编码的蛋白质被发现与表皮生长因子受体（epidermal growth factor receptor，EGFR）属于一个大家族。另一个致癌基因 v-*sis* 则跟血小板源发生长因子受体（platelet-derived growth factor receptor，PDGFR）有关。在 20 世纪 70 年代末，日本研究者西塚泰美（Yasutomi Nishizuka）发现了名为蛋白激酶 C（protein kinase C，PKC）的蛋白质酶家族。在 1982 年，西塚和法国研究者莫尼克·卡斯坦格纳（Monique Castagna）发现了佛波酯（phorbol esters），它是由植物天然合成的物质，能催化 PKC 的恶性能力，能在小鼠中导致皮肤癌。

发现不仅与此。当开始探究肿瘤细胞内部奥秘时，研究者一次又一次地发现了过量的 EGFR、PDGFR 和 PKC。这种情况被称为“过量表达”；基因表达蛋白质，合成的蛋白质超过一定量则被认为是“过量表达”。肿瘤细胞中表达的过量蛋白激酶，支持了激酶跟癌症不仅相关，甚至有可能是因果关系的理论。这就像找到那个漏水水龙头，确定了发出持续不停滴水声的源头。研究者在肺癌和脑癌中发现了过量的 EGFR，在多种固体肿瘤和一些罕见的液态癌症中则发现了过量的 PDGFR。

理所当然地，马特和莱登也读到了费城染色体和 BCR-ABL 酪氨酸激酶的报道，那篇关于染色体易位产生 BCR 和 ABL 融合蛋白质的论文。几乎所有的 CML 患者都有这种基因突变，由此产生的异常蛋白激酶会导致白血病。在支持激酶和癌症相关的证据中，这个看起来最确凿可信。虽然人们还没直说就是这种失调的蛋白激酶导致了 CML，但大多数人心中已经这么认为。像德鲁克一样，马特和莱登也意识到驱动癌症发展的正是蛋白激酶。

在汽巴-嘉基时，马特想要启动一个激酶抑制剂的项目，专门开发化合物用来“通过药物手段来调节失调的蛋白激酶，从而治疗癌症。”他回想。虽然马特和莱登一个去了汽巴-嘉基，一个依然留在先灵葆雅，他们依然相信激酶是绝好的药物靶点。

马特需要帮手，谁会比莱登更合适？自从他跟菲利普·科恩的博士后交往开始，他已经积累了多年的激酶知识，而且他也想要把这些知识转化成能遏止癌症的实际应用。

在 1984 年夏天，正当他读到托尼·亨特在《科学美国人》上那篇《癌基因的蛋白质》时，莱登接到了马特的电话，给他在汽巴-嘉基新建的激酶抑制剂组里提供了一个职位。他立即动身去巴塞尔。“他勇气可嘉，”马特说，“那时我还没有实验室，没有技术员，我什么都没有。"

马特向汽巴-嘉基的主管提交了一个激酶项目的草案。公司同意给项目拨款，不过并非拨得心甘情愿。就在一年前，公司曾决定不碰任何癌症药物，不在这种昂贵但无效的研究上继续烧钱。但马特的老板跟他私交甚笃，在他来公司之前就向他保证过，如果肯来就帮助他在公司中建立癌症研究项目。话虽如此，他们也建议马特最好把这项目控制在非常小的规模内。老板同时还让马特将几个治疗类别都划归旗下。除了抗激酶药物，马特还要同时研究芳香酶抑制剂和磷酸酯，这两类药物至今都还有用武之地。激酶项目就藏在公司的眼皮子底下，暂时不显山露水。

癌症治疗界正在逐渐变化。马特提交给汽巴-嘉基通过的草案，首次勾勒出了针对某个特定已知的目标来设计药物的思路，跟长久以来治疗癌症患者时采取的蒙眼乱猜，或者反复试错的方法形成了鲜明对比。马特不满意于新的化疗药物带来的小幅改善，他想做的是创造针对激酶的药物，从而迈出飞跃的一大步。"现在我们知道激酶对控制细胞生长有重要作用。这已成为常识了，你在癌症生物学入门中就会看到。"于尔格·齐默尔曼（Jürg Zimmermann）说，他是那时新近加入马特研究组的一个化学家。"但在那时候，只有少数先锋意识到，应该检查蛋白激酶对癌细胞生长的作用。"而马特就是那些先锋之一。

这种药物开发方式被称为"理性药物设计"，它的潜力惊人。当科学家深入研究癌症的分子生物学机制，并收获到坚实的结果时，针对特定靶点设计药物的思路，自然而然地成为药物研发的下一步。对导致癌症的根源发起进攻，要比化疗有效得多。大多数化疗药物都是地毯式轰炸患者全身的细胞，以期能炸到癌细胞。如果要说这种疗法也有针对性，它针对的是体内所有迅速生长的细胞，这就是化疗常常导致脱发的原因，虽然对生活影响最小，却是最具代表性的副作用。倘若每种癌症的每个靶点都能被鉴定出来，那么对每个患者都可以采取个性化医疗，从而降低副作用，并大幅提高治疗的最终结果，也即延长患者无病生存的时间。

"理性药物设计"这个绰号源于药物设计的一系列事件，创造药物时，它的最终目标——比方说失控的激酶——已经明确，这个化合物被设计为针对那个目标。这种设计流程跟化疗是完全相反的，化疗更偏假定。这种研发手段的出现，是基于人们对癌症的逐渐了解，知道其是由变异基因制造的异常蛋白质产物导致的。当人们发现癌基因后，开发药物靶向其致癌产物的主意也出现了。

蛋白激酶抑制剂背后的理论很直接。对于理性药物设计的药物，最重要的性质是结合好不好，创造的药物需要能完美贴合它目标的表面。正如所有的蛋白质一样，激酶表面具有凸凹不平的三维结构。那些起起伏伏的结构，形成了能让化合物结合的裂面，就如让登山者借力的突出山岩那样。表面起伏越大，要设计出能结合其上的化合物越容易。

那时候的技术水平还不能让人直接看到激酶，但能通过激酶的化学构成推导出它的表面结构。研究组所要做的就是设计出一种化合物，能贴到激酶上阻碍其与 ATP 结合。抑制剂就像是捂住口鼻不让其呼吸的手套，它能将激酶抑制在启动之前，从而遏止癌症发展。杀掉激酶，也就杀掉了癌症。

这个策略不乏质疑者。"创造出一次只抑制一种激酶的分子"这种思路，对于那时候全世界的很多研究者而言显得很荒谬。如果有太多的激酶被同时抑制，那么人的生理活动会受到重大影响，甚至会死亡。这种药物所需的高度选择性，也即靶向药治疗的标志，是史无前例的，所以这种思路犹如空中楼阁，缺乏稳定的基础。虽然"理性药物设计"听起来符合逻辑，它还仅仅处于理论阶段。世上尚无这类药物存在。

但马特和莱登不屈不挠。他们认为理论基础很坚实。该领域相对而言也比较简单：在他们进行这个项目的 20 世纪 80 年代中期，人们只发现了大约 12 个蛋白激酶。制造一种化合物来选择性地抑制其中一种激酶，困难当然会有，但也不是完全不可能。到了 1987 年，人们已经发现了 65 种能编码蛋白激酶的基因。而现在，人们发现的蛋白激酶数目超过了 500 个。如果马特和莱登那时就知道有这么多种蛋白激酶存在，那么制造一个特异性抑制剂的念头会显得非常荒谬，他们可能根本不会进行这个项目。

因为即使在公司内部，怀疑的声音也一直存在，所以马特需要对项目进行风险平衡，即使这个众人都不看好的项目最后失败了，他至少还有其他的项目保本。"市场营销部告诉他，仅凭顺铂（cisplatin）他就可以挣到上百万美元，他还在搞七搞八的是搞什么？"齐默尔曼说。但马特在汽巴-嘉基已经创下了一个倔强好斗的名声，不会因为营销部的评价而偏离心中的轨道。顺铂是种细胞毒性化疗药物，会对肌体的细胞产生无差别的杀伤力。它与其他细胞毒性药物是导致癌症治疗中出现难熬的副作用的主要原因。马特的研究团队想要从化疗的要塞中破城而出，而不是继续困守围城。"他的顽固让他能勇往直前地追逐心中目标，"齐默尔曼说："他想要打破人们在肿瘤药物开发方面的陈旧桎梏。"

在 1984 年年底，马特的研究团队看起来是找对了路子。日本研究者日高弘毅（Hiroyoshi Hidaka）发现，一类名为异喹啉磺酰胺的化合物能抑制蛋白激酶。其中有某种化合物对 PKC 有特效，PKC 是在一些肿瘤中过量表达的激酶。日高的化合物最终未能成为有效的抗癌药（虽然其中一种在日本获批治疗其他病症），但那些初步报道吸引了不少目光。虽然怀疑的人还是比鼓励的人多，但这个思路开始为人接受。

到了 1985 年年底，马特的研究团队扩大了。化学家彼特·特拉克斯勒（Peter Traxler）从 1973 年开始就在汽巴-嘉基研究抗生素，当公司决定放弃抗生素项目时，他被调入马特的团队。团队中的生物学家们由莱登领导，化学家们则是由特拉克斯勒负责。另外值得一提的新人是在莱登手下工作的伊丽莎白·巴克丹戈（Elisabeth Buchdunger）；以及在特拉克斯勒手下的齐默尔曼。齐默尔曼和一个新加入的化学家共事，他名叫托马斯·迈耶（Thomas Mayer），他们创造出了第一个"命中药"，也即能抑制激酶活性的化合物，另外还有一个名叫赫尔穆特·梅特（Helmut Mett）的科学家也加入了团队。马特逐渐吸收着从汽巴-嘉基其他项目退下来的员工。他的团队是个低调的补丁式小组，未曾吸引到汽巴-嘉基高层的注意力。

他们也收到过来自汽巴-嘉基之外的帮助。在 20 世纪 80 年代初,巴塞尔成了生物医学研究的热点,一部分是因为费德瑞克·曼斯彻研究所(Friedrich Miescher Institute,FMI)里的各路才俊。这个研究所是在 20 世纪 70 年代由当时还没合并的汽巴和嘉基药企建立的,但它独立于药企,专注于基础科学研究,并将发现报道给药企的实验室和管理层以供决策。在到达巴塞尔不久,莱登发现布莱恩·亨明斯正在 FMI 当科学家。亨明斯以前在菲利普·科恩实验室做过博士后,并曾和莱登在当地小酒馆畅谈过蛋白激酶,在这些年后,虽已时过境迁,他们仍继续谈论当年的话题。"我们喝着啤酒谈了很多关于激酶的事情,"莱登说:"其中包括 ABL 会不会是个好靶点。"

16

利用病毒做马达的机器

因为这种"理性设计药物"的概念是全新的,并无先例可循,所以莱登的第一个任务是设计出一种方法,用于检验汽巴-嘉基的化学家们合成的化合物。有些化合物从理论上来看应该能与细胞内的蛋白激酶结合得严丝合缝,但如果不能在实验室里检验它在细胞内的效果的话,这些都没有意义。研究团队需要找到一种方法,根据它们对目标的活性强度来筛选化合物。目标就是那些可能在癌症或者其他人类疾病中有作用的蛋白激酶。这种筛选方法必须对任何待测试的分子都适用,同时也要考虑到将来可能成为药物靶点的那些蛋白激酶目标。

那时候常用的技术,比如电泳,也即欧文·威特曾经用来分离Gag-Abl蛋白质的组分的技术,操作都复杂烦琐。今时今日,研究者可以快捷地测试上百种在研化合物针对多个目标的活性。每当人们在肿瘤细胞中发现新的潜在靶点,药企都可以用高通量方法筛选他们的化合物库,看有没有"命中药"化合物。药物靶点和待检测化合物在有成百上千个小槽的盘上混合,靶点在药物作用下产生的变化可被计算机测量记录。比如说,有种程序可以检测蛋白质的反射率是多少,如果蛋白质跟待测化合物结合了,那么它的反射率会升高。但是在莱登和马特刚开始的时候,并没有现成的技术和实验程序可以用于检测候选药物的活性,因为在此之前的药物都不是这样设计的。他们必须一砖一瓦从头设计检验方法。

他们的挑战是要制造出大量目标蛋白质。蛋白质的量不但要大，而且还要有活性，跟它在细胞内一样。只有在细胞培养中产生实际的蛋白激酶，才能测试由化学家们制造出的化合物能否阻止激酶磷酸化其他蛋白质。那些测试先要在分离出来的酶上做成功以后才能进行细胞实验。但是活化状态的激酶，也即那些开启致癌信号转导通路的激酶，只存在于细胞内部。他们面对的困难跟当年内奥米·卢森堡在优化转化系统时面临的问题一样，要将细胞内部的分子世界暴露给外部的实验室环境。正如卢森堡需要找到一种能在小鼠体外研究小鼠细胞的方法，莱登和马特需要找到一种能在细胞外制造高质量的酶的方法，它要日常可行，并且能在测试抗酶活性的过程中始终有效。

那就是麻烦的源头。"制造这种有活性的酶是极端困难的，"马特说："所有能出岔子的地方都出了岔子。"

最后，这个研究团队成功地利用大肠杆菌制造出了有活性的蛋白激酶。大肠杆菌就是那种常常污染食物的细菌。这个方法是巨大的突破，莱登将其公开发表，这对于以保密为上的企业界来说非常少见。

但突破也只是进步，而不是飞跃。问题在于大肠杆菌的试验方法只对 ABL 蛋白激酶有效。人们已知 ABL 和 CML 之间有诸多联系，让 ABL 成为一个颇具吸引力的药物靶点；没有人怀疑它对癌症发生的重要性。但仅此而已还不足以让 ABL 成为药企新宠。问题在于 CML 是种罕见病。在美国，每年大约有 5000 人患上这种疾病，全世界则是 7 万~14 万人（也就是说，每 10 万人中只有一两个患者），CML 对于大型药企来说不算很重要的财源。针对这种罕见癌症的药物只会有一个非常微小的"市场"，也即患者数量。企业的愿景是研究组开发的药物最终能铺得越广越好，用的人越多越好。针对常见癌症的药物才会更有利润。

因为那些原因，在常见癌症中发现的蛋白激酶所吸引的关注远多于 ABL。有 3 种激酶正逐渐为人们所认识——PKC、PDGFR 和 EGFR——它们的身影比比皆是。PDGFR 几乎在每种癌症中都有表达。EGFR 是在几种主要的癌症中发现的，其中包括每年发病超过 100 万人的肺癌。PKC 和 EGFR 也在乳腺癌中现身过。到了 20世纪 80 年代中期，乳腺癌在美国的确诊率攀升到了每 10 万名妇女中有 350 人，全世界则有 150 万的病患。除此之外，最新的心血管学研究成果显示，用球囊扩张术治疗动脉阻塞的常见并发症也与PDGFR 有关。创造出一种激酶抑制剂，让它针对每年新增的几百万病患的癌症，甚至还包括心脏病，这种想法让研究者和商业计划人士都心醉神迷。

研究团队需要找到针对其他蛋白激酶筛选化合物的方法，他们觉得那是最有希望，也最能赚钱的方向。他们把 ABL 留在手里，因为它和 CML 的联系依然是激酶领域中最清晰的，但是大肠杆菌测试这种筛选方法的适用面还是太窄了。他们需要能针对更多靶点检测更多药物的方法。他们想要进行拖网捕鱼，但手中却只有捕蝴蝶的大眼网子。想要在发掘"命中药"的竞赛中领先，必须有更加有效的方法，能够针对 PDGFR、EGFR 和 PKC 筛选他们的化合物。他们得要在体外制造那些更具吸引力的激酶，但是不知从何下手。他们需要帮助。

莱登和马特找到了查克·斯泰尔斯（Chuck Stiles）帮忙，斯泰尔斯是研究 PDGFR 的领军人物，在丹娜法伯工作，他将他们介绍给了汤姆·罗伯茨，他利用杆状病毒在细胞外研究酪氨酸激酶，杆状病毒是种呈杆状的 DNA 病毒。将编码激酶的基因插入到杆状病毒的基因组后，罗伯茨能让病毒制造大量的激酶。基本上，他将病毒改造成了能不停制造激酶的马达，不管研究者想要什么样的激酶都能造。这是用来检验激酶抑制剂的最佳系统。

于是汽巴-嘉基的研究团队开始和斯泰尔斯以及罗伯茨合作，杆状病毒系统成了他们筛选"命中药"的基本技术。研究团队还咨询了罗伯特·温伯格，对于用药物抑制信号通路这一思路，他一早就表达过支持。现在，有了测试方法和科学顾问，研究组可以从手头的任务开始攻坚：寻找一种能抑制激酶活性的化合物。"那时开始，我们就动了真格儿的。"马特说。

17

摘取触手可及的果实

在 20 世纪 80 年代末期,当莱登和马特找到筛选化合物的方法时,德鲁克也已经成为一个称职的科学家。"我不再是实验室的负担,"他说:"现在,我不再需要每个步骤都问人,多少算独立了。"

他知道他的导师汤姆·罗伯茨和瑞士药企研究组之间的互动,不过他并不经意。1987 年,汽巴-嘉基把伊丽莎白·巴克丹戈,也就是那个马特雇的细胞生物学家送来丹娜法伯,跟随查克·斯泰尔斯学习酪氨酸激酶信号途径。德鲁克这时还在解析多瘤病毒引发的致癌信号通路,这通路中也有蛋白激酶的参与。

就是这时候,德鲁克获得了曾耗费他两年时间去制造的 4G10抗体。那个抗体让他能检测样品中被磷酸化的酪氨酸数量——也即是说,蛋白激酶在酪氨酸上添加的磷酸根数量。抗体所显示出的磷酸化酪氨酸的量,反映的是已激活的蛋白激酶的量。就像是数数沙滩上建了多少沙堡,就能估计曾有几个儿童在此游玩那样。

这个抗体吸引了汽巴-嘉基研究团队的注意,他们想多了解一点。他们能否用这个抗体来检验药物效用呢?在哪里能弄到这种抗体?对于研究酪氨酸激酶抑制剂的人来说,针对磷酸化酪氨酸的抗体是极有价值的研究工具,它非常适合用来检测候选药物的效力大小。如果某种候选药物有效,那么被磷酸化的蛋白质就会变少。可以将细胞用某种待测化合物处理过,然后用 4G10 抗体来检测那些细胞中的磷酸化酪氨酸。如果抑制剂起效了，那么处理过的细胞中的磷酸化酪氨酸会比未处理过的要低得多。这种思路其实多多少少跟德鲁克开始研发这种抗体时的想法不谋而合。汽巴-嘉基研究组想要 4G10 抗体，大家都看着它的研发者。

1988 年，接在巴克丹戈之后去丹娜法伯游学的是莱登。他喜欢和学术界合作。莱登倾心于学术界的作风，可以自由追逐自己的兴趣而不用考虑营利，在实验室中进退而没有公司官僚作风的阴影，推动实验进展而不用等待批准。他之前选择在工业界工作是因为他想发明新的药物，但他珍惜能抽身缓口气的机会。"在工业界做研究，缺少的是学术界的激动人心和迅速进展，"莱登说："缺少那些激励，你在工业界很容易脱离实际，因为工业界很隔离。你不能谈论你的研究成果，因为它们都属于公司。"

他也很想跟与德鲁克谈谈 4G10。莱登注意到，这个罗伯茨实验室里挺讨人喜欢的博士后具有医学博士的背景，这在学术界很罕见。德鲁克的资质引人瞩目，因为莱登心知如果他们能发明某种候选药物，最终他们还是需要临床医师来做实验，在细胞或者在实际患者身上测试这药的效果。从这个角度来看，一位懂得蛋白激酶领域的医生是可遇不可求的抢手人才。德鲁克知道 4G10 抗体的潜在价值，并很乐意分享。在那时候，工业界和学术界的合作相对来说比较简单，还没有材料转移协议（material transfer agreement，MTA）——MTA 是种法律文书，指导将物质从学术界实验室里输入和输出的合法过程——以及其他行政上的讲究来拖慢进程、催生焦虑。"我当然会把抗体分享给他们。"德鲁克回忆他当时的态度，多年以来 4G10 只给他提供了不多的经济回报。这个抗体是他专门为了练手而制造的，而它将他引荐到了尼克·莱登的面前。

同为激酶而狂的两人相谈甚欢。他们的谈话内容主要围绕着开发激酶抑制剂所需的方方面面细节：汽巴-嘉基的化学家需要做什么，化合物需要有什么特性，怎么在肿瘤细胞中测试它，等等。

在谈话期间，他们一再提到 BCR-ABL 酪氨酸激酶，那个跟CML 深有渊源的激酶。在汽巴-嘉基，化学家们在筛选化合物，查找有没有能命中 PKC、PDGFR、EGFR、ABL 以及其他在多种癌症中过量表达的激酶的药物。PKC、PDGFR 和 EGFR 这些激酶所受关注最多,因为它们是明星,而 ABL 则是附带的小角色。如果仅仅以患者人数来看的话,ABL 那时还是最不起眼的目标——而且筛选仅仅针对 ABL 这个激酶,还不是 BCR-ABL 这个只在 CML 细胞中存在的融合形态。

但是在 1988 年,德鲁克和莱登在谈论激酶抑制剂时反复谈到 Abl。他们都相信 BCR-ABL 直接导致了 CML。证明 BCR-ABL 不仅和 CML 有关,而且能直接导致 CML 的最终证据要等到 1990 年才会出现。但是从威特,坎南尼,海斯特坎普,格罗斯瓦德和格罗芬等人积累的大量证据来看,他们相信正是这个融合激酶导致了白血病。谈得越多,两人就越觉得 BCR-ABL 是检验酪氨酸激酶抑制剂可行的最有希望的试金石。在这个尚无定论的时期,如果能确立激酶和癌症之间的确切关系,意义或许会超越这种疾病的实际患者数目。而 BCR-ABL 和 CML 之间的坚实联系在那时是独一无二的。经过莱登和德鲁克的仔细讨论,Abl 从暖场的龙套变成了灯光中的主角。到了 1989 年,德鲁克认定药物研发应该专注于 BCR-ABL。"CML 将是被激酶抑制剂击倒的第一种疾病。"德鲁克对莱登说。

莱登赞同德鲁克的看法。他说 BCR-ABL 是"癌基因时代触手可及的果子"。他也明白,CML 是种罕见病,从市场角度来看并不特别吸引人。跟需要购买乳腺癌或者心脏病药物的人群比起来,需要 CML 药物的人群是极小的。但是激酶和病症之间的联系这么明晰,暗示着一旦攻克,它就成为此路可行的实证。

并不是每个涉及激酶项目的人都觉得 BCR-ABL 有那么重要,比如说公司决策层的管事们。并不乐观的市场前景,以及尚未证明的设计思路,让公司不允许研究组全力投入到 BCR-ABL 项目上。上级要求马特的小组去检测能抑制任何激酶的分子,特别是那些针对 PKC 和 PDGFR 的。

18

为药物寻找一种疾病

汽巴-嘉基的化学家们开始制造出一个又一个化合物。这些化合物还不能算是药物,只有经过检验,证明能在体内产生作用的化合物才能称为药物,仅仅对组织培养的酶有效是不够的。在这个搜寻命中药的过程中,"候选"化合物如果展现出能抑制激酶的能力,那么它们会被升格成"药剂"。马特狂热地督促化学家们制造出更多的候选物,这种压力让于尔格·齐默尔曼如鱼得水。

齐默尔曼在瑞士阿尔卑斯的一个小农场上长大,他常常在放牧牛羊时沉浸于思绪中。"那是美好的生活,"他说:"但我很快就觉得闷。"10岁的时候他开始对科学感兴趣,于是他的老师在午休时给他开小灶补课。那位老师将齐默尔曼带进了实验室,向他展示怎样做实验,怎样制造塑料,怎样用化学试剂让物体变色。齐默尔曼深深着迷。"我看到了逃离农场生活的机会,"他说:"试图弄明白天地万物的相生演化,这很吸引人。"

1974年,在齐默尔曼16岁的时候,他从学校毕业并在汽巴-嘉基找到了一份3年的学徒工作,在公司里,他的职责是创造新型的塑料。虽然他热爱这份工作,但他并不喜欢总是听命于他人的指挥。"我已经深深迷上自己设计实验发明新事物的感觉。"他回忆道。

1977年,齐默尔曼离开了公司去苏黎世修习一个化学学位。

学术环境解了他对知识的渴。在学习了3年化学工程之后，他又研修了4年的有机化学，然后去澳大利亚和加拿大花4年的时间拿到了博士学位。"我至今仍觉得那是我人生的至乐时节，"他说。虽然他会在周末去滑雪爬山，但他觉得，最美好的周末还是那些有时间读书的日子。

在这11年的求学经历之末，齐默尔曼面对着人生抉择：是去当教授，还是去药企工作？学术界那种仅仅为做实验而做实验的作风让他感觉有点挫折。那些他和同事们合成的化合物，都没经过检验看看实际作用就被扔掉，他们合成那些结构仅仅是为了证明他们有能力合成。"我总是抗议，"他回忆说："要是能合成点有实际作用的东西那该多好啊！"毕竟，那是让他爱上化学的原动力：你在创造新东西。就像莱登被激酶研究的实际应用前景所吸引那样，齐默尔曼想要去的地方是能让他在实际应用方面大展其才的。于是他选择回到汽巴-嘉基，加入了癌症研究组。

亚历克斯·马特让齐默尔曼认识到实验室外的广阔天地。他跟化学家们谈论患者的苦难，激励他们创造患者亟须的新药物。虽然齐默尔曼在实验室的工作比较孤立隔绝，但马特给他的理解，已经足够让他矢志一心完成马特交给他的任务。事实上，这就像美梦成真。"想象一下，一个心怀志向的年轻科学家，想要做出些成绩，想要给世界一些变化，这时听到他的上级说'这正是我雇你的原因，我们想要给世界一些变化。'"齐默尔曼说。

一位名叫亚历山大·列维茨基（Alexander Levitzki）的以色列科学家推动了抗激酶药物领域的进展。列维茨基证明了星形孢菌素能抑制PKC激酶的信号，星形孢菌素是种自然界存在的，由细菌制造的抗真菌成分。列维茨基在1986年发表的报告成了转折点。"药企注意到这个星形孢菌素能抑制PKC的发现。"2002年，菲利普·科恩爵士在他关于激酶药物发展的综述中如此写道。

星形孢菌素的唯一问题是它的特异性不够强。也就是说，它能抑制PKC，但同时也会抑制其他激酶。要治疗癌症，有效的激酶抑制剂需要只抑制一种激酶而不影响其他。因为有这么多的生理机能与激酶有关，药物必须只能针对那个危险的激酶，以避免严重的毒性，造成肝脏、肾脏甚至心脏的衰竭。星形孢菌素的这个非特异性，给激酶怀疑者的反对声音火上浇油，声称这是不可能完成的任务。他们认为激酶彼此太相似，它们都竞争着 ATP，即在细胞中储存能量的分子，这让那些意图针对特定激酶的任务都显得很枉然。"要研发出既有药效又有特异性的蛋白激酶抑制剂是不可能的，这种迷思开始在激酶研究领域中蔓延。"科恩写道。由星形孢菌素所激起的热情开始迅速消散。这个轨道跟许多早期药企的潜力对象一样：实验室中做出来激动人心的结果，带动起高涨的炒作，而当那些化合物的缺陷显露出来时，随之而来的是破碎的希望和愤世嫉俗的评语。在这种久久不散的灰心丧气氛围中，汽巴-嘉基的化学家们依然坚持开发着他们认为能抑制 PKC、EGFR、PDGFR 或者 BCR-ABL 的小分子。

他们采取的策略，是集中针对激酶在传递信号过程时和磷酸根结合的部位。激酶抑制剂背后的理论是每个激酶都有个特定的小坑或者小沟，那里能与 ATP 紧密结合，而这些坑沟的形状是独特的，每个激酶都与众不同。正是这些不同的存在，才让激酶有可能成为药物靶点。齐默尔曼相信这个结合位点——也即激酶跟 ATP 结合，获取磷酸根来激活其他蛋白质的精确位置——就像是每个激酶特异的指纹。是那个结合位点让激酶能在细胞中发挥生理功能，所以齐默尔曼觉得，那个结合部位应该和其他的激酶的结合位点，以及与这个激酶本身其余部分的结构都不同。虽然没有细胞中分子的实际影像可参考，但是齐默尔曼的化学功底深厚，能大致推测出来结合位点的化学构成。知道化学结构能帮助他和其他化学家们来构思能抑制激酶功能的化合物。就好似如果清楚一个机器的构造，他们就能推测往哪里丢扳手能破坏机器的运转。

创造可用的药物的第一步，就是要设计出能嵌入那个沟槽的小分子。如果那个分子能与激酶结合位点结合，那么 ATP 就没有结合的位置了，激酶就无法从 ATP 获得磷酸根。没了磷酸根，下一级蛋白质就不会被激活，导致癌症的信号通路也就不会开启。如果失调的激酶无法获得 ATP，那么它就没有办法推动癌症的发生发展。

当他们大致知道需要什么形状的分子后,研究组就开始构思怎样制造出那种形状的分子。齐默尔曼、特拉克斯勒和其他的化学家们尝试了各种化合物,那些化合物已知能对一些细胞生理活动有影响。齐默尔曼擅长的是找到合适的元素组成以及它们的组合方式。所用元素包括碳、氧、氢、氮以及像氟那样较不常见的,它们的组合产物有潜力阻碍激酶跟 ATP 结合,以及怎样组合它们。从已知有抗激酶性质的物质入手,齐默尔曼和其他的化学家们在纸上写写画画,绘制出最合适的结构图,并增减其他元素。

有几个分子都显示出抗激酶活性(尽管当时可用的检测工具还颇为粗陋)。其中有日高弘毅发现的异喹啉磺酰胺,有个日本研究组将其命名为尔班斯他汀,它能抑制 EGFR。由约瑟夫・格拉齐亚尼(Yosef Graziani)领导的一个以色列小组发现了槲皮素,它是自然形成,通称为黄酮的化合物,在肿瘤细胞中能抑制激酶的活力。其他的一些黄酮类化合物也有类似的性质。当然还有星形孢菌素,就是列维茨基想用作 PKC 抑制剂的抗真菌成分。那个化合物最致命的缺陷在于缺乏特异性。能不能对它做些调整,让它在细胞中只针对一种蛋白激酶进行抑制呢?

接下来的任务是实际合成化合物,这可能需要 15 个步骤。如果化学家想要创造碳与氟之间的相互作用,他们可以遵循化学规则来实现这一点。将化合物 A 和化合物 B 混合得到化合物 C。将化合物 C 跟某些市售的试剂混合得到化合物 D。他们像创造食谱一样逐步创造新化合物。"祈祷在最后你合成出的化合物,跟你最初构思中的化合物相去不远。"齐默尔曼说。

上级要求齐默尔曼和迈耶专攻 PKC,而组里的其他人则研究剩下的目标。"人们说,别指望了,没希望了。"齐默尔曼回忆说。午休时间的便餐厅中,他的同事们会调侃他,说他的这项任务完全是浪费时间。但是齐默尔曼不这么觉得。他有个任务,就要尽力去完成它。在这过程中,他极少会停下来想这种特异性是否可行,他只认定了它一定是可行的。"我所不知道的是,这个任务会如此艰巨。"他说。

对于齐默尔曼来说,元素各有其特性——氢元素的易爆性,碳

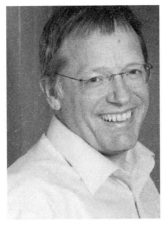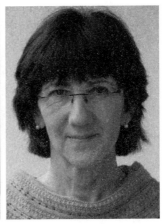

插图 11：诺华公司的于尔格·齐默尔曼和伊丽莎白·巴克丹戈。齐默尔曼和巴克丹戈协力制造出史上第一个酪氨酸激酶抑制剂。齐默尔曼领导着合成化合物的项目，而巴克丹戈则负责测试每个化合物的抗癌效力。在这个项目中出现的领军候选药物能抑制BCR-ABL 激酶的活性，它最初被命名为 CGP-57148B，后来改名为 STI-571，最后上市时定名为"格列卫"。

元素的多能性，水的粘力——都不仅仅是仅供把玩的谈资。它们总是能创造出新物质。围绕一个元素原子核的重量极小，含负电荷的电子环通常具有容纳另一元素的电子的空间。分子，也即一团结合在一起却各有不同性质的原子，可能包含着氢原子，如果其他的原子具有大量电子就可能被其黏住，像胶水那样。有些分子溶于油而不溶于水。在油性环境里，两种分子有可能结合，虽然这种结合通常比较弱。对齐默尔曼来说，这个隐藏的世界有着无尽的可能。将不同的分子以不同的方式组合到一起制造出了塑料、无数的药物以及每种人造化合物。人造世界实际上是化学世界。进一步说，自然世界其实也是化学世界。齐默尔曼心想，一定存在某种方法能把一些分子组合成抑制激酶的药物。

这里的挑战在于要制造出最合适的形状。若想成为一个好的抑制剂，化合物必须能贴在激酶上。要让这人造分子和激酶贴合得亲密无间已然不容易，要让这人造分子贴上激酶后不掉下来就更无从保证。

要让他的人造分子成为一个好的候选药物,与激酶的结合力必须很强。"药物和目标的结合力越强,你需要给患者用的药量就越少。"他解释说。有着弱结合力的药物有可能起效,但必须是超大剂量。能与激酶稳定结合的化合物——换句话说,即是有药效的——在低剂量时就会起效了。

一旦化学家们努力制造出某种化合物,发现它既有选择性只结合一种激酶,又有药效能抑制所结合的激酶,他们就会将它送到伊丽莎白·巴克丹戈和组里的其他生物学家那里测试。生物学家需要在肿瘤细胞里测试每种化合物,看看它在细胞中是否还有活力。一种化合物或许只与某一种激酶的 ATP 位点结合,并且结合得牢不可分,但这并不表示它就是种好药。化合物必须要能杀死癌细胞,不然它就毫无价值。要成为候选药物,化合物必须要有选择性,有效力,还要有活力。在这个项目开始的头几年里,化合物被送来送去,从化学家到生物学家再到化学家,每次经手都是以上面三个特性为目标的新尝试——每次都是重新开始,调试,再实验。

不出乎意料的是,巴克丹戈的检测结果显示大部分化合物都不适合作为药物。合适的化合物必须要能通过细胞膜,穿越细胞质,抵达它的目标激酶与其结合,并能一直结合在激酶上,直到细胞死亡。月复一月,齐默尔曼或者其他化学家将一个接一个的有效且有选择性的化合物送给巴克丹戈,却只发现它们在细胞内没有活性。如果调整这个分子让它具有杀死细胞的活性,却又常常导致它失去效力或者专一性,于是他们不得不从头开始。

化学家们检视过一些现成的化合物,其中有种叫 2-苯氨基嘧啶,它具有抗发炎的效果。当齐默尔曼和迈耶用公司最感兴趣的激酶之一 PKC 测试这个化合物时,发现它抑制了 PKC 的活力,不过效果很微弱;如果要把 2-苯氨基嘧啶作为药用,需要的剂量会是致命的——常用的药物剂量是微克级别,而这药物所需剂量以克计,是微克的上千倍。患者的身体没法承受这么大量的激烈化合物。就算暂不考虑耐受问题,要将这么大量的药物输入体内也是没办法,不管是用药片还是注射,就算花一整天也难以完成。但是既然看到这化合物有些效果，研究组把它认定为"打头"的化合物，他们应当集火攻坚。

手中有了线索，化学家需要找到改进这药物的方法。将 3′吡啶分子添加到原来的化合物上能强化它的活性。在添加了六面体分子后，巴克丹戈突然看到这新的化合物能非常有效地抑制 PKC。然后，化学家们又添加了一个苯甲酰胺基团，也即通过将苯甲酰基暴露于氨而形成的分子，再将这新化合物送回生物部测试。这次，这个化合物对多种酪氨酸激酶的抑制效应更强，除了 PKC，它还能抑制 PDGFR 和 ABL。

然后实验开始向预料不到的方向转变。化学部继续给优化中的分子添加了个甲基，那是由碳和氢构成的基团。实际上，他们只添加了常被称为"旗甲基"（flag methyl）的一部分甲基，它常常是化学家们放在原始骨架上的开放位置占位用的。在这个分子的化学结构图上，某个六边形的某个角上多了截短线。而这截短线，改变了整个分子。

当巴克丹戈再次测试这化合物时，她发现它不再抑制 PKC 了，这个旗甲基消除了对 PKC 的抑制效果。在添加旗甲基之前，这个化合物可以以几种不同的原子构象存在。而这个旗甲基将化合物固定到其中一种构象，就像宴会主人排定宾客座次那样。以这种固定构象存在的化合物不能再与 PKC 结合。

化合物还是有活力——非常高的活力。但是现在这种高度活力是针对 ABL 的。这个化合物因为对 PKC 有效而成为候选。现在经过几度改良，它却变成了研究组梦寐以求的强效酪氨酸激酶抑制剂，抑制的是导致 CML 的激酶 ABL 活性。"对结构进行一点小调整，这个化合物的效果从 PKC 抑制剂转化成了 ABL 抑制剂。"特拉克斯勒说。这化合物也抑制 PDGFR，不过活性要低一些。

项目的需求都达成了：这个实验分子具有对特定激酶的选择性，它对那个特定激酶的抑制效果强劲，它在细胞中也依然有活性。但是研究组不大确定该拿这化合物怎么办。他们设计出了一个尽如所愿的化合物，但是这化合物针对的却是错误的激酶。现在怎么办？"我们有个激酶，我们有个抑制剂，"布莱恩·亨明斯回忆当时在讨论结果的会议上这么说过，"我们现在只差一个可以用药的适应证。"

时机好得非凡。那是 1990 年，费城染色体是导致 CML 的充分条件的最后证据刚被发现。虽然多年以来积累的证据足够让德鲁克、莱登、马特和其他人都早已接受了这个观点，但按严格的科学标准来说，还没有实验证明单靠费城染色体突变就足够催发 CML。

一个名叫乔治·戴利（George Daley）的人证明了这最后一步。他也来自巴尔的摩实验室。戴利给第一组小鼠的骨髓中注入费城染色体那种突变 *bcr-abl* 基因。然后，他用辐射摧毁了第二组小鼠的骨髓，再将第一组小鼠的骨髓移植到第二组小鼠中，发现第二组小鼠产生了 CML。这个实验说明了变异染色体以及其蛋白质产物 BCR-ABL 是导致 CML 的单一起因。

这个证据让莱登认定，汽巴-嘉基的激酶项目应该把 ABL 作为最高优先。虽然莱登和德鲁克都确信 BCR-ABL 是证实激酶抑制剂可行性的最佳目标，这个项目组还是对所有与肿瘤相关的激酶都有涉猎。受关注比较高的激酶是那些比 CML 更广泛的疾病相关激酶。但现在，科学研究文献和公司内部努力合二为一，在 BCR-ABL 处汇合。

"尼克·莱登就是在那时候说，看看，BCR-ABL 激酶是个热门目标，"特拉克斯勒回忆说："于是我们把 PKC 项目改成了 BCR-ABL 项目。"莱登知道 CML 是种病患稀少的罕见病，开发针对 CML 的药物对药企吸引力不大。但他也知道，抑制 Abl 是公司证明用激酶抑制剂治疗肿瘤可行性的最佳策略。因为 BCR-ABL 是 CML 的单一起因，这种癌症是来验证激酶抑制剂概念的最佳疾病。如果患者用上 Abl 抑制剂后 CML 不再继续发展，那么公司就能确定药物起效了，因为没有其他致癌因素在其中搅浑水。对于理性药物设计来说，想把癌症当成遗传病来医治，CML 是激酶抑制剂的最佳实验场。

现在莱登既有绝佳的疾病来证明激酶抑制的概念，又有绝佳的化合物来治疗这种疾病。化学组在抗 ABL 的分子上做了最后的修改，添加上 N-甲基哌嗪分子来增加化合物的水溶性，旨在让化合物有可能成为口服药。然后将其送给巴克丹戈测试在细胞内的活性。

这药有用。在汽巴-嘉基让马特启动激酶抑制药物项目的 6 年后，巴克丹戈终于能报道说，他们找到了有效力，有专一性，有细胞内活性的化合物。这最终化合物的分子式是 $C_{29}H_{31}N_7O \cdot CH_4SO_3$。换种方式来说，它是 4-[（4-甲基-1-哌嗪基）甲基]-N-[4-甲基-3-[[4-(3-吡啶基)-2-嘧啶基]氨基]苯基]苯甲酰胺甲磺酸盐。它是白色但有时候偏灰白色或偏棕色的粉末，相对分子质量是589.7；它还承载了这 43 年的科研历史。这种化合物被命名为 CGP-57148B。"对于我来说，"巴克丹戈说，"它已经就是一个奇迹。"

19

两个结局

20 世纪 80 年代末期,当汽巴-嘉基肿瘤研究部的化学组在像拼乐高积木一样组合分子时,布莱恩·德鲁克还泥足深陷在他的多瘤病毒项目中。这项工作已经从一开始为学习分子生物学和癌基因的手段,变成了沉闷且结题遥遥无期的项目。他的研究成果产生了几篇论文,但是没什么有意思的东西。"我在实验室里待了 5 年了,"德鲁克说:"所得却乏善可陈。"到 1990 年,他结了婚,在波士顿的郊区买房定居,开始思索人生下一步该怎么走。

他每周还是去纳修巴社区医院出门诊,他也确信最终还是会回归到诊治患者的工作。虽然并没有挂在嘴上,但那是他从事基础科学研究以来一直未曾忘掉的初心。在 1990 年他回首自己的兴趣和能力时,发现自己在激酶生物学方面的技能和在肿瘤诊疗方面的技术终于相容相会,"我为什么不去研究由激酶导致的人类疾病呢?"他自问。

那时乔治·戴利刚刚发表了费城染色体导致 CML 的最终证明。因为德鲁克和莱登的友谊建立在对激酶抑制剂的共同兴趣上,因为有种预感他会用这种化合物做研究,德鲁克一直关注着汽巴-嘉基研究组的进展。他知道莱登在筛选化合物时将 ABL 也包括在目标激酶内。现在,是做个勇敢决定的时候了。经历了这些研究,这些患者,这些与尼克·莱登的交谈之后,德鲁克无法忍受只继续做个旁观者。他想要将这种新的癌症疗法带到世上来。他想要创造一种酪氨酸抑制剂来治疗 CML。

他去拜访了吉姆·格里芬（Jim Griffin），他的实验室在汤姆·罗伯茨的楼下。格里芬是骨髓生物学专家，通晓骨髓以及骨髓瘤的里里外外。他们已经合作发现了在骨髓中起作用的激酶。德鲁克问格里芬，是否愿意合作研究由 BCR-ABL 激酶引发的信号通路与CML 之间的联系，他同意了。

直至 1990 年，德鲁克面对机遇时的态度都比较被动。如果有扇门为他而开，那么他就会走进去，但他自己不会去强行开门。对他来说，全神贯注在 CML 上是前所未有的体会。"在我的人生中，这是首次主动做决定。"他说。他从 CML 患者身上收集细胞样品。他检查那些细胞的磷酸化蛋白质。他追寻着 CML 中被激活的信号通路。"那正是我想做的事情，"他意识到："至于它导向哪里，可以留待日后再说。"他从未试验过在研药物，只有模模糊糊的概念该怎样开始。他知道汽巴-嘉基的研究组正在研发针对 BCR-ABL 激酶的化合物。或许他能在 CML 患者身上试药。

他暗中决定后没几个月，计划就搁浅了。丹娜法伯同另一家叫作山德士（Sandoz）的企业达成了协议，山德士也是家巨型药企，总部和汽巴-嘉基隔莱茵河遥遥相望。这两家药企在药物开发领域是老对头。协议让山德士能独家获取丹娜法伯多个实验室的研究进展，其中正包括汤姆·罗伯茨的实验室，德鲁克还在里面工作。

这类工业界和学术界的合作正日益普遍。在学校中，由研究基金资助的研究正在揭示各类疾病的奥秘，其中包括癌症、心脏病、生殖疾病、神经异常、心理异常、睡眠异常、过敏症等，不胜枚举。但学术界的研究者只能将研究工作推进到一定程度，因为大学没有资源来将新发现转化成药物开发项目组。而医药企业正是为开发药物而生的，它们缺少的常常是能被进一步转化成新药的原始研究结果。所以学术界和工业界的合作协议如雨后春笋，既让工业界接触到有希望的新发现，又让学术界有更多的研究经费。但这种协议会要求实验室的发明只给某公司专享。虽然合作日益增多，但山德士给丹娜法伯开的价格在当时可算巨款：持续 10 年，每年 1000 万美元。转瞬之间，德鲁克就不能继续与莱登、马特和巴克丹戈交流。"我们不能再继续合作了。"德鲁克说。

德鲁克和格里芬决定向山德士申请一项基金，说明他们打算如何试用 BCR-ABL 激酶抑制剂抗癌。他们步骤分明地叙述了将如何把实验室中有效的抗激酶药物用到患者身上看疗效。但山德士对激酶抑制剂的不感兴趣。他们给了德鲁克和格里芬一点小钱来开发研究工具，以待万一哪天公司突然有了兴趣。但公司对这类药物的营利前景不甚乐观。德鲁克和格里芬拿了公司的钱，开始筹划如果拿到激酶抑制剂的话该怎么做实验。20 世纪 90 年代的前几年，德鲁克都在研究变异的 BCR-ABL 酪氨酸激酶引发的信号通路途径。但因为丹娜法伯和山德士的协议，用汽巴-嘉基创造的激酶抑制剂来继续研究是完全不可能了。

接着他的私人生活也给他带来一些困扰。德鲁克和妻子在 1992 年离婚。结婚两年后，他不得不面对这样的事实：他的工作比家庭重要。"我不是个好丈夫，"德鲁克说，"我结婚是因为我觉得男大当婚，而她又是位迷人的小姐。但当压力来临时，我选择了工作，并没有给家庭足够的时间。"

和前妻各自分飞时，他逐渐回忆起自己对户外活动的兴趣，那些在圣迭戈时的好时光。德鲁克继续住在离波士顿不远的牛顿市，他的室友是个喜欢运动的医生，受其影响，德鲁克开始每天骑车去丹娜法伯。这项运动很快变成了一种减压行为，能让他发泄多日来耗费心力却常常失败的实验压力。骑自行车很快成了他生活的一部分，就像其他的方面一样，包括在实验室生存，挫折感，以及对患者的慈悲。

他每周的门诊依然在继续，至此已经坚持了 7 年。他采用多种疗法治疗各种癌症患者，主要还是化疗，并常常向丹娜法伯的泰斗们请教前列腺癌、肺癌、淋巴瘤等疾病的知识，毕竟丹娜法伯癌症研究所是现代癌症诊疗的发源地。在那时，癌症诊疗尚无进展。治疗乳腺癌的赫赛汀（Herceptin），也即那种针对某些患者具有的某种基因变异的药物，还未进行临床试验。能阻碍雌激素的他莫昔芬（tamoxifen）已经得到广泛使用，它在如今被看作是首个靶向药物。

雌激素是跟女性各性征相关的荷尔蒙，已经被发现跟一些乳腺癌有关。阻碍那类乳腺癌患者体内过量的雌激素生成已经被证明有抗癌效果。但他莫昔芬虽然针对的是体内某种特定化合物，却并未从根本上攻击癌症。雌激素是种荷尔蒙，不是基因突变。阻碍雌激素合成的药物能够停止或者减缓依赖雌激素那类乳腺癌的发展，但肿瘤根本的成因——也即导致雌激素过量合成的原因——并未得到处理。这就像是想要刹住运动中的车，只采取了移除油门，而没有移除马达的方法那样。（该药物虽然对很多患者有益处，却也具有严重副作用，其中包括增加子宫癌和子宫内膜癌的风险。）在医生、患者、制药界，以及公众的眼中，癌症还未被看成是种遗传病。医学还未到达到个性化境界，未能检查每个患者的 DNA，并据此设计治疗方案。原则还未被证明。

20

离开波士顿

到 1993 年，德鲁克已经在丹娜法伯待了 6 年，他开始焦躁不安。现在 BCR-ABL 和 AML 的联系已经牢不可破且广为人知。各种新激酶在世界各地不断被发现。分子生物学研究界正在大量报道这些激酶的突变版本与癌症的相关性。新的癌基因隔三岔五地出现在文献中。德鲁克头一天刚想到怎么对某种激酶用药，第二天就在某本文献中读到这个思路有人发表过了。他开始觉得为环境所困。"如果我想到一个好点子，我应该能去测试并发表它，"他觉得："但只靠孤军奋战是做不到的。"格里芬是个很好的合作者，但是他对开发 CML 药物并不像德鲁克那样上心。

是时候建立自己的实验室了，那样他就能掌控研究方向，全心全力地研发抑制激酶活力的 CML 药物。要做到这点只有一条路：他必须向丹娜法伯申请助理教授的职位、一些研究基金，以及一些实验室场地。"那个尝试不算成功。"德鲁克说。

德鲁克向丹娜法伯的首席医学官戴维·利文斯顿（David Livingston）提交了申请，他和德鲁克一样身怀医生和科学家的双重身份。他不是丹娜法伯的最高领导，但有通往教职位的门路。利文斯顿拒绝了德鲁克建立实验室的申请。"他对我本人和我的研究都没信心，"德鲁克说："他不觉得我能成功维持自己的实验室。"

但利文斯顿给德鲁克提供了另外一个机会。丹娜法伯正在筹建一个分子诊断实验室，他可以让德鲁克掌管这个实验室。随着科学家和医生在肿瘤中发现越来越多的基因变异，对患者的基因序列进行测量，了解其突变状态是至关重要的。虽然没人知道哪个突变会跟肿瘤发展有关，但将患者的突变情况包含在其病史记录中，看起来很合理。另外，跟肿瘤相关的遗传因素也在浮出水面（比如李法美尼综合征，患有这种遗传疾病的人更容易患上癌症），所以对家族进行基因检测的观念正越来越为人们所接受。这个分子诊断实验室将是丹娜法伯往这个方向发展的探路石。利文斯顿认为让德鲁克来管这个实验室会消耗他至少一半的时间。剩下的另一半时间，他可以用来进行自由研究。

德鲁克心动了。如果他有一半的时间可以自主安排，那能行得通。他可以在激酶研究方面做点成绩。于是他罗列出他认为诊断实验室所需要的东西——让其成型所需的技术和资源支持。"这单子一去就石沉大海。"德鲁克说。显而易见，利文斯顿觉得德鲁克狮子开大口，丹娜法伯没法满足，还因此对德鲁克心生罅隙。这次捅到马蜂窝的经历，让德鲁克意识到这是徒劳无功的尝试。"如果他们不肯投资，我也没必要花费心力，"他说："我何必在注定失败的项目上费时费力？"但是，已然触怒了这个身居高位的人物，德鲁克知道自己在丹娜法伯的前途渺茫。他必须做个决定：是继续跟着汤姆·罗伯茨做，还是离开这个世界顶尖的癌症研究所，自己去打拼一片天地？他心知只能是后者。

在德鲁克和丹娜法伯商议诊断实验室事宜时，他也向波士顿的贝斯以色列医院（Beth Israel Hospital）提交了申请。他们正在筹建一个研究分子信号转导的实验室。这正是德鲁克在过去6年中孜孜不倦的工作内容。在等待丹娜法伯关于诊断实验室的回音时，德鲁克收到了贝斯以色列医院的回复说他被录用了。德鲁克要他们开具正式的书面录用通知，但给他这个职位的医学主席说没必要，只要他来，这职位就是他的。德鲁克等了丹娜法伯一阵子，心中还存有渺茫的希望能继续留在此处。当他终于断了念头准备去贝斯以色列医院时，却被告知这个职位不再空缺。医院已经雇了人。

"那个时候，我觉得像被人在肚子上连踹两次，"德鲁克说："我是就此消失,还是愈挫愈勇,确定我最想做什么后尽力搏一把?"1993 年不是德鲁克的幸运年。他的婚姻失败了,他想扎根的城市没有他的位置。就他极目所见,只有一条路可走。"我要找到个工作,"他心意已决:"我得离开波士顿。"

他可以去自立门户开个癌症专科诊所,但那不是德鲁克想做的。他不想只给患者化疗。他的梦想是给患者更好的药物和治疗手段。他想要兑现诺言,在写给死去患者的家属的信件中曾提过:"我要进实验室,在找到更好的诊疗手段之前我不会停步。"这是德鲁克对他们的承诺。

现在那个梦想有了很具体的形象:创造出针对 BCR-ABL 的 CML 药物。"那就是我的目标,我知道那就是我想做的事情。如果我想改变世界,如果我想兑现对患者的承诺,那就是我要实现的目标。"他说。突然之间,研究所著不著名已不再重要,唯一重要的是他能不能对这个唯一的目标发力冲刺。"就这样,一切都明晰了。"

同事们问德鲁克为什么要走这条艰难的路。他们断言他一定会因为太过费力而迅速燃尽:要持续不断地争取研究基金,为研发一种看似不可能的药物不断挣扎。但德鲁克知道,走在看似容易的路上才会让他迅速燃尽。他知道那些告诉患者他们已经无能为力的对话才最耗他的心力。在纳修巴社区医院的那些日子里,他几乎每周都要进行这种对话,告诉那些心存微望的不幸者现有药物已经对他们无效,医生能做的只是帮他们在临终之际过得不那么痛苦一点。"如果我去开癌症专科诊所,这种事情每日都会发生,"他说:"如果是那样,不管骑多少自行车也不能让我感觉好一点。"

于是他列了个单子,罗列了那些具有目前规模较小但正在发展中的癌症研究机构的院校。他觉得比起那些已经尾大不掉的机构来说,一个新生的研究机构可能会给他一定自由度,让他追逐开发激酶抑制剂的梦想。他还列了个单子写下他愿意搬去的地方。在离别之际,德鲁克才承认他并未把波士顿当成真正的家。"我总觉得是个局外人。"他说。

放弃了长期浸淫在学术界导致的对名气的迷恋,他的生活多了些空间。他怀念户外生活,想念在圣迭戈度过的医学训练时期,也意识到运动在缓解职业生涯压力的方面变得多么重要。他要去一个整年都能慢跑和骑车的地方。他查询了纽约的医院，著名的冷泉港实验室，爱荷华大学。每个看起来都不错，但每个都不够完美。然后他访问了位于波特兰的 OHSU，跟一个名为格罗弗·巴格比（Grover Bagby）的人会面。"我看到的是一位致力发展癌症项目的人，一位坚信靶向疗法是癌症治疗前景的人，"德鲁克说："我觉得此人可信。"他首次面试的那天正好是 1 月一个阳光明媚的日子。"吸引我的有两点。"德鲁克不动声色地说，他对面试的职位深感兴趣，同时也被波特兰的山景苍翠深深吸引。"我立刻就爱上了这里。"他说。他对这地方一见钟情，甚至都没有去查询 OHSU 的学术排名。"如果我当时去查了学术排名，或许我会有犹豫。"他说。毕竟他刚结束在世界顶级研究所的训练。但也正是那个研究所让他了解，世界顶级排名并不代表里面每个人都能有适合他的个人发展。面试后不久，巴格比向德鲁克发出聘书，他欣然接受。

在他即将离开丹娜法伯去往波特兰之际，德鲁克致电向尼克·莱登道别。因为已经辞职，德鲁克没耐心再去遵循丹娜法伯和山德士之间协定的繁文缛节。他想要跟莱登讨论激酶抑制剂。他告诉了莱登他的计划，并问莱登有没有 BCR-ABL 的激酶抑制剂。"事实上，我们恰好有。"莱登告诉他。

莱登兴奋地告诉德鲁克，汽巴-嘉基的化学家已经找到了好几个能抑制激酶的候选化合物，其中有一个对 ABL 有很强的活力。因为 BCR-ABL 这个突变只存在于 CML 细胞中，他们只测试了这个化合物对正常细胞中的正常 ABL 的效力，而没有测试其对癌细胞中突变 BCR-ABL 融合蛋白质的效力。他们需要像德鲁克这样的人在实际的 CML 细胞中做实验，看看这化合物能不能抑制 BCR-ABL。这实验让谁做都行，但莱登希望是德鲁克来做。

"你想测试这化合物吗？"莱登问。

"我要在搬到波特兰之后才能测试。"德鲁克回答。

"行啊，等你到了俄勒冈之后跟我打个电话。"

在 1993 年 7 月，德鲁克搬到波特兰并建立起实验室。他在城市西南面的莱尔山社区租了套房子。每天,他顺着被林荫覆盖的蜿蜒道路走去上班,树木的枝叶洋溢着深浅浓淡的绿光,点缀着骑车和慢跑的路人。踩着啄木鸟在太平洋西北部的凉空气中打出的拍子,德鲁克走到马奎姆山的山顶,OHSU 的校园所在地,它俯瞰着胡德山和圣海伦火山,它们被白雪覆盖的山侧在阳光尚好的日子里闪耀着粉红和黄色的色彩。

8月的某天,德鲁克搬到波特兰的几周后,他收到了汽巴-嘉基公司寄给他的多种化合物,终于能开始进行他已心心念念多年的实验。

21

杀死细胞

　　1993 年,汽巴-嘉基公司激酶项目组中的领头化合物,也是最有希望投入市场的那个,并不是抑制 ABL 激酶的。那个领头产品跟 ABL 激酶抑制剂相似却有关键不同之处,它的抑制目标是 PDGFR 激酶。虽然莱登觉得针对 CML 的 ABL 激酶抑制剂是最有希望的化合物,可以用于证明激酶抑制剂是可行的癌症疗法,但 CML 患者的数目不大,公司领导层对其兴致不高。公司要求马特、莱登和开发组的其他人都专注开发针对常见癌症的激酶抑制剂。因此,代号为 CGP-53716 的 PDGFR 抑制剂成了领头。那个能高效抑制 ABL,代号为 CGP-57148B 的化合物紧接其后。莱登将这两个化合物都寄给了德鲁克,同时还寄送给他两种另外的化合物,以及一个没有激酶抑制活性的化合物作阴性对照。当德鲁克收到这些化合物时,除了公司的代号之外没有任何其他信息。德鲁克对 CGP-53716、CGP-57148B 和其他化合物分别是什么都一无所知,也不知道哪个化合物是没有活性的阴性对照。就像在临床试验中常用到的安慰剂糖丸,这个阴性对照存在的目的,是用于显示在化合物组中观察到的变化只由化合物引起,而不会在阴性对照组中出现。因为德鲁克不知道哪种药物是哪个,他能够进行盲测,让实验结果不受测试者影响。否则可能会因为他心中先入为主的期望,给结果造成有意或无意的主观偏差。

德鲁克还没有整顿好自己的新家,建立好自己的新实验室,就已经迫不及待地开始测试汽巴-嘉基的化合物了。在接下来的一年半左右,德鲁克和他的两个博士后研究者心无旁骛地测试这些化合物,还有另一个博士后继续研究 BCR-ABL 信号通路,这项研究比汽巴-嘉基的项目更容易申请到研究基金。德鲁克要带一些研究生课程,但他的首要任务仍然是将他带到波特兰的目标:促成针对 CML 的新药物,如有可能,给癌症治疗带来革命性的变化。

他测试了从患者身上采得的 CML 细胞,也测试了从表达 BCR-ABL 的转基因小鼠中抽取的白细胞。他也测试从其他白血病样品中培养出的细胞,其中不含这个变异激酶。最后,他还有接受过骨髓移植的 CML 患者和非 CML 患者的骨髓样品。他确立了能让他区分各个化合物效果的实验条约。很多工作都是在 1990 年他和吉姆·格里芬向山德士申请基金时所做准备上的再进一步。德鲁克要检验那些化合物能不能杀死细胞,如果能的话,他还要进一步证明细胞死亡是由化合物导致的,而不是因为其他的原因。

依照他在汤姆·罗伯茨实验室学到的知识,他准备了一排试管,向其中 4 管添加了微量的 CGP-57148B(但是德鲁克并不知道这是能直接抑制 ABL 的化合物)和从 CML 患者获取的细胞。在另一组试管中,他向同样的细胞添加了更多的化合物。还有一组试管里只有细胞没有加化合物。他用同样的设置测试了小鼠细胞的反应。连续 4 天,德鲁克每天都从每个试管中取一份样品进行细胞计数。如果 CGP-57148B 有效,那么癌细胞的数目会大量减少。抑制导致癌症的激酶,应该就能杀死癌细胞。

开始时每个试管中有 5000~20 000 个细胞。到第四天末,许多试管中依然有大量的细胞存活。在那没有添加化合物,只有人类 CML 细胞的试管中,细胞数目达到了 80 万个。测试的小鼠细胞也一样,低剂量化合物未能遏制人类或者小鼠的细胞增殖。

但在加了 CGP-57148B 的人类 CML 细胞试管中发生了一些令人惊异的事情:那些恶性癌细胞都死了。

在另一组试管中,德鲁克培养了一些从人体采得的细胞,它们含有 SRC 基因,而不含有 BCR-ABL 基因。这个设置能让德鲁克测试该化合物杀灭癌细胞的能力跟 BCR-ABL 有没有关系。在那些试管中，不含有 *BCR-ABL* 的细胞在有化合物存在的情况下依然分裂增殖。化合物 CGP-57148B 有针对 BCR-ABL 的选择性。在小鼠细胞中，他也得到了相同的结果。

德鲁克让另一位研究者独立重做了一次实验。这个研究者不知道德鲁克的实验结果。虽然德鲁克本来就不知道汽巴-嘉基给他的化合物是针对什么目标，他还是想确认自己没有无意给实验造成偏差。他溶解了这些化合物，将其标记为化合物 A、B、C 和 D 后交给一个博士后去测试。他知道一旦发表这些结果，一定会有其他的实验室立刻重复实验。他也知道误差很容易溜进来，比如把活细胞当成死细胞计数。这种盲测方式避免了博士后为了取悦老板而操纵数据结果。当结果再次显示 CGP-57148B 让试管中的 CML 细胞大量死亡时，德鲁克有了信心，不管谁用这化合物来做实验都会得到相同结果。

"你要不要一起来听听？布莱恩有初步结果了。"莱登问齐默尔曼，他还在贝塞尔的汽巴-嘉基。这是 1994 年初，莱登正要和德鲁克进行电话会议，讨论他 3 个月来的实验结果。德鲁克的实验几周前就完成了，但是博士后的重复实验才刚刚完成，他准备好报告全部发现。

齐默尔曼在桌边坐下，莱登、马特、巴克丹戈以及其他一些研究者都在桌旁等候来自波特兰的报告。

"谢谢你们的化合物，"德鲁克开场说："我拿到那些化合物后做了些测试，看起来抗癌效果很好。"

齐默尔曼清晰记得那时刻的感受。"令人难以置信。"他回忆道。

伊丽莎白·巴克丹戈也同样被这消息震撼到。"当我们拿到数据，看到这化合物只杀死含有 BCR-ABL 激酶的细胞而不伤害正常的血细胞时，这真是棒极了，"她说："这证明了化合物有选择性。"

德鲁克还有一条信息要跟瑞士的研究组分享。这个化合物还会抑制另一种激酶 KIT。这个激酶也跟 ABL 一样是酪氨酸激酶。德鲁克将 KIT 纳入这个化合物的抑制对象筛选实验中，发现

CGP-57148B 对其也有抑制效果。

整个合作团队，包括德鲁克和他的博士后，以及在汽巴-嘉基公司的化学家和生物学家们，一起写了篇论文描述这个实验，在不久后提交。他们都知道，论文要发表出来才是关键，这样才能确立他们在激酶研究界里的领地。论文的影响力也要高，这样才能将他们置于学科带头人的地位，不被人说成是在跟风，也能吸引广大群众的关注，相信有特异性的激酶抑制剂是可行的。对于德鲁克而言，这篇论文会是首个证据，证明他长久以来所信不虚，抑制激酶是可行之路，他期盼能改进癌症治疗，这篇论文将会把他的梦想化为现实。

因为实验结果惊世骇俗，作者们都很有信心这篇论文能发表在顶尖期刊上。他们将手稿送到了《科学》，但是被拒稿了。信心未失，他们又将论文送到同样顶尖的《自然》，但再次遭遇拒稿。

德鲁克感到既振奋又挫折，不仅仅是因为被拒稿。这是第一个临床前研究的结果报道，充实的数据足够说服人们去进行下一步开发。"结果很激动人心，而且我们几乎是向着临床试验直线前进。"德鲁克说。但每件事都耗时太久了。他本期待着汽巴-嘉基会立即对这数据做出反应。他知道有患者在等着新的治疗方案，而这个化合物可能就是能救命的那一个。

他还知道，世界各地的研究者对激酶抑制剂的兴趣都在与日俱增，他不想错失首摘桂冠的机会。"一部分原因是我不想被打败。"德鲁克承认。他有理由担心。在 1995 年，他们提交的手稿正在被评审时，那个发现了能同时抑制多种激酶，缺乏特异性的星形孢菌素的亚历山大·列维茨基，发表了一篇关于这个在自然界产生的激酶抑制剂的论文。和德鲁克共事的研究者很担心结果被抢先发表。"前有患者在等待，后有同行在竞争，"他说："我想尽快到达下一步。"

让他不解的是，汽巴-嘉基虽然已经看到了数据却没有进一步的动作。公司知道下一步该做的是在动物体内进行试验。在向 FDA 申请进行人体的临床试验之前，需要从动物实验中获取大量的毒理学数据。这是研发新药的常规途径，医药公司都熟悉。

"汽巴-嘉基的态度有点耐人寻味。"德鲁克说。他知道莱登也同样感到挫折。虽然有些小进展,但时间宝贵不容浪费。"我心想,你能不能现在就专注于这个化合物?我们能不能下个月就开展临床试验?"德鲁克回想自己当时的急迫心态。

汽巴-嘉基公司也知道,让一个药物成功的要素,CGP-57148B全部具有——几乎全部具有。美中不足的只有一点:目标市场太小。CML 的患者太少,将主治 CML 的药物推向市场对公司来说有点吃力不讨好。公司需要做动物实验,然后推进到人体临床试验,如果 FDA 批准其上市(审批过程也很花钱),市场分销和营销推广也要成本,考虑到这些因素,医药公司需要看到有上亿的利润才会行动。仅有少见的 CML 作为适应证的药物绝无可能达到这个销售目标。这是不可通融的事实。这个药物的医疗潜力的确很有吸引力,但吸引力没有大到能让公司放弃"营利"这一基本底线。

再说,公司的任务是给需要的患者提供新的医疗技术。如果公司要在癌症方面下成本,那么针对那些常见和高发的癌症下本钱,让最多的人能从科研成果中获利,不是更说得通吗?

"这个化合物在汽巴-嘉基营销部遇到很大阻力,因为 CML 患者的数量太小了。"莱登说。他的研究组被告知要将 PDGFR 作为第一个临床试验的目标。"[CGP-57148B]就像是后妈养的,"德鲁克说:"公司没有花力气将它推进到临床试验阶段。"

幸运的是,德鲁克的临床前研究还有一个构想,给他申请临床试验增加了分量。在早前,当他和其他人还在期望针对激酶开发药物时,德鲁克曾经想过用这种药物来直接治疗骨髓。他的构思是提取 CML 患者的骨髓,用这种药物加以治疗,杀死骨髓中的癌细胞,留下健康细胞存活并扩增。这样净化过的骨髓再被重新移植回患者体内。

为此,汽巴-嘉基赞助德鲁克实验室进行第二项实验:将这化合物与骨髓混合,看能否抑制白血病。这个实验正是德鲁克搜集骨髓样品的原因,他打算将其用在试验中,就和人与小鼠细胞系一样。德鲁克已经在两种样品中检测了莱登送来的化合物,包括没有 CML 也即不含有 BCR-ABL 激酶的,和那些携带费城染色体的

CML 患者样品。

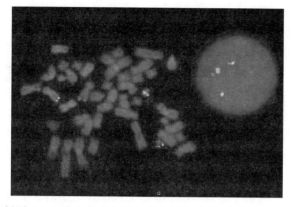

插图 12：用荧光原位杂交技术染色的 CML 患者染色体。   插图 12 彩图
其中红点表示 *ABL* 基因，绿点表示 *BCR* 基因。黄点则意
味着是 *BCR* 和 *ABL* 融合在一起的染色体。

这些实验的结果需要在细胞遗传学实验室里进行分析。那时候有种名为荧光原位杂交（fluorescence in situ hybridization，FISH）的新技术正在逐渐进入实验室。FISH 技术能让 DNA 的特定区域在荧光显微镜下发出不同颜色的荧光，从而让遗传学家计算出含有特定基因序列的细胞数目，或者重新排列基因序列的次数。通过 FISH 技术染色，*BCR* 基因散发出绿光，而 *ABL* 基因闪烁着红光。在正常细胞中，红绿光应该是遥遥分开的，显示它们分别处于不同的染色体上。在 CML 细胞中，因为基因重组，9 号染色体和 22 号染色体交换遗传物质形成费城染色体突变，让红点和绿点比邻而居。当红绿色紧挨彼此时，看起来常常呈黄色，这是发射荧光的性质。利用荧光显微镜观察，研究者能通过数那些黄色小点的数目，来确定样品中有多少细胞包含费城染色体。这项技术恰好在德鲁克研究 CGP-57148B 所需要的时候面世，德鲁克能利用它来确认 CGP-57148B 对肿瘤细胞有多大的效用。如果这化合物能起作用，那么那些红绿混合而成的黄色小点数目应该会降低。

德鲁克将装样品的试管用圆形的泡沫保温盒装好，拿到楼下的细胞遗传实验室，试管帽遮住了溶剂和骨髓的混合物，并没有透露太多信息。在细胞遗传实验室里，染色体专家海伦·劳斯（Helen Lawce）将这些细胞与带荧光的 DNA 探针一起孵育，然后在显微镜上检视成果。劳斯曾短暂地与蒋友兴共事过（蒋就是那个首次确定了人类染色体的正确数目的印尼科学家），她坐在暗室中调节一个巨型的荧光显微镜，白发在脑后扎成马尾垂到肩上，背景中她喜欢的民谣音乐在暗室里低声播放。

在非 CML 患者的骨髓样品中，化合物没有起任何作用。但看到那些 CML 患者的骨髓样品时，劳斯感到困惑。她给德鲁克打电话说："我没法告诉你还有多少细胞是含有费城染色体的，因为它们都死了"。德鲁克闻言欣喜若狂。劳斯不知道他为何这么兴奋。"有什么不得了的？"她暗想："我用清洁剂也一样可以杀死全部细胞呢。"德鲁克将自己的工作保密得很好，所以对于劳斯来说，他的兴奋劲儿有点不可理喻。她不知道为什么细胞都死了是一件好事。

但是德鲁克知道细胞都死了意味着化合物起作用了。在这项试验中，从 CML 患者获取的骨髓细胞与 CGP-57148B 混合后，高达 80% 的细胞都被化合物杀死了。如果让剩下的细胞再次生长，在没有加 CGP-57148B 的情况下，新生细胞中还会有 BCR-ABL 基因；如果在其生长时加入 CGP-57148B，那么只有不到 20% 的新生细胞中含有突变基因。德鲁克同时指出，有些 CML 患者不含有费城染色体，这些患者虽然罕见却的确存在，对于来自这类患者的骨髓，化合物没有起抑制作用。

骨髓实验的结果让汽巴-嘉基公司的研究组看到了两件事：首先，是被称为"净化"的骨髓清洗步骤对治疗患者并无益处，因为净化后正常细胞也不能达到安全标准。同时，这个实验也无可置疑地证明了这化合物能杀死 CML 细胞而不伤害正常细胞。之前的试管结果都证明了这个化合物的潜力。但是从 CML 患者采得的骨髓是跟实际患者最接近的样品。如果这化合物能对骨髓样品有效，那么极有可能它对患者也有效。

"对我们来说，这是非常有说服力的数据，让我们将 CML 推到最前线。"莱登说。汽巴-嘉基对进一步开发 CGP-57148B 的犹豫也让他感到挫折。不过他多少能理解。"公司是商业机构，他们开发药物时必须要考虑潜在市场,"他说。但他也知道,在研发全新种类的药物时,最聪明的策略是在药物最可能成功的领域里进行试验。"CML 就是那个最可能成功的领域。"莱登说。有了骨髓数据,莱登、马特以及研究组的其他人终于有了不容置疑的证据来支持对这个化合物进行临床试验。"这实验数据让我们说服了公司在 CML 试药。"

最后在 1995 年,公司首肯了。那年 6 月,汽巴-嘉基召开了初次会议,商讨关于 CGP-57148B 的临床试验事宜。与会者包括莱登、巴克丹戈、德鲁克、汽巴-嘉基临床开发部门的中心医学顾问约翰·福特(John Ford),以及一个名为阿洛伊斯·格拉特沃(Alois Gratwohl)的人,他是福特的外部顾问,提供临床试验过程方面的建议。CGP-57148B 通过了毒理学实验。1 期临床试验——在人体上测试任何新药的首个步骤——被设定于 1996 年 11 月左右,那时离马特创立激酶抑制剂项目已经有 12 年。

22

有得有失

当决定将 CGP-57148B 推进到临床试验时,有两项任务迫在眉睫。首先是要将化合物转化成药物,然后这药物要通过安全性检测。安全并不表示药物没有副作用,但公司需要确定这药物至少不会药死人。

从实验室到早期临床开发是个巨大的工程。要造出一种能在细胞中有效的分子已经是项挑战。要将那个分子转化成能口服的药物,还要能在活生生的人体内,特别是在白血病患者中起效,更是项艰巨的任务。面对外来物,免疫系统不是人体唯一的防御。消化系统也会排挤那些对身体无益处的物质。"胃部天生能消灭化合物。"齐默尔曼评价说。

要将化合物转化成身体不会立即排斥或分解掉的药物绝非易事。要进入身体时,这分子需要能在水溶液中保持稳定而不溶解。要离开身体时,这药物需要在完成工作后能穿越通过肝脏的门静脉,在肝脏中被分解,继而被排泄。这些性质都要添加到原来的分子上,同时还不能影响它针对 ABL 激酶的特异性,与目标结合的强度,以及杀死癌细胞的能力。

当实验室完成设计工作后,就要在动物中进行试药。这是药代动力学和药效学的领域。研发组需要搞清楚药物怎样被吸收进血液并分布到全身,肌体如何代谢以及排泄这个化合物。这些因素对于药物的可行性至关重要,程度跟它能抑制激酶的能力不相上下。如果化合物不能安全地从肌体排出,那么它就可能积累在肾脏或者肝脏中变成毒素,这会是个问题。记录下这物质对肌体的各种影响,不管好坏,也是很重要的。这药物会升高血压吗?会导致腹泻吗?会导致过度口渴吗?这些数据都只能通过动物实验获得。

在汽巴-嘉基公司,每个部门各司其职,分隔各部门的墙壁既高且厚,隔开了负责创造新药候选的发明组,以及在候选化合物出现后接手的开发组。"一旦你将化合物交给开发组……你对这化合物就没有什么话事权了,"马特说:"你可以一说再说,但他们还是只会做他们想做的测试。"将候选化合物交予开发组进行毒理学测试后,马特以及包括莱登、齐默尔曼、巴克丹戈和其他人的研究组对接下来的进展就没多少控制力了。

按马特的角度来看。这种分割是有隐患的。他感觉开发组把发明组的研究者都当成是"傻瓜和小丑",而开发组自己才是创造新药的行家里手。而且,虽然可以理解,他们也常常过于保守不愿冒险,为一种新化合物搏一搏。这两种性格看起来相辅相成,创造出过于谨慎的恶性循环。

这种谨慎在发明组将化合物移交开发组不久后就显现了。药物进入人体有几种不同的途径:可以通过静脉注射,也就是用注射器注射到静脉内;皮下注射,也就是注射到皮下;或者口服配方,也就是直接口服的片剂或者溶剂。

马特、莱登、德鲁克以及发明组的其他人都希望把 CGP-57148B 做成口服配方药物。临床前试验结果显示,需要频繁给药才能达到抑制促进癌细胞生长激酶活力的目的。德鲁克最早的结果曾显示,需要抑制激酶活力 16 小时才能杀死癌细胞,这暗示 CML 患者可能需要每日服药才能起效。如果药物是每天一剂,那么口服配方要比注射方便得多。输液也不是完全不行——有许多癌症药物都是连着一两周里每天注射,有时候这种输液要花上数小时——但如果能有一瓶药物让患者自己在家服用则再好不过了。

但是开发组很快就告诉马特,他们没法做口服药。"我们听到的首个坏消息……是说这化合物不能被制成口服药,不然它没法进入血液循环。"他说。换句话说,将化合物做成口服药的过程会让它不能为肌体吸收。他们告诉马特,口服配方是完全不可能的。

对于这个结论,马特不大肯定。照他的估计,开发组没有对口服药做足够的努力。他确信是开发组和研究组之间的龃龉让他们得出这个结论,但正因为存在这种紧张关系,让他没有办法去抗议。于是马特、莱登和德鲁克退而求其次,接受了静脉注射的配方。CGP-57148B 需要被转化成一种能用注射器注入 CML 患者体内的物质。然后,药物会通过血液循环进入细胞,杀死含有 BCR-ABL 酪氨酸激酶的癌细胞。静脉注射配方不是最好结果,但至少这药物在被开发,那是最重要的。

当开发组研究静脉注射配方时,德鲁克在准备关于这化合物的首次公开演讲。在 11 月中旬,他刚刚把临床前研究结果投给第三家期刊,《自然》的子刊《自然医学》,并准备在当年的美国血液学会(ASH)年会上做报告,这个会议于 1995 年末在华盛顿州的西雅图市召开。这是全世界研究血液疾病的医生的最大盛会,他们的研究对象包括白血病、淋巴瘤和骨髓瘤,能在这种会议上做报告是癌症研究者的职业生涯亮点,是能留待日后回味的成就。

"我们证明了 CGP-57148B 能特异性地杀死那些表达 BCR-ABL 蛋白质的细胞。"研究摘要中写道。德鲁克向一小群听众讲解他的发现,化合物对 BCR-ABL 阳性的细胞有着显著效果,而对不含这种变异激酶的细胞没有什么损害。"这个化合物可以用来治疗 CML 和其他 BCR-ABL 阳性的白血病。"他的幻灯片上写道。德鲁克是这个报告的第一作者。巴克丹戈,莱登,以及格罗弗·巴格比,就是那个聘请德鲁克去 OHSU 的人,也都在结尾挂名。

来听这个演讲的有 50 多人,演讲本身并没有造成太大轰动。这不奇怪。用细胞系做出的实验结果一般都还很初步,达不到吸引媒体激动大众的程度。有一个叫约翰·戈德曼(John Goldman)的人在德鲁克讲完后上前攀谈。戈德曼是个英国肿瘤学家,他因为给白血病患者做骨髓移植而驰名欧洲,汽巴-嘉基向他通知了德鲁克的工作成果。戈德曼对这结果非常感兴趣,于是在会议结束后跟德鲁克一起回到波特兰,因为旅馆客满,他暂时下榻在假日旅馆的舞会厅里。第二天,德鲁克答应给戈德曼一些化合物带回伦敦的汉默·史密斯医院(Hammersmith Hospital)。当戈德曼在自己的实验室里重复出德鲁克的实验结果时,他知道这化合物非同一般。

即使被这个著名血液疾病研究者注意到,德鲁克依然心绪不宁。他知道静脉注射配方已经被研发出来,毒理学测试正要开始,他急于听到任何进展的风吹草动。除此之外,汽巴-嘉基关于临床试验的一些风声也让他焦虑。在结果积极的初次会议之后,他听说公司在考虑要在得克萨斯州休斯敦市的 MD 安德森肿瘤中心(MD Anderson Cancer Center)进行首次人体实验。"他们还没确定要不要把我包括进这个项目。"德鲁克说。他多少能理解这个考虑。那个时候 CML 的标准疗法干扰素就主要是在 MD 安德森肿瘤中心研发的,该项目带头人是个名叫莫舍·塔尔帕兹(Moshe Talpaz)的白血病专家,而且 CML 患者也因为 MD 安德森在这疾病诊疗界领先的名气而云集于此。既然世界顶尖的白血病医生在 MD 安德森,汽巴-嘉基做 1 期临床试验当然想要跟最好的研究者合作。德鲁克心知他不是主持这个临床试验的最佳人选。"我诊所里有多少 CML 患者?总共 3 个。"但是他一直紧跟着这个药物的研发过程,并且他是世界上为数不多的推广激酶抑制剂思路的肿瘤医生之一。"我得争取这个机会,如果他们要上临床试验,我必须参与其中。"他说。

在这个时候,德鲁克不但要跟公司争取,还要跟自己的心态较劲。说到底,最重要的事情难道不是看到药物面世吗?"如果某种药物能给患者带来益处,我在其中扮演什么角色有那么重要吗?"德鲁克自问自答:"不,不重要。"但是他不能轻易放手。"这药物是我的宝贝,"德鲁克说:"这是我职业生涯的赌注,我想要参与这个临床试验。"他拒绝放弃,但公司对药物开发不温不火的态度让他心有顾虑,不知道汽巴-嘉基对他的参与意愿是种怎么态度。最后是莱登让德鲁克放了心。"我一直信任尼克,有他的领导,我应该会在项目中,而且更重要的是,这化合物会进入临床试验阶段。"

到了 1996 年 2 月，汽巴-嘉基又开了一次关于 CGP-57148B 的研发会议，虽然药物还未完全准备好，但要进行临床试验的话，准备工作要早早开始。项目组包括了那些研发药物的科学家，以及将要进行药物测试的医师，他们有很多事项要解决。公司的代表有莱登、马特以及福特，他还在为格拉特沃做顾问。德鲁克也收到了邀请，这让他信心倍增，至少在目前，他还有希望成为项目负责人，领导临床试验。约翰·戈德曼也参加了这个会议。

德鲁克还邀请了 UCLA 的查尔斯·索耶斯（Charles Sawyers）加入项目组。索耶斯是专精白血病的肿瘤医生，他和德鲁克多年前在一个肿瘤研究会议上一见如故。他们两人都是医生出身，但都对实验室研究情有独钟，还都将白血病作为职业攻坚的目标。事实上，索耶斯在欧文·威特的实验室受训，而欧文·威特和戴维·巴尔的摩正是当年发现 bcr-abl 和 CML 之间联系的主要贡献者。

1995 年年初，德鲁克首次把从细胞系和骨髓样品试验中得到的关于 CGP-57148B 的结果出示给索耶斯，他立即同意德鲁克的看法，觉得应该要求公司安排临床试验。"有什么理由不试一下呢？"他对德鲁克说，心中为数据折服。索耶斯知道激酶项目是外围项目，公司对其兴趣平平。德鲁克要求索耶斯加入临床试验策划组，有部分是想向公司表明，有了索耶斯再加上约翰·戈德曼的联手合作，他们能够招募到足够的 CML 患者进行 1 期临床试验。

在设计临床试验方案时，策划组必须决定该化合物是否仅在 CML 患者中测试，还是可以用于其他类型的癌症；对于 CML，又是该用于哪个阶段的患者？临床试验将在哪里进行？要招募多少研究者？要募集多少患者？凡此种种，不一而足。将有大量的文书工作要准备，所以虽然连动物实验都还没开始，对于研究组来说也分秒必争，时不我待。

1996 年初春，静脉注射配方已经准备就绪，巴塞尔的研发组添加了所有必要的特性却没有破坏化合物的抗激酶活性。这个化合物已经可以进入下一个阶段，即动物试验。据美国食品和药物管理局（Food and Drug Administration，FDA）规定，新候选药物必须在两个物种里进行测试,其中必须包含一种非啮齿类动物。静脉注射配方将在大鼠和狗身上试验。研究组计划了几个不同的毒理学研究。在第一个测试中,化合物将以弹丸注射的方式打入动物体内,也即是说,整个剂量将在一次注射中迅速注入血液。在接下来的研究中,剂量则会以输液的方式,花 3 小时徐徐注入体内。

在将 CGP-57148B 从候选化合物转为静脉注射配方的几个月中,一个名叫彼得·格拉夫(Peter Graf)的人继续致力将 CGP-57148B 做成口服药。格拉夫是汽巴-嘉基药物动力学前研究主任,像莱登和马特一样,他知道药物的口服配方要比静脉注射配方好多了。他进一步的研究结果跟开发组的最初结果相矛盾,验证了马特一直以来的怀疑。格拉夫显示,该化合物可以被制成可溶性配方,这配方能让化合物在身体的水环境中保持完整,又能在口服后被吸收到血液中,而不是被消化后与其他代谢废物一同被排泄掉。开发组中的一些人认定为不可能的事,格拉夫却证明了可行性。但是,既然静脉注射配方已经在进行毒理学检测,口服配方被束之高阁。

1996 年 4 月中旬,德鲁克获悉那篇临床前试验结果的论文终于被《自然医学》杂志接受。该论文在 4 月 30 日发表,恰逢德鲁克 41 岁生日。德鲁克曾在 ASH 年会上指出:“该化合物或可用于治疗 BCR-ABL 阳性白血病。”这是许多在研药物报告都会使用的常见措辞,温和得有足够的数据支持,能引发人们兴趣而又不言过其实。在那时候,德鲁克心里其实没底,不知道他是否有机会进一步探索这化合物的潜力。药物开发进展缓慢,结果看似遥遥无期。而且,虽然动物试验已经开始,研究方案已经讨论过,汽巴-嘉基依然没有给出一个确定的答案,如果毒理学试验结果顺利,是否就会进入临床试验。德鲁克对药物有信心,并且迫切地想走到下一步,但公司方面的进展令人沮丧。

1996 年 5 月 13 日,德鲁克收到了约翰·福特的传真,他是公司和外界研究者之间的联络人。在两段话中,福特转达了德鲁克等得心急如焚的消息。那个月初,汽巴-嘉基研究委员会讨论了这个化合物。福特写道:“我们的提案收到了良好的反响,我们相信公司会批准进行临床试验。”下一步就是起草人体实验的条案。福特预计在 7 月初会进行规划会议。FDA 已经联系了公司，期待进行一次面对面的会议。一切都在成真。

一个月后，德鲁克收到福特的第二份传真，邀请他在当年夏季去华盛顿特区参加会议，讨论关于 CGP-57148B 临床开发的后续步骤。公司正在与 FDA 代表商洽，进行提交新药研发申请（IND）的初步谈话。FDA 将在临床试验开始之前告诉汽巴-嘉基公司所需要的一切。FDA 也要审议批准药物所需的临床资料。除了德鲁克之外，约翰·戈德曼，UCLA 的查尔斯·索耶斯以及 MD 安德森的莫舍·塔尔帕兹也都被邀请。这些是汽巴-嘉基公司计划参与 1 期临床试验的人员。他们将是项目负责人。

犹如天地突然放晴，一切看起来都很顺利。CGP-57148B 的首个人体实验终于就要进行。公司也和研究者在同一战线，与 FDA 商谈，为前路铺垫。德鲁克也如愿成为研究者之一。无须再等待，该药将在 CML 患者中进行测试。

然而，在 1996 年 7 月 9 日，传真机再次响起，福特的第三封信带来了第一次毒理报告，消息不佳。在为期 4 周的研究中，不同剂量的 CGP-57148B 通过导管输入实验狗的颈静脉，剂量是每千克体重 6 毫克，20 毫克或者 60 毫克，在这 28 天里，实验狗每天都会接受输液，每次输液时间是 3 小时。福特写道，在一些接受 20 毫克或 60 毫克药物的狗中出现了"大量坏死性血栓性静脉炎，从导管尖端延伸到肺部"。原来，药物会在血液中结晶，并导致血液凝块。在实验的第一周就出现了这问题，有些实验狗因此死亡。毒理学家调整了输液时刻表，但问题没有解决。

这血液凝块令人不解。在第一次毒理学试验中采用弹丸注射时，大鼠和狗都能耐受化合物。福特和毒理学组都无法解释这个现象。福特告诉德鲁克，他怀疑有一些"尚不明确的技术问题"。但不管原因是什么，这项实验必须重做，这也让初次临床试验的时间要顺延 6 个月。

德鲁克盯着传来的文字，难以相信他所读到的内容："考虑到毒性的严重程度，以及要解决这问题所花费的时间损失，我们倾向于放弃用静脉注射配方进行临床试验的计划。"

幸好不是全盘皆输,福特希望能继续用该化合物的口服配方进行试验。格拉夫的成果拯救了这个项目。他提醒德鲁克,当初之所以采取静脉注射配方,是因为药物开发组错误地预测口服配方不能被吸收。福特写道:"放弃静脉配方试验会让我们大家都少走弯路。不过,口服配方药剂现在则要从头开始做毒理学试验。"他修改了原定于 1997 年 3 月开始的人体实验时间。与此同时,公司取消了与 FDA 的会议。因为要与 FDA 讨论 IND,就算是只谈谈初期意向,FDA 也会要求至少提交在两个物种中得到的毒理学数据。

福特依旧保持乐观,他写道:"很自然的,我们对这些意外事件感到非常失望,但是我们诚挚地认为它们只是暂时性挫折。"并在结语中指出,CGP-57148B 已经被公司发展委员会提拔到临床研发的状态了。

23

"要想给人用这种药,除非先打倒我"

　　当 CGP-57148B 分子在实验动物血管中穿行的时候,汽巴-嘉基与其在莱茵河畔的竞争对手山德士也在经历合并。这次合并诞生了世界上最大的医药企业,重命名为诺华(Norvatis)公司。对于德鲁克来说,这个消息颇具讽刺意味。在几年前,正是因为丹娜法伯与山德士达成了协议,让他和莱登不能进一步合作。而现在,他在尽心尽力为诺华开发的药物,正是山德士当年连一点点热情都懒得表现的。

　　20 世纪 90 年代中期是药企合并的时代,巨头们彼此合纵连横,其中包括葛兰素(Glaxo)和威康(Wellcome)、法玛西亚(Pharmacia)和普强(Upjohn)以及罗氏和勃林格曼海姆(Boehringer Mannheim)等。这种持续经年的局面,是由于行业内研发力的普遍降低,以及仿制药狂轰滥炸的结果。1984 年,作为联邦法案通过的"哈奇·维克斯曼法案(Hatch-Waxman Act,又称'药品价格竞争与专利期补偿法')"放松了对仿制药商的限制,允许他们的产品只基于生物等效性进入市场,无须临床数据的支持。也即是说,只要制造商能证明仿制药具有与被仿制药物相同的性质,他们就无须先进行昂贵的临床试验去评估药物的安全性和有效性,再去获取 FDA 批准。这个法案让开发仿制药变得更便宜,推广仿制药也变得更容易。随着专利到期,那些曾经被专利保护的分子的高仿药物立刻蜂拥而上淹没市场，开发品牌药物的制造商的收入也会下降。某种仿制药被批准的那一刻，它所仿制的品牌药销售立刻开始下跌，这个时刻被业内称为"专利悬崖"。

企业合并就是对这些综合因素的应对，这是医药公司保持利润上升和产品管线充足的一种方式。（最终，防止亏损的策略还包括付款给仿制药商，让他们推迟将仿制药投放市场的时间，并为品牌药物创造新的适应证来延长专利时间，这些被称为"常青"的做法是通过法律漏洞运作的，通常上不得台面，但可以给公司带来数百万美元的额外收入，即便结果只是延长几个月的品牌专营权。）

可是，汽巴-嘉基和山德士在合并时对于加大研发成本的承诺，并没有延伸到激酶抑制剂计划。当诺华公司成立时，"一切都停止了。"莱登说。CGP-57148B 静脉注射剂的初步毒理学报告遏制了公司对该药物的兴趣，虽然动物试验还在进行，但所有的临床试验方案都被重新审查，这是合并时的例行公事。莱登说这是大公司的日常运作。"在诺华公司没有人为这药物代言。"公司缺乏足够的动力去推进一种只适合极少数患者的药物。

因为对这家药企巨头行事速度不满，莱登在合并后不久就辞职了。他自己创建了一家名叫肯耐迪克（Kinetix）的小型生物技术公司，几年后被安进（Amgen）公司购买，并产生出几种激酶抑制剂的临床研发。莱登走后，伊丽莎白·巴克丹戈接任了诺华癌症研究项目的生物部主任。

和马特一样，莱登也一直是推进 CGP-57148B（诺华成立后改名为 STI-571）进行临床试验的背后动力。失去了他最坚强的行业盟友，再加上令人失望的初期毒理学报告，德鲁克担心诺华将失去对这药的兴趣。

那篇登在 1996 年 4 月的《自然医学》论文几乎没有引起什么反响。那个春天，人们关注的是血管生成抑制剂的前景。由一位名叫朱达·福克曼（Judah Folkman）的科学家领军研发，血管生成抑制剂旨在通过切断肿瘤的血液供应来杀死癌细胞。那位和弗朗西斯·克里克，莫里斯·威尔金斯（Maurice Wilkins）以及罗莎琳德·富兰克林（Rosalind Franklin）共同确定了 DNA 的双螺旋结构的詹姆斯·沃森曾经高调宣称，通过抑制血管生成，癌症将在短短几年内被攻克。在癌症治疗的美丽新世界里，激酶抑制剂几乎算不上一个脚注。德鲁克接到一些询问电话，来电者最后几乎都要问这个药物是否会进入临床试验。德鲁克说："那是很合理的问题。"但对他来说这也是最难回答的问题。他不想承认心里没底，不知道药物是否会被继续研发，他也不想对诺华指手画脚，激怒公司从而妨害化合物被进一步开发的机会。

有一个名叫亚历山德拉·哈迪（Alexandra Hardy）的记者约见德鲁克进行面谈。她来自得克萨斯州的休斯敦，最近随丈夫工作调动搬到波特兰，美联社分配她这个采访任务。哈迪对于这篇稿子的意兴颇为阑珊。她之前报道过医疗突破类新闻，知道这类炒作常常是盛名难副。"我不认为这种药物有什么前途。"不过，她注意到德鲁克的其他特质："他与患者互动的方式，比他的研究给我留下更深的印象。"她说。哈迪平时并不特别青睐医生，但她立即注意到德鲁克对患者的尊重。这种尊重态度在她的记忆里历久弥新，而她访问的原因却没有这效果。

哈迪的报道发表在《俄勒冈人》上，其后无人问津——或者说几乎无人问津。一位名叫巴德·罗米尼（Bud Romine）的CML患者给德鲁克留言，说该药如果能进入临床试验阶段，他希望成为第一个受试者。这篇文章还给德鲁克招徕了更多的CML患者，他现在成为在CML方面受到广泛认可的专家了。

同时，诺华继续进行着口服配方的毒理学研究。研究者给大鼠服用低、中或者高剂量的STI-571，进行每次持续13周的两次试验。一些动物在第一个13周里产生了一些肾脏问题，但在第二个13周试验里问题消失了。一些动物中出现了精子生成速度减缓的现象。在给予最高剂量的大鼠组中出现实验动物排泄血尿或深色尿的现象，以及口鼻部肿胀和唾液分泌增加。在26周后，研究者对实验动物进行安乐死，称重它们的器官。许多动物出现睾丸重量下降。有些出现肝脏问题，但并不致命。高剂量药物组里有两只大鼠死亡，但低剂量组和中剂量组的动物均存活。

在雌性大鼠中,这药物导致了一些动物卵巢中卵泡发育的问题。血液样本显示,在雌性大鼠中,药物在体内积累的速度要高过雄性大鼠。给怀孕的大鼠和兔子用药会导致胎儿损伤。给处于哺乳期的大鼠用药,化学物质能从血液转移到母乳中。

毒理学试验持续了一年多的时间,远远超过了约翰·福特发给德鲁克的最后一封传真中所预测的几个月,也大大超出亚历克斯·马特的预料,他只能默默远望,心中惊讶。为了研究 STI-571 对中枢神经系统的可能影响,研究者给小鼠用药后观察是否出现震颤和运动功能受阻的情形,但没有发现问题。为了研究 STI-571 的心血管毒性,研究者麻醉了一组大鼠并给药一次。除了动脉血压短暂下降以外,动物没有其他心脏不适。

为了研究药物对胃肠道系统的影响,研究者给予一组小鼠不同剂量的 STI-571。两小时后,再给它们喂食少量不能消化的木炭,并观察接受更高剂量药物的小鼠是否会比那些接受较低剂量的更慢地排空木炭。如果药物会影响肠道,那么木炭需要更长时间才能通过胃肠道系统排泄出来。所有小鼠排出木炭的时间都差不多。

研究者还给一组小猎犬每天口服 60 毫克药物持续 13 周,以调查任何潜在的副作用。一些动物出现了严重的腹泻,但是后来恢复了。

研究进行的时候,德鲁克没有从诺华听到什么消息。并不是他被忽视了:音信全无是标准程序的一部分。数据正被记录,并将汇总到最终的毒理学报告中。而且这类研究很花时间。每项测试大约需要 3 个月,然后再要 3 个月的时间分析数据,其中包括处死动物,让病理学家充分检查内脏的时间。在分析完成之前,调查结果将不会发给公司外的人。德鲁克埋头研究,让自己无暇他顾。

最后,有位诺华公司的代表跟德鲁克讨论结果。又是坏消息。在一项研究中,实验狗每天接受 600 毫克剂量的药物,发现高剂量的药物会引起肝衰竭。而在大鼠中,即使低剂量也可能导致一些肝损伤。公司认为,该药对于人类来说太危险。其中一名毒理学家甚至对亚历克斯·马特说:"要想给人用这种药,除非先打倒我。"

为了测试肝脏的毒性,研究者以递增剂量给实验动物用药 13

周。数周之后，受试动物肝脏中的细胞就开始死亡，而胆管内部的细胞则开始以超出正常的速度增殖，这通常是癌症的前兆。毒理学家定期频繁检查肝脏中的酶水平。酶水平升高则表明肝损害。但是当观测到肝酶水平升高时，他们并未停止给药。到两三个月后的研究结束之际，实验狗的肝衰竭。研究结束 4 周后，部分实验狗仍显示肝功能障碍。

德鲁克质疑了这种实验设计背后的理由。"既然已经发现实验狗出现肝酶升高，你为何不停止用药呢?"他解释说:"如果我给病人用药时遇到肝酶升高的情况，我就会停药。"德鲁克知道施用在研癌症药物要遵循与高毒性化疗相同的原则。当用药剂量太高，患者难以忍受时，医生会降低剂量。当药物副作用过大时，医生会暂停治疗。癌症患者并不会被强制用药到肝衰竭的地步。实际上，在整个治疗期间，患者的所有器官功能都会被仔细监测。"我们知道要看什么指标，我们知道什么时候停止用药。"德鲁克说。在临床试验中的受试患者甚至会收到比常规诊所治疗更频繁细致的监控。

此外，肝脏问题大多发生在剂量是每天 2000 毫克或更多的受试动物中。德鲁克从他的临床前研究中了解，药物的理想剂量可能会比这低得多。所以他并不因药物的肝毒性而烦恼。进行毒理学测试的目的是检测药物如何影响肝脏，而不是过量给药直到杀死动物。他知道，如果他看到 CML 患者的肝酶水平升高，他就会停止用药。任何肿瘤学家都会注意观察这些具体的警告标志，因此给人用药时肝衰竭的风险极小。

但诺华却不这么看。"他们认为，我们将不得不采用实验猴试药，这又将会多花费几年的时间。"德鲁克回忆说。有人告诉他，除非有了实验猴的数据结果，诺华才会决定是否启动临床试验。

诺华担心的是，当 FDA 看到来自实验狗的肝脏数据后，会出于安全考虑而禁止临床试验。事实上，诺华肿瘤部有名以前曾在 FDA 任职过的成员，他坚称这药物将无法通过 FDA 对毒理学数据的审查。对德鲁克来说，这种担忧有点夸张。毕竟，当时 CML 的标准疗法干扰素对许多患者来说并不奏效，而有效的患者也常常会产生剧烈副作用。唯一真正能治好 CML 的骨髓移植疗法，又仅仅只适用于一小部分 CML 患者,他们首先还必须经受难熬且危险的手术,才有达到不带 CML 生活的可能性。治疗选择这么稀少,FDA真的会仅因该药可能的肝毒性而不批准一种新药的试验吗?而且肝毒性容易识别,可以远在其危及患者生命前就停药,避免产生严重后果。"如果 FDA 因噎废食,我会很想不通。"德鲁克说。并且,有位同事后来告诉德鲁克,狗的肝脏特别敏感,所以狗比其他实验动物或人类更容易产生肝脏方面的副作用。

在诺华内部,对药物毒性的担忧态度看似审慎和事出有因。动物实验出现严重毒副作用的情况下,公司真的能够继续启动人体实验吗?"如果我们做了人体实验,然后有患者死亡,我们将陷入很大很深刻的麻烦,"齐默尔曼说。"错误会让公司的声誉蒙尘。"

这种担心绝非杞人忧天。在实验狗上观察到的伤害可能出现在 CML 患者身上。倘若如此,患者可能会死于药物副作用。反应停(thalidomide,又称沙利度胺)的阴影仍然压在医药公司的头顶。20 世纪 50 年代,孕妇使用反应停后所产的胎儿四肢和器官严重变形,40% 的"反应停婴儿"都在不到 1 岁时夭折。在用于人体之前,这种药物只在啮齿动物中做过测试,那次灾难是 FDA 开始要求动物试验包括多个物种的原因之一。(在今时,反应停被用于治疗多发性骨髓瘤,那是一种血液癌症,但这种用途是在初始失败的几十年之后才被发现的。)STI-571 也可能带来这种灾难性后果。"那时你会事后诸葛亮地说,为什么当初要冒险呢?"齐默尔曼说。

既然莱登已经离职,德鲁克知道自己需要挺身而出。"布莱恩非常专注于他的患者,"莱登说:"他觉得当时对 CML 的诊疗手段很令人沮丧绝望,医生基本上只能束手旁观病情进展。"德鲁克理解公司保持谨慎的必要,但谨慎也该有个度。与身处在贝塞尔犹豫不决的行业代表不同,他每天都会亲自接触病危癌症患者。他知道,让公司犹豫的除了安全问题外,还有对市场的顾虑。这种迟疑到底是公司在慎重行事,还是在用毒理学结果做借口,不想将药物推进到昂贵的临床试验中?

他同时也知道,这种药物的潜在意义远远不局限在 CML 这一种疾病中。如果 STI-571 能证明激酶抑制剂的策略——以单一蛋白质为靶子，对其进行调节和抑制，来阻止癌症进展——能有效治疗癌症的话，那么会有其他的激酶抑制药物出现，来治疗其他种类的癌症。STI-571 是针对基因突变产生的异常蛋白质的首例药物。若有效，它将会如何改变癌症诊疗的前景？又将会如何改变我们对癌症根本成因的理解？到那时，会有哪些针对癌症和其他一些严重疾病的强力药物出现呢？德鲁克知道他的愿景可能看起来太过恢宏，或者至少要到几十年之后才会实现。但目前采用的化疗手段已有至少 50 年的演化发展。也许这种药物正是下个 50 年的开始。虽然现在看起来还如海市蜃楼，但并非绝无可能。

过了一阵子，诺华的决策者告诉马特，如果他的研究组能给药物找到另一种用途，那么公司会再考虑启动临床试验。马特的研究组都知道，最初在开发这化合物时，STI-571 曾显示出针对另外两种酪氨酸激酶 PDGFR 和 KIT 的活性。现在正是检测这些目标是否具有临床用途的时候了。马特再次求助于丹娜法伯的查克·斯泰尔斯，他很快就测出该药物在大鼠体内对多形性胶质母细胞瘤（一种表达 PDGFR 的脑瘤）有效。几年前，莱登、巴克丹戈，齐默尔曼和马特曾考虑过是否能消除 STI-571 针对 PDGFR 的活性，让该化合物对 BCR-ABL 的抑制效果更强。现在他们庆幸当初没这么做。

他们满足了公司的要求，但决策层依然犹豫，不肯启动临床试验。于是德鲁克跟一些同事打电话，他觉得这些人对毒理学研究结果说得上话。他还向诺华高管建议，要他们联系 FDA 看看毒理学数据够不够提交临床试验的要求。公司回复说："我们没办法做这事，我们没有许可。""如果是我去和 FDA 谈谈会怎样？"德鲁克问，"你不可以那样做。"他被告知。"于是，"德鲁克说："我就偏那样做了。"

诺华开始在实验猴中进行第七次毒理学测试。为了进一步研究肝毒性和其他潜在问题，一组食蟹猴（分布于东南亚，婆罗洲和菲律宾的猕猴）每天被施用不同剂量的药物，持续 13 周。没有 1 只猴子因药物而死亡。高剂量动物组中出现呕吐或腹泻现象，有 4 只体重减轻。这个组中还有好几只实验猴的牙龈变得苍白。许多实验猴的红细胞和白细胞计数出现变化，但在停药后均恢复正常。

当山德士与汽巴-嘉基合并后,马特曾经担任过肿瘤学研究的负责人,他厌倦了反复进行毒理学测试,不愿继续保持沉默。他觉得必须做点什么来终结这些他以为荒谬的行动方案。他以性情激烈著名——"我的特长就是在各个层面上进行咆哮、哀号和抗议。"他说。当猴试验开始时,马特曾与诺华高层管理团会面,并按他自己的说法"训斥了他们半小时"。

当马特爆发完之后,合并后的临时首席执行官皮埃尔·杜阿齐(Pierre Douaze)站起来发言。马特回忆说,他的回应是"为自己的博大胸怀沾沾自喜,竟然允许员工与高层管理人员会谈时采用这种语言"。虽然马特一畅胸怀,但 STI-571 仍然徘徊于毒理学实验的炼狱中。

马特为推进该化合物的坚持,多少在公司中产生了一些影响。他说:"他们知道我不会屈服。"但他的努力对于推动临床试验的轮胎来说并无大用。即便他是当时世界上最大医药公司的肿瘤学主管,马特也几乎没有实际权力。他斗争的对象已经困扰了药物开发行业多年。公司想知道药物是否有毒,因为不想把危险的药物给患者用。而临床医生坚称会在给药时保持警惕,公司拒绝提供某种可以立即使患者受益的药物是不对的。

与此同时,德鲁克已经联系过 FDA,告知他们诺华已经积累了大量的安全数据,足够接受临床试验的审查。"你们在这个药物上的数据,比大多数公司提交的药物数据多得多。"FDA 的毒理学家跟德鲁克说。于是他将信息传回诺华的管理层,却引起了他们的震怒。德鲁克说:"这消息并没有推进临床试验的进度,仅仅激起了他们对我的严重不满。"

德鲁克觉得有点后继乏力。如果诺华甚至连 FDA 的话都不听,那么他还能怎样去说服公司进行临床试验呢?一个已经试过各种治疗方案的患者乞求德鲁克给他一点化合物。但他在几周后就死去了。德鲁克迫切地想把这种药物开给有需要的 CML 患者,他给尼克·莱登打电话看看有没有办法。于是莱登给他出了个主意。

依莱登的建议,德鲁克可以写信给亚历克斯·马特,采用强烈的措辞迫使他做个决定:要么进入临床试验,要么出售药物许可证。诺华公司可以很容易地将药物转卖给其他医药公司，让他们完成后续工作。大多数行业巨头对酪氨酸激酶抑制剂不感兴趣，但小型生物技术公司的数量正在增加。这些公司致力于研发创新型药物，包括基于生物学的单克隆抗体和小分子抑制剂等，这些药物够小，能够穿过细胞膜从细胞内部攻击引起癌症的祸首。一个规模适中的公司可以专心开发一个有希望的化合物，用临床前数据吸引到投资者，然后要么希望这药物有奇效能大卖，要么希望这些研究能吸引到更大、更富有的医药公司的收购报价。这类公司中的任何一家都可能愿意购买这种已经拥有大量数据的在研药物。莱登甚至跟德鲁克暗示，他的公司可以向诺华购买许可证。他们知道马特是站在他们这边的，但他们需要通过正式的途径来跟诺华交涉。德鲁克应该向马特解释，如果猴试验显示药物有毒性，这仅仅告诉他们在临床试验中需要注意的剂量是什么。如果这实验显示药物没有毒性，诺华公司将白白浪费两年的时间和数百万美元做无用功。而德鲁克现在就有患者需要这药救命，刻不容缓。

德鲁克听从了莱登的建议。他跟马特说，进行 IND 的审查员和 FDA 的代表都认为，该化合物值得进行 1 期临床试验，也即人体实验的第一个阶段。德鲁克告诉马特，现在进行的为期 13 周的灵长类动物实验是在浪费时间和资源。公司已经知道持续给药会导致肝毒性。就算实验猴猴毒性结果为阴性，在人体实验中也依然需要进行仔细的肝脏监测。倘若猴毒性实验结果呈阳性，那么这个很有潜力的药物可能会在没有进行过人体实验的情况下就被放弃。德鲁克坚称，为提交 IND 申请而作的毒理学实验数据已经足够了。

他也评价了诺华毒理学小组担忧的一个问题，即给药超过四周是不合医学伦理的。这种观点是对 FDA 规则的严格解释，说在 1 期临床试验中，实验药物用药的时期应该是毒理学试验持续时间的 1/3。在动物中做的毒理学试验持续了十二三个星期，所以诺华坚信在 1 期试验中，一次最多只能给患者用药 4 周。

按德鲁克的估计，这个看法根本站不住脚。实际患者的治疗时间完全取决于患者的治疗利益与风险的评估。CML 患者的预后都很不乐观，参与研究的患者都没有其他治疗方案可供选择。德鲁克说,给他们用药看看。如果患者能受益,身体能容忍药物反应,那么就没有道德上的理由停止对其进行药物治疗。监测肝毒性并不复杂。血液检查会显示用药后的问题,如果必要的话,研究者甚至可以对患者进行肝活检。"现在是作决定的时候了,"德鲁克写道。"给这药一个机会。"如果诺华不想进一步研发这药物,那么公司应该将它的许可证卖给别人。德鲁克告诉马特,尼克·莱登的生物技术公司对这药物可能有兴趣。

德鲁克把信寄给了马特。他的话语和奉献精神加强了马特的决心,他深呼吸一口气后重整旗鼓,希望能说服公司对药物做出最终的去留决定。

马特知道,如果他不为这药物奋力一搏,诺华将搁置它。"我们必须为这些项目代言,否则它们会死亡。"来自外界的医生恳求让马特有信心继续战斗。德鲁克的信以及其他支持声音给马特提供了他所需要的助力。马特说:"如果不是大家在背后支持,我不知道是否有耐力坚持下来。"月复一月,当马特为STI-571的案件斡旋时,是德鲁克说的"给这药一个机会"一直在他脑海中回响。

马特向高管咆哮后的几个星期后,他在走廊里碰到了丹尼尔·瓦塞拉(Daniel Vasella)。42岁的瓦塞拉已经取代杜阿齐成为诺华公司的常任首席执行官兼董事长,还在熟悉员工中。瓦塞拉出生且成长于瑞士,当了8年的内科和心身医学医生,在20世纪80年代中期,他开始好奇在制药行业工作会是什么情形。恰好他妻子的叔叔是山德士的主管,瓦塞拉出于对制药业的好奇,常对他问东问西。1987年,山德士的新任主管给瓦塞拉提供了一个营销部的职位,需要在公司的新泽西总部工作。于是瓦塞拉和家人搬去美国。

这个阶段的职业生涯让他体会到为患者发声的滋味。山德士刚刚推出了一种名为善德定(octreotide,或称奥曲肽)的药物,用于治疗一种能引起严重腹泻的罕见肿瘤。同时,艾滋病流行危机正处于高峰期,患有艾滋病的病人常会出现腹泻症状,他们听说有一种新药可以帮助他们。"他们希望能拿到药物,但我们却必须用可持续和合法的方式管理这药物。"瓦塞拉回忆说。这是他与极度愤怒又活跃的患者的首次交锋，也是他首次遇到为某种特定罕见病开发的药物被用与多种疾病的情况。药物的成功令人欣慰，瓦塞拉在职业晋升时，从这经历中学到的内容也在一直未曾忘记。

瓦塞拉和马特在合并过程早期曾会面过，他们分属于两家公司的整合团队。"他是我所见过的最怒气冲冲的人。"瓦塞拉回忆说。而马特对瓦塞拉的第一印象是个倜傥的儒商，他的平静态度与马特的竞争性格形成鲜明对比。"他的形象就像个英雄，"马特回忆说："他受过良好教育，举止优雅，谈吐不凡。"

1997 年在走廊上不期而遇，马特立即开始抱怨对 STI-571 进度的失望。"他说有一种很有希望的药物，但我们不能投入临床试验。"瓦塞拉回忆说。他当时还在熟悉诺华的药品管线档案，因为来自山德士而非汽巴-嘉基，他对 STI-571 几乎毫无了解。他不了解费城染色体与 CML 之间相关性的基础研究，对激酶抑制剂理论也知之甚少，但他知道是马特主导了这个项目。他不了解马特喋喋不休的细胞系研究或做不完的毒理学研究。他只知道，面前的这个人坚信 STI-571 的潜在价值。瓦赛拉问马特，他是否对这个化合物有绝对信心。"我确信不疑，"马特告诉他。"好吧，"瓦塞拉说："那我们就去做吧。"

瓦塞拉的回答，一部分只是首席执行官对热血手下的应对方式。"基本上，我用这种方式让他相信，我会聆听他的说法。"瓦塞拉说。但这也是他首次注意到这药物，他发觉自己不能忽视它。

随着瓦塞拉开始深究激酶抑制剂项目，他越来越深切地体会到围绕着 STI-571 研发的丧气氛围。他指出，这种在公司中盛行的心情并无法追溯到某个人或团队。"你永远不会知道是谁，因为有些发明组，有些开发组，还有一部分营销人员都认为，这药物绝对不会有任何利润。"但不知是来自善德定的经验，或是完全基于 STI-571 的惊人数据，瓦塞拉答应考虑将药物推进到临床试验阶段。

1997 年 8 月，德鲁克收到马特的保密信。按马特所说，德鲁克的信给了他直接向高层发声的动力。受到德鲁克对药物坚信不疑的态度所激励，马特将化合物和萎靡不振的临床研发计划都带到高层面前，争取到首席执行官、全球研究和临床研究主管以及肿瘤临床研究主管的关注。他觉得这些管理层的人愿意聆听他的说法,他期待在几周内收到更多消息。"在目前,我要感谢你对这个项目的奉献,"马特总结说。

当德鲁克再次收到马特的消息时,已经过了 4 个月。马特透露,诺华公司的不同部门正在为 STI-571 而战。他没有描述细节,但德鲁克知道问题在哪。不仅是因为药物潜在的副作用让毒理学小组对继续开发持保守立场。还因为营销部仍然坚持这种药物会使公司花费太多钱。考虑到患者数量,治疗持续时间以及药物能渗透市场的程度,营销部认为一些医生可能会继续使用目前的标准治疗而不采用新药,营销部预计该药约为 1 亿美元的销售额,这数额按马特所说,"完全没道理"。

营销部根本无法预测准确的销售数据,因为激素抑制剂从未出现在市场上过。这是一种全新的药物。没有人知道治疗的持续时间该是什么,适应患者的人数是多少,以及医生将药物纳入标准治疗方案的速度有多快。之前的标准都不适合作为计算时的参考,因为这药物是种全新的治疗癌症的方法。

马特很高兴地告诉德鲁克,最后是药物所基于的证据和科学战胜了商业上的犹豫。FDA 会在接下来的两个月内进行一次 IND 预备会议。"虽然一再延宕,项目至少还活着。"马特写道。

最后,在 1997 年 12 月 23 日,德鲁克收到了约翰·福特通过联邦快递寄来的信,福特现在是诺华公司的高级临床研究医师。临床组最终说服了毒理学小组,答应至少和 FDA 讨论一下临床试验的可能性。福特提到,这个妥协可能与毒理学组长的辞职有一定关系。瓦塞拉已经批准将药物推进到临床试验中,IND 预备会议即将举行,日期可能会在 1 月或 2 月中。如果 FDA 批准该计划,那么临床试验将在 5 月左右开始。如果 FDA 要求对计划进行修改,那么临床试验可能会延后到 6 月。但如果 FDA 要求更多的毒性数据,那么临床试验将不得不推迟到当年最后一个季度。不过,无论 FDA 的决定如何,STI-571 都将在那年内进行临床试验。

与此同时,猴实验还在继续。在高剂量组,动物产生了呕吐或腹泻现象。许多实验猴没了胃口并脱水。高剂量组中有只雌猴在体重下降了 15% 后死亡，但研究者尚不清楚是否由药物引起的。许多实验猴身怀疟原虫，那是一种在非洲和亚洲繁殖的猴子中常见的疟疾寄生虫。实验猴的红细胞计数变化有更大可能是由寄生虫引起而非药物反应，但药物可能辅助了寄生虫增殖。给实验猴施用最低剂量的药物时，其血液或胃肠道系统没有发生任何问题。所有的雄猴都因为药物而发生了睾丸变化。公司最后提交给 FDA 的结论是，该药物"在动物中耐受良好，药物毒性极低"，但是，高剂量用药会导致"明确的毒理学/药理学症状"。

为了调查极高剂量的药物效果，研究者给一组实验猴每天施用 1800 毫克的药物，持续 6 天后药物产生了大量毒性，导致研究者在剩余的研究周期中将每日用量降低到 1200 毫克。有一只动物产生了严重的肾病，必须接受安乐死。

总结而言，STI-571 进行了以下实验：在大鼠中至少 26 周，在小鼠中 39 周以上，在一组猴中 39 周，另一组猴子中 13 周，在兔中至少 2 周。并且，药物也在大鼠胎儿，中国仓鼠卵巢细胞和大鼠骨髓中进行了实验。在测试药物是否会引起遗传突变的试验中，药物与沙门菌和大肠杆菌进行混合培养。另一项进一步调查药物在狗中毒性的特别研究表明，虽然在实验狗中肝毒性问题依然存在，但药物是安全的。

按理说，在德鲁克把从细胞和骨髓中得到的数据报告给马特和汽巴-嘉基的团队后，STI-571 所显示的疗效潜力应该足以让公司在半年内启动研究。必需的毒理学研究可能只需要 3~6 个月。从原则上来讲，如果所有的迹象都指向前进，医药公司能以非同寻常的速度前进。"假设一切针对人体实验的前期工作你都已准备就绪，你有一个确信的假说，你有可能从中受益的患者，你所需要的只是公司下个决定，"瓦塞拉说："这决定不应该耗上几个月，不应该的。"然而 STI-571 在细胞系研究完成后的近 3 年时间里，初步的毒理学研究出炉和企业合并完毕的两年后，依然处在临床前研究状态进展甚微。激酶抑制剂项目始于 1984 年。领头化合物合成于 1990 年。7 年后，1 期临床试验尚未开始。

第三部分

人体实验

1998—2001

在进入临床试验的每种新药背后都有一个原理，一种已经被市场上类似药物证明过的机制，来说明为什么这个药物会起作用。但是当一种新型药物进入试验阶段时，这种原理性证据是不存在的。测试药物是检验该原理的唯一方法。

为了证明可以通过靶向异常驱动蛋白来治疗癌症这个原则，STI-571必须在CML患者身上测试。所有参与测试的人员，包括研究者、公司高管和患者们，都必须接受测试这种新药的风险。尽管药物设计背后的原理充分且合理，证明只能来自实验的证据。成功远远不是探囊取物那么容易。

24

最快的答复

　　STI-571 的 1 期临床试验是激酶抑制剂的第一次人体实验，也是德鲁克的首次人体实验：他以前从未在患者身上测试过药物。这是他多年来的梦想成真，他一直在思考要如何与患者相处，以及如何向患者解释试验。他们将生命交到他的手中，他的工作不仅是要照料他们周全，而且还要确保患者知道自己在经历什么。他知道能给予他们的最好照顾，意味着不盲目提升患者的希望，认为这种未经测试的药物会带来任何好处。

　　参与 1 期临床试验的患者总是会被告知，这项测试的首要目的不是给他们治病，而是为了推进医学。这是 FDA 要批准新药时所需进行的三个阶段测试之一，也被称为剂量调查研究。患者从极低剂量开始，逐渐增加用药量。这个测试是为了找出患者能够安全耐受的最高用药量，因为人们假定药量越高越有效。能保证用药安全的最高剂量称为"最大耐受剂量"。1 期研究的目标是确定剂量。这些试验是安全测试，旨在确保该药物不会对人类太危险。

　　因此，入选新药 1 期试验的通常是没有其他治疗选择的癌症患者。一名新确诊患者在尚未接受标准治疗手段时，不会被建议采用在研药物。反之，参与 1 期试验的癌症患者大多是在尝试过所有其他治疗都无效后才加入试验。这些患者只有两种选择，要么接受姑息治疗，缓解疼痛直到死亡来临，要么以帮助科学的名义测试新药，如果有合适的药物存在的话。参与 1 期试验时，患者需要签署知情同意书，证明他们了解这项研究提供的是什么。他们不应该以为或者期望这药物能治疗他们的疾病。

但 STI-571 试验的设计与大多数临床试验不同。1 期试验的规模总是很小，这项研究也是一样：实验将招募约 30 名患者，时间持续 6～12 个月。让这项实验与众不同的，是哪些 CML 患者能够注册的决定。

尽管一再延宕，1 期试验的许多内容已经被决定了。1996 年汽巴-嘉基的最初会议上，团队决定测试对象仅限于 CML 患者。这与典型的 1 期临床试验不同，在典型试验里，新药物会在多种癌症患者中同时进行测试，以防万一该药物能适用于许多恶疾，或者只适用于一种肿瘤类型而不是另一种。这种方法对那些以常规方式攻击癌症的药物是有意义的，比方说，药物针对的是在正常细胞中存在，但在癌细胞中增加的机制。通常情况下，直到临床试验的后期，患者招募才会被限制在某种特定的癌症类型，那是基于 1 期试验的数据，医药公司认为最有可能取得 FDA 批准的药物适应证。

但这是一种新型药物。除了针对部分表达较多雌激素的乳腺癌的他莫昔芬，癌症药物并不针对特定癌症的特定性质。对于激酶抑制剂，将测试对象限制为仅 CML 患者是有意义的，因为这药物抑制的蛋白质对象，是这种癌症特有的遗传突变产生的。

接下来，他们必须弄清楚哪个阶段的 CML 患者最适合参与试验。传统的 1 期试验会将专注于急性变期，也即疾病的最后阶段的患者，但诺华不愿意这样做。也是在 1996 年春天，汽巴-嘉基与外界的肿瘤学家们曾举行了第二次临床试验计划会议，福特等高管大胆决定，不在病情最严重的患者中进行药物检测，也不对那些处在中期的患者进行试验，而是将测试对象集中在疾病早期阶段。"我最先想到的是，你能那样做吗？"德鲁克说，他知道在研药物通常只在病情最严重的患者身上测试，这是医学伦理的惯例。他被告知说没问题，公司可以这样遴选参与患者。

那还不是最激进的变化。福特和格拉特沃甚至讨论过，让新确诊的 CML 患者先用这药治疗 1 个月后再接受标准治疗，尽管他们很快就放弃了这一想法。"在 1996 年,没人会这么想,"德鲁克说。FDA 和医疗机构都认为,给还未尝试过标准疗法的患者使用未经检验的药物是不合伦理的。招募那些干扰素治疗无效的早期患者已算有点离经叛道。"我们已经知道,我们在临床试验中做一些非同寻常的事情。"德鲁克说,他反对招募新确诊患者参与试验。

到了终于开始临床试验的 1998 年,诺华依然坚持着这些由汽巴-嘉基在早期做的决定。这项研究只会招收 CML 患者,但是那些处于疾病急性变期的患者——那些最病危的患者——却不被允许加入。这项研究只对那些采用干扰素治疗无效,但疾病仍处于早期阶段的患者开放。

粗看起来,似乎诺华设计 1 期试验的思路,是想最大限度地利用入选试验的 CML 患者。将参与患者限定在 CML,难道不是表明了公司对药物特异性的理解,以及公司想帮助有医疗需求患者的决心?并且,招募病情处于初期而不是末期的患者,能让药物在患者存活期内有更长的发挥时间。

但这些并不是 1 期试验设计背后的原因,至少不是主要原因。相反,这些设计的目的是尽早获知药物能否起效。"他们非常担心这个临床试验不能迅速给出清晰的数据结果,"德鲁克说。将测试对象限于 CML 患者的决定,的确是基于 BCR-ABL 激酶普遍在CML 中过量表达,而尚未在其他癌症中发现的事实。但将对象限于 CML,并不是想要让那些需要药物的患者能拿到药,而是因为这是确定药物潜在疗效的唯一方法。如果招募了多种癌症类型患者,试验却显示出患者不能耐受药物的话,临床医生可能会要求重做仅限 CML 患者的 1 期试验。但是,如果仅包括 CML 患者的试验显示出药物不能耐受,那么这临床试验就可以喊停了。而且,虽然 1期临床试验的目标是找到药物的最大耐受剂量,公司也想尽快知道该药物对 CML 患者到底有没有效。

招募尚处在 CML 早期的患者,而不是对晚期患者用药,也遵循了类似的逻辑。福特和其他人认为,疾病急性变期的患者绝对不会对药物出现缓解效果。德鲁克曾在处于疾病急性变期的 CML 细胞上看到过药物的作用,所以他觉得药物可能也会对这些晚期患者起作用，但公司不想冒险，倘若得到的结论模棱两可，会让药物前景不明。

在这起 1 期试验中，在最健康的 CML 患者身上测试 STI-571，将获得药物是否起效的最明显指标。如果药物在慢性期患者中耐受性差，或者在这些患者中没有显示出抗 CML 的效力，那么也许该药可以被无声无息地搁置下来。公司也可以避免为这种市场有限的罕见病药物安排 3 期临床试验——那是在 3 个临床试验中耗费最巨的阶段。

但即使是 1 期试验，耗费也颇为巨大。诺华需要承担试验的几乎所有费用：药物，监测其安全性，组织活检和每个患者护理有关的任何其他程序所需的一系列测试，记录测试结果和所有其他数据的费用，分析血液样本的费用，治疗药物副作用的费用，等等。这成本与开发其他新药的成本没有什么不同，但制造这个药物的过程是非常劳动密集型的，需要采用危险材料，包含 12 个艰巨步骤。仅产生出用于 1 期试验的 1 千克药物就要花费数月。这里的主要区别是，与大多数进行 1 期试验的药物不同，公司仍未完全决定是否将该药物投放市场。

德鲁克和其他研究者完全赞同这计划。他们知道这个特别的 1 期试验设计是证明激酶抑制原理对癌症治疗是否有用的最佳方式。"1 期试验是安全性测试，我们知道，"德鲁克说："但事实上，我们也想看看这个药物是否有效。"这个特别的试验设计能让临床医生看到药物的耐受程度，以及药物是否有特异性地针对诱发癌症的激酶。这个实验至少能在初步上揭示药物能否影响癌症。

这个实验设计还让他们能够测试激酶抑制剂药物是不是可行的癌症疗法。如果药物测试结果积极，那么 1 期研究的结果将为其他更有利可图的激酶抑制剂药物的发展奠定基础。如果药物不起作用，那么诺华公司也只损失了这个单一的小型 1 期试验的花费，并且可以名正言顺地取消激酶抑制剂项目。试验设计让公司能够尽快结束激酶项目，如果有必要的话。

除了选择哪些患者参与实验之外，还有更多的决定要做。研究团队必须决定如何给予药物。即使给药剂量还待测试,给药频率可能会在很大程度上影响患者耐受程度以及药物是否能抑制癌症。公司之外的临床医生相当确定患者必须每天服药才行。德鲁克在实验室里获得的数据使他相信,药物必须要连续抑制激酶活性至少16 小时以上才能杀死癌细胞;这个理由支持了多年前的口服配方。这个服药周期意味着患者必须每天都服药。

诺华正在推动治疗方案上的变革。对大多数化疗治疗方案而言,给药方案虽然频繁但并不是每天都需要。出于对药物毒性的顾虑,公司内有人认为应该在临床试验设计里包括恢复时间。经过多次讨论后,研究组敲定了每天服药一次的方案。当大家都逐渐接受每日服药的概念时,多亏彼得·格拉夫多年前的坚持不懈,现在正好有口服配方可用。1 期试验的患者需要定期拜访诊所,但不必在化疗椅上枯坐数小时,等待药剂注入他们的血管。

至于试验要持续多久,计划是让临床医生收集数据大概 6 个月,跟典型的癌症药物 1 期试验相仿。但是,这 6 个月中包括了治疗和几个月的随访时间,以了解患者的疾病发展情况。大家都认为治疗过程本身只会持续一两个月。这还是被化疗思维固化的结果。大多数癌症化疗只会持续 1 个月。化疗的目标是在短时间内用毒药杀死所有的癌细胞,然后在毒物对身体的其余部分造成不可弥补的伤害之前停止用药。无论在常规的临床治疗环境里还是在临床试验中,患者都不会无限期地进行化疗。化疗的作用机制不适合无限期用药。没人想到这种新药会有什么不同。

25

提高剂量到 200 毫克

在临床试验终于开始之际，德鲁克回想起巴德·罗米尼两年前的信，他在《俄勒冈人》上读到药物的信息，说如果药物要进行人体测试的话，他愿意自荐当第一个试药者。1994 年，居住在俄勒冈州蒂拉穆克市的罗米尼在 64 岁的时候诊断患有 CML，医生告诉他还剩下 3 年的生命。两年后，他在波特兰的报纸头版上看到关于德鲁克的报道，很想尝试那种能杀死骨髓样本中恶性细胞的药物。当临床试验开始招收患者的时候，德鲁克想起了这个大胆的要求。

临床试验在 3 个地点进行：在 OHSU，德鲁克是首席研究员；在 UCLA 由查尔斯·索耶斯领导；还有得克萨斯州休斯敦市的MD 安德森癌症中心，由莫舍·塔尔帕兹领导。塔尔帕兹开发出干扰素，在肿瘤学界颇负盛名，虽然干扰素的副作用颇多，它仍是CML 治疗的非凡进步。他在 3 人中具有最多的临床试验的经验。事实上，他是唯一领导过临床试验的人；诺华最开始曾考虑过要塔尔帕兹领导全部的临床试验，那时德鲁克还担心会被忽略。在这个结构之外，还有约翰·戈德曼未能参加，他在伦敦的汉默史密斯医院的研究组最先重复了德鲁克 1996 年的结果，并且一直向诺华要求参与试验。但诺华想要以掌控全局的方式研究这种全新的药物，所以决定将 1 期试验的范围限定在美国本土中。

从 1998 年 6 月开始，每个地点每月将招收 1 名患者，持续 10

个月,总共约 30 名患者。德鲁克、索耶斯和塔尔帕兹都知道 25 毫克的最低剂量不会有任何治疗效果。但是,从低剂量开始测试,对于预防药物毒性至关重要。月复一月,他们持续提高剂量,监测血细胞计数的变化,并警惕地观察着副作用。

于尔格·齐默尔曼制成的白色粉末被明胶和染料制成的外壳包裹着,成品是橙色药片。当药片进入身体后,外壳会溶解并释放出 STI-571 晶体。到目前为止,这些分子仅被释放到大鼠,小鼠,狗、兔以及猴的体内。每个临床试验研究者都知道,仅靠动物试验的结果通常很难预测药物在人体内的反应,以及人体将如何处理药物。因此,虽然有多年的毒性测试结果在前,并且是他们自己一直在要求诺华开展人体测试,德鲁克、索耶斯和塔尔帕兹在进行时仍然小心翼翼。他们立足于在理论上能抑制单个激酶的十字路口,却不知道这种外来化学物质在人体内释放时会发生什么情况。它真的会只抑制 BCR-ABL 激酶,而不对人体造成伤害吗?它会不会影响多个激酶呢?如果发生这种情况,不夸张地说真有可能带来致命后果。索耶斯说:"如果药物在体内阻止了 ATP 和每个磷酸激酶的结合呢?"他回忆当时的担忧:"那会造就一个生命垂危的患者。"

在波特兰的诊所,巴德·罗米尼毫不犹豫地吞下了 25 毫克的药片。查尔斯·索耶斯的第一个受试患者,一位来自加利福尼亚州贝克斯菲尔德市的牧师也是如此。他们将在诊所停留 8 小时,让医生仔细监视任何潜在的危险副作用迹象,然后在第二天早上返回诊所服药。在休斯敦的诊所也是一样。

参与药物测试是要有持久耐力的。1 期试验中的患者必须在研究现场住上大约 3 个月。在波特兰、洛杉矶和休斯敦,患者在当地租屋,请配偶作陪,暂时离开自己熟悉的生活来测试这种新药。他们也得接受频繁的医学检查,包括每周 3 次血液检查、周期性骨髓活组织检查和其他检测。对每个患者,研究者都必须记录白细胞计数、红细胞计数、肝酶水平、肾功能、体重、体温、血压以及任何可能由药物引起的问题。这些检查至少每周进行一次。

研究者向受试患者解释了怎样检测药物带来的缓解反应。首先是血液缓解率,通常是由研究者在患者肘部弯曲处的静脉抽取血液样品，然后测量其中红细胞和白细胞数量的变化，白细胞数量减少意味着积极结果。负责凝血的血小板数量可以随着 CML 的进展上升或下降，所以计数趋向正常范围是一个好兆头。血液学缓解的定义是白细胞计数减少一半。完全的血液学缓解则意味着患者的白细胞、红细胞和血小板的计数均正常，并且血流中没有急性变期细胞存在。

研究者也用细胞遗传学缓解的指标来衡量对 STI-571 的反应。细胞遗传学是检查基因与疾病之间联系的科学，出现细胞遗传学缓解意味着药物治疗导致细胞在遗传水平发生变化。使用骨髓活组织检查（珍妮特·罗利在 20 世纪 70 年代使用过相同的染色体分析测试），以及有时候采用的原位杂交技术，研究者可以检查药物是否影响费城染色体的分布。经由 STI-571 治疗后，是否会有较少的细胞含有这种遗传异常？当患者确诊时，他们的骨髓活检样品中通常 100% 的细胞都包含有遗传异常。出现主要细胞遗传学缓解，意味着现在只有 35% 或更少的活检细胞存在费城染色体。而完全的细胞遗传学缓解，则意味着活检的细胞中完全不存在费城染色体。

德鲁克知道，人体实验中待测药物的起始剂量总是建立在从动物研究中观察到的毒性水平上。人体实验的开始剂量是动物实验中给动物带来任何不适的剂量的 1/10。但德鲁克也知道杀死癌细胞所需要的药物水平，它与药物剂量不同。浓度的测量单位是摩尔，表示溶液中含有的活性材料多少。据他对 CML 细胞的研究，德鲁克预测在人体血液中至少需要含有 1 微摩尔的 STI-571 才能具有任何抗癌活性。血液中的药物如果达不到这个浓度就太稀薄了，没法发挥抗癌作用。

然而，要达到这个浓度所需的药物剂量——从 1 微摩尔到 10 微摩尔或是其间的任何浓度——都是完全未知的。没法估计患者必须服用多少毫克 STI-571 才能使血液中药物浓度达到 1 微摩尔或更高。只有当药物进入人体血液后才能进行测量。

比估计最低药物水平更重要的，是实验计划小组允许的最高药物水平。提前确立标准，到达时就能稳妥地说药物无效，这是临床实验中常见的操作。研究者和行业代表想知道在什么时候可以喊停试验。"我们一直在问，这个项目的终点是什么？"德鲁克说。对于 STI-571，项目的终点设在 10 毫摩尔，其浓度远高于药物活性所需的最低浓度（1 毫摩尔等于 1000 微摩尔）。"如果我们达到预计剂量的 10 倍，但什么现象也没看到，我们就会终止临床试验。"德鲁克说。

在每个临床测试的诊所中，患者在初次服药后的 24 小时内都毫发无损。这让 3 名临床试验的主管和诺华总部都大大松了一口气。在波特兰，德鲁克每天继续给罗米尼用药。多次血液检查都显示白细胞计数或含有费城染色体的细胞数量没有变化。德鲁克知道，或快或慢，罗姆的白细胞计数迟早都会继续攀升。尽管他希望能给这个勇敢的患者使用更高剂量的 STI-571，但试验方案禁止他这么做。另外，药物是否会在以后引起副作用，现在还不得而知。副作用可能会延迟几周甚至几个月后才出现。在眼下，罗米尼只能接受 25 毫克的药物剂量。

罗米尼身材宽厚，有点啤酒肚，他戴着粗框眼镜，喜欢穿棕色吊带裤。他以促进科学的名义接受了自己的命运。"我的想法是，就算这药不能帮我，也许它能在以后帮助其他人。"罗米尼在《STI 公报》中写道，这是由德鲁克的 1 期临床试验患者建立的通信快报。罗米尼和其他患者在 6 月底结束第一轮治疗，没有出现任何副作用，研究者知道可以开始测试下一个剂量了。但是罗姆的白细胞计数开始升高，他不能继续参与临床试验了。不无讽刺的是，罗米尼几年前在《俄勒冈人》中读到这个化合物的报道后，第一个写信给德鲁克要求成为临床试验对象。成为 1 号患者，几乎确定了他难以从药物中受益。他的 1 期试验阶段戛然而止，开始用羟基脲（商品名称爱治胶囊）进行治疗，羟基脲是一种化疗药物，它是干扰素无效的患者的唯一选择。这种药物可能会使他的细胞计数稳定一段时间，但这只是个临时手段。最终它会失效。

到了 7 月，新一轮患者开始测试 50 毫克的给药方案。结果相同：无副作用，但对癌症也无治疗效果。但是，从这前几组患者收集的血液样品显示了更多信息。根据药物在血液中达到的浓度，德鲁克现在估计，患者大约需要服用 200 毫克药物，才可能看到抗癌

活性。如果用到 200 毫克剂量还未能看到活性的话，他就该担心
了。这么高的剂量仍无活性，意味着这药物在人体内可能不会起
作用。

德鲁克的诊所急需一名护士来帮他照顾患者，记录将要生成的
大量数据。目前还只是研究的第一个月，但已经需要为后续试验做
好极其繁重的准备工作。需要有人给患者解释临床试验知情同意
表格。那些对干扰素疗法停止缓解的人必须抽血化验，以确保白细
胞数量在攀升；试验方案要求白细胞计数至少是 20 000，并且还在
上升中的患者才有资格参加试验，因为这是检查药物是否发挥作用
的唯一方法。诊所还需要获得患者医疗记录，单单这项任务可能就
需要花上几个小时的电话时间。

卡罗琳·布莱斯德尔曾在得克萨斯州的一个癌症中心担任过
临床试验护士，在 1998 年夏天，她决定搬家到波特兰。在德鲁克诊
所的临床研究工作再适合她不过。她有相关技术，这项工作本身也
很鼓舞人心。她曾看到无数的患者死于白血病，看到他们的血液流
尽，身体因为缺乏血小板而停工，看到他们的免疫系统被化疗摧毁，
然后身体被感染压倒。她知道使用干扰素的挑战，暂停用药的患者
往往拒绝继续用干扰素。布莱斯德尔回忆说："曾有不少人告诉
我，他们宁愿死，也不愿意继续用干扰素治疗。"她知道除了少数患
者能通过骨髓移植治愈，CML 几乎是一种无药可治的绝症。如果
有人正在研究 CML 药物以期改变这种可悲的状态，那么她乐意
帮忙。

德鲁克在星期六会面了布莱斯德尔，当时她正在波特兰找房
子。他们在 OHSU 的医院大厅里谈了 1 个小时，然后他雇了她。
她会同时为这个研究以及另一个临床试验工作。她知道自己大概
会为德鲁克工作 6 个月左右，因为大部分 1 期临床试验都不会成
功。8 月初，布莱斯德尔整装待发。

布莱斯德尔的第一个患者是德鲁克的 2 号患者，测试 50 毫克
的药物剂量。作为研究协调员，布莱斯德尔需要抽血、送样品去测
试并接收结果。如果癌症出现任何值得注意的变化，她会是第一个

看到的人。一眼可见的是,药物对患者的血细胞计数没有影响。几天后,3 号患者进入临床试验。这次,剂量增加到每天 85 毫克。

像每个加入临床研究的患者一样,3 号患者在开始使用 STI-571 的头一周内没有服用任何 CML 药物,其白细胞数量稳步上升。在接受 85 毫克剂量的头几个星期里,这计数继续攀升。然后某天,布莱斯德尔收到患者的血液检测结果,看到这个数字不再上升了。"我有没有犯错?"她自问,并回想自己给患者抽血的每一步。她送错装血的试管了吗?不可能,她不会犯这类迷糊。检验过程中没有出错。

她把结果告诉德鲁克,他迅速发现,索耶斯和塔尔帕兹在他们的 85 毫克剂量患者中看到了同样的结果。

当用药剂量达到 140 毫克时,每个临床测试诊所都有一名患者出现白细胞数量减少的情况。在德鲁克的患者身上,白细胞计数下降到每微升不超过 10 000,这是白细胞计数的正常水平。

当用药剂量提升到 200 毫克时,白细胞计数下降更加明显。所有患者都出现了血液学缓解。异常的白细胞开始消失,它们是白血病的标记。重复的血液测试显示血细胞计数的确下降了。

不止于此,那些在 10 月参与测试,接受了 140 毫克药物的患者身上提取的骨髓样品显示了药物更深远的影响:含有费城染色体的细胞数量减少了。骨髓细胞出现了细胞遗传学缓解。换句话说,导致 CML 这种癌症的基因异常正在消失。

血细胞计数的变化很重要,因为这些计数不正常会让患者感觉不适。红细胞和血小板数量太少,或者白细胞太多都是危险的状况,随着计数恢复正常,患者感觉明显好转。但遗传水平的变化意味着有更深层次的缓解发生,这反映着疾病成因出现改变,而不仅仅是症状的改善。包含费城染色体的细胞数量减少,证明了 STI-571 是真正的靶向药物。通过靶向失灵的激酶,药物清除了异常的遗传突变。这种针对已知靶点理性设计而得的药物,正在按其设计思路发挥功效。历史上从来没有其他药物能从遗传根源上攻击癌症。

类似的突破也在别处发生。1998 年 9 月,FDA 批准了赫赛汀

从费城染色体到CML，激酶抑制剂如何抑制癌症

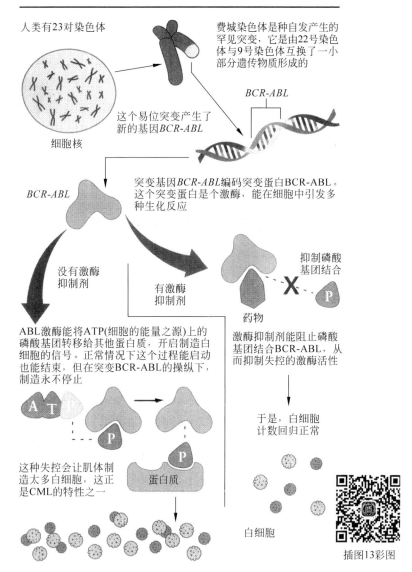

人类有23对染色体

细胞核

费城染色体是种自发产生的罕见突变，它是由22号染色体与9号染色体互换了一小部分遗传物质形成的

这个易位突变产生了新的基因BCR-ABL

BCR-ABL

BCR-ABL

突变基因BCR-ABL编码突变蛋白BCR-ABL。这个突变蛋白是个激酶，能在细胞中引发多种生化反应

没有激酶抑制剂

有激酶抑制剂

抑制磷酸基团结合

药物

ABL激酶能将ATP(细胞的能量之源)上的磷酸基团转移给其他蛋白质，开启制造白细胞的信号。正常情况下这个过程能启动也能结束，但在突变BCR-ABL的操纵下，制造永不停止

激酶抑制剂能阻止磷酸基团结合BCR-ABL，从而抑制失控的激酶活性

于是，白细胞计数回归正常

这种失控会让肌体制造太多白细胞，这正是CML的特性之一

蛋白质

白细胞

插图13彩图

插图 13：从费城染色体到 CML，激酶抑制剂如何抑制癌症。

治疗乳腺癌,赫赛汀是一种生物抗体药物,靶向一种名为 HER2 的蛋白质,HER2 在一些乳腺癌中过量表达。这种药物延长了患者寿命,对于饱受乳腺癌煎熬的患者,以及整个肿瘤医学界来说都是不容置疑的进步。但接受赫赛汀的患者必须同时使用化疗药物,而且它只对 HER2 阳性的乳腺癌患者有效。此外,这药物带来的生存益处有着可预见的终点。在临床试验中,采用赫赛汀加化疗的晚期乳腺癌患者比单独采用化疗患者的平均寿命长 5 个月。而 STI-571 将靶向疗法推进得更远。它是种可以单独使用的药物,每日服用一次,靶向几乎每个 CML 患者都具有的突变。STI-571 对 CML 患者,会像赫赛汀对乳腺癌那样有效果吗? 它能否超越赫赛汀的成绩? STI-571 1 期试验的最初目的是证明激酶抑制剂的原理:杀死激酶活性,就能杀死癌症。在临床试验才开展几个月的时候就去考虑其潜在的更广泛影响,有点为时尚早。但是没人忍得住不往大了想。

德鲁克、索耶斯和塔尔帕兹每周召开电话会议,在巴塞尔监控整个临床试验的约翰·福特也会加入。当血细胞计数在 200 毫克剂量开始下降时,即使是塔尔帕兹这样身经百战的研究者,曾目睹过许多潜力新药昙花一现,现在也为 STI-571 所折服。

虽然药效惊人,也还是有顾虑存在。每人都睁大眼睛警惕副作用发生,为可能的灾难后果尽量做准备。在那时候,几乎每种可用的癌症疗法都会在杀死肿瘤的同时也对身体造成严重伤害。"针对单独一种激酶的药物不会引起这种广泛的损害"这理论看似合理,但有其他药物的先例在前,研究者很难真正放心。

试验进行了几个月,没有一个患者发生严重副作用。许多人眼睛浮肿,这是液体潴留的结果,在候诊室里,患者互相传授着减轻眼袋的小技巧,其中包括采用茶包和痔疮霜。但对这个副作用,患者的心态更多是好奇而非担心。对于那些经历过化疗或干扰素的患者们来说,松弛的眼袋跟那些疗法的副作用相比根本不算什么大问题。

问题也还是有的。在治疗开始时,患者会经历因为骨髓肿胀导致的剧烈腿部疼痛,那是大量未成熟白细胞在恢复正常时导致的。

腹部痉挛是因为受试患者需要空腹服药，以防药物与食物相互作用。患者体会到疲劳感，但是并没有严重到像其他癌症疗法副作用那般令人恐惧。接受化疗的患者一定会经受各种痛苦，包括身体麻木、肾脏损伤、肝脏损伤、恶心、呕吐、脱发、皮肤剥离、皮疹、腹泻、便秘、头痛、血压变化、口干、失眠、发烧、疲劳、血尿或血便、贫血、记忆丧失、疼痛、肿胀、排尿问题，等等。辅助药物可以改善一些问题，但没有哪个接受化疗的患者可以全身而退。

但接受 STI-571 治疗的经历却不同寻常。这不是癌症治疗的常规现象。患者应该在痛苦中翻滚，往床边的垃圾桶中呕吐，虚弱到无法自理。可是这些患者却继续正常生活着，好像无病无灾似的。这些患者在使用干扰素治疗时，曾饱受类似慢性流感的症状和抑郁症困扰。跟这些黑暗岁月相比，使用 STI-571 的经历犹如梦幻。

尽管如此，德鲁克也不自满。他知道在 1 期试验患者中看到的一切疗效可以骤然消失。STI-571 现在可能起效，但过一个星期，所有这些血细胞计数都可能会反弹回它们原来的地方。一些晚期副作用可能会出现，让药物无法用给人体。在临床测试期间，每周约 90 个小时的工作周期内，德鲁克从来没有停下来想一想"药物成功了"这个念头。他不能停，还没到时候。

就像是为了证明他的谨慎事出有因，一名接受 200 毫克剂量的患者出现了肝损伤。诺华内有一些人开始恐慌。他们希望研究者将剂量降回 140 毫克。但研究者们强烈反对。"不要走回头路，要招更多人来测试。"他们坚持说。想要知道这个药物毒性是偶然性事件还是个真正的问题，唯一的办法就是继续以现在的剂量给患者用药。他们已经看到了一些药物的活性，唯一可做的就是继续前行。诺华同意了继续进行 200 毫克剂量测试，并允许研究者从 1999 年 1 月起每月招收两名患者，在问题解决之前，保持这剂量不变。

26

他们唯一没有的

　　研究者坚持推进临床研究的决定迅速显得合理。那位患者的肝脏问题有了改善，并最终消失，让他能继续参与临床试验。用药剂量恢复递增。没有其他患者出现肝脏问题。德鲁克认为是时候招募一些较难治疗的患者了。这项试验仍然仅对慢性期患者开放，但现在他想看看这种化合物对那些具有棘手的白细胞计数问题或其他并发症的患者效果如何。朱迪·奥伦（Judy Orem）正是合适的人选。

　　奥伦在波特兰长大，但她与丈夫弗兰克定居在加利福尼亚州，并在那儿养育了两个孩子。1979 年末她 35 岁时，祖母梅·贝尔·罗斯科（May Belle Roscoe）因白血病逝世。罗斯科因为化疗渐渐无效而成了医院的常客。在头一年 4 月，她开始产生幻觉，要求奥伦拿走给她带来的花，因为她觉得这些花有毒。罗斯科还觉得，在她病房那层楼工作的护士都在密谋对她不利。在短暂的神志清醒期间，她决定停用所有药物。医生警告她只剩下 3 天的生命，她的血液计数会翻倍，然后变成 3 倍，接着变成 4 倍，最终她将死于动脉瘤，而医生的预言成真。罗斯科的死亡证明书上写着她的死因是 CML。

　　1990 年，奥伦的母亲，也即罗斯科的女儿，被诊断患有淋巴瘤，骨髓活检显示她的癌症是慢性淋巴性白血病（chronic lymphocytic leukemia，CLL）。和 CML 一样，CLL 始发于骨髓中，但 CLL 影响的淋巴细胞与 CML 不同。白血病不是遗传性的。没有携带白血病性状的基因能从上一代传递到下一代。费城染色体是自发产生、无法预测的所谓"体细胞突变"。如果有母亲或祖母，甚至两人都患过白血病，也并不会增加女儿或孙女的患病概率。暴露于辐射可能会增加风险，男性比女性发病的频率更高，疾病在 65 岁及以上人群中更常见。但是，CML 的家族史对于个体是否会患病绝对没有影响。

尽管如此，在母亲确诊几年后，奥伦也开始担心自己的健康。母亲和祖母都患上白血病的巧合，让她担忧自己可能是下一个受害者。1995 年 12 月的一次常规身体检查时，她要求医生做血液测试。第二天，医生打来电话叫她立即去看专家。她的白细胞计数为 66 000，超过正常范围的 50 000 上限。她因此崩溃。虽然几乎是在等待这事发生，奥伦心中却并没有做好准备不感觉震惊。她挂断电话，觉得四肢都麻木了。她也患上了白血病。她将会死于癌症。

"不，这不对，"奥伦告诉丈夫自己患癌后，他这么回答："应该是你给我送葬，而不是反过来。"他们在当地剧院的吉尔伯特与沙利文的戏的中场休息时相遇，那时候她还在念高中，他则在念大学。相濡以沫 40 年，他不能接受她比他先死的念头。

骨髓活检立即证实了她的初步诊断结果。奥伦患有 CML。疾病仍处于慢性阶段，只有 5% 的原始粒细胞，但随着它发展到急性变期，不成熟的故障白细胞会变得更多。过了圣诞节之后，她开始用干扰素治疗，每天自己在家注射每针包含 300 万单位的药物，如果药物的治疗效果开始降低，她就需要增加用量。她继续工作，管理着服务视力障碍学生课程的办公室，同时逐渐熟悉药物用法，从 300 万单位增加到 600 万单位，最终达到 900 万单位。她加入了由牧师推荐的一个病友互助组，找到一名已经确诊 5 年的 CML 患者，她给奥伦宽心说会没事的。"这是我听过的最重要的事情。"奥伦说。

因为听说手术很容易出意外，奥伦很早就决定不做骨髓移植，"我宁愿只活个两三年，也不愿意经历那过程。"她告诉丈夫说。

在接下来的 3 年里，奥伦继续用干扰素治疗。这种通过刺激免疫系统来治疗癌症的药物在一段时间内降低 CML 患者的白细胞计数非常有效。但患者几乎都会发展出抗药性，白细胞数量会开始上升。又或者是药物的副作用让人太过虚弱无法自理。干扰素是来自免疫系统产品的合成药物，能触发免疫应答，作用机制模仿了天然免疫系统成分对抗病毒感染的过程。所以它也会引起类似自身免疫系统工作时产生的副作用：当人们服用干扰素时，经常会发热、发冷、极端疲劳，就像患上持续数月甚至数年的流感。该药也可引起严重的抑郁症。

奥伦服用干扰素时体重减轻，而且经常觉得疲倦。她对气味变得非常敏感，途经杂货店都变成一种折磨。她的短期记忆变得很不可靠，如果话说一半的时候暂停一下，就会忘记下面要说什么。跟许多 CML 患者一样，干扰素成为疾病的标志性特点。很多时候，患者的家人不记得有关癌症的细节，但他们会记得干扰素引起的副作用：疲劳感，持续的流感症状，抑郁症。但对于奥伦以及诸多 CML 患者来说，这种药物的效果还行，还能继续将白细胞计数保持在一个安全的水平上。

1997 年，有个在波特兰担任医学技师的朋友在广播中听到 OHSU 有个医生正在研究 CML 新药。德鲁克获得了白血病和淋巴瘤学会的资助，这一点增加了这位技师朋友对他研究成果的兴趣和信心。这个朋友已经几乎成了奥伦的代理护士，于是她迅速给德鲁克诊所打电话，给了他们奥伦的电话号码。奥伦和德鲁克谈了谈，他把她列入可能的测试者名单。但是，他解释说，除非干扰素不再起作用，否则她不符合参加这项研究的要求。

1998 年 6 月，在巴德·罗米尼服下 STI-571 的首个人体测试剂量时，奥伦的药物停止起效了。她的白细胞计数正在上升。医生添加了一种叫作阿糖胞苷的化疗药物，试图提高干扰素的效果，但没有起作用。德鲁克一直留意着奥伦的病情进展，这时候就叫她去波特兰进行初步体检。她现在有资格报名了，但她的白细胞计数必须达到 2 万，才能加入临床试验。

到目前为止，德鲁克一直将研究限制在那些血细胞计数上升缓慢的患者身上。他知道，如果药物不能对计数快速上升的人起效的话,那么患者很快就会死亡,招募这类患者进临床试验将是徒劳的。此外,计数缓慢升高患者的副作用更易处理。但既然早期结果表明STI-571有效,德鲁克的胆子大了一些。对他来说,胆大不是意味着宣称药物有效,或者相信发生了奇迹,胆大意味着招募更具挑战性的患者参与实验。

在那个 9 月,德鲁克告诉奥伦可以在来年 1 月参加实验。他不知道药物是否会对她起效。奥伦的医生并不热衷于这个提议。"让别人先试一试。"她建议道。但是奥伦知道自己没有那么多时间等待了。弗兰克鼓励她去搏一把。他知道她不可能重新用干扰素治疗,他也信任波特兰的那个和蔼医生,如果疗法对妻子无益,他就会停止治疗。自认只剩 6 个月的生命了,奥伦和弗兰克带着儿孙去新西兰旅行。"这是一次阖家团聚的记忆之旅。"奥伦说。他们曾计划过退休后去做这样的事。

奥伦从新西兰返回时,血小板计数高得岌岌可危,她的血细胞计数终于达到标准,让她能在 1999 年 1 月参与测试。德鲁克现在每个月可以招收两名患者,他同时招的另一名患者是位女性,就在一周内,她的白细胞计数从 20 000 攀升至 125 000。治疗这两名患者是个豪赌。用 STI-571 治疗没有症状且易于管理的患者已经不一般。用这种药物治疗那些病情不大稳定的患者,也会起效吗?

仅仅 3 周,两名患者的血液计数就恢复到正常。奥伦为此五体投地。毕竟,朋友完全是偶然地听说这个临床试验,而她也曾与死神擦身而过。到了 1999 年 2 月,才参与试验几个星期,她已经变得精力充沛。"那时候,我知道我们的药物史无前例,"德鲁克说:"这药物完全绝对惊人。"

然而,这还不够让德鲁克对药物完全放心。日复一日,他照顾着他的患者。几个月来,他们是他的全部所思所想。他花大量时间向患者解释药物,听取他们的担忧,尽可能回应患者的问题,并向患者开放他的办公室。但藏在这种温和可亲的陪床方式下的,是个持续且棘手的问题:药效能持久吗?这个问题一直压在他的心头,他不敢让自己过早乐观,相信答案可能是肯定的。

血液学缓解仍在继续。细胞遗传学缓解也在发生,表达费城染色体的细胞数量在减少,尽管不像血液学缓解那么快。药效还在持续中。副作用一如往常,没有什么特别难以忍受。会消退的胃痉挛,肿胀的骨头恢复正常时引起的疼痛,身体水潴留导致眼袋肿胀,等等。开始用药的头几天往往很辛苦,但没有需要动用医护手段的持续性副作用。这与化疗副作用相比是天上地下。"我所遇到的问题,是这药好得像假的似的,"德鲁克说:"如果我跟你说,我可以给你一种药治疗癌症,并且没有副作用,你会相信吗?"

1999 年 4 月,试验方案再次被修改。那些最初参与试验,但因为用药剂量太低而无法受益的患者被允许回来接受 300 毫克的有效剂量治疗。1 号患者巴德·罗米尼回到了 OHSU,贝克斯菲尔德的牧师返回索耶斯诊所,药物对他们两人都起效了。

罗米尼回来几周后的某天,德鲁克正在门诊。从一开始,他就会专门留出时间来一对一地与参与 1 期试验的患者会面。他想确保患者有机会询问关于药物的问题,并给予解答。4 月的某一天,德鲁克打开办公室门的时候,心中仍忐忑不安,担心药物的效果可能会结束。他在心中预演着梦醒时分那一刻。"我试图压抑自己不要兴奋过头。"他说。

巴德·罗米尼坐在德鲁克对面的椅子上。提高药物剂量在他身上产生了很好的效果。他的血液计数在变得正常,也有细胞遗传学缓解的迹象。当德鲁克问他感觉如何时,答案脱口而出。罗米尼告诉德鲁克,曾经千钧一发的危机感已经不在了。他本来一直在等死,但现在他知道自己会继续活下去。下一位患者是朱迪·奥伦。她告诉德鲁克,自己重拾对生活的希望,敢于再去计划未来了。另一位患者也谈到不再感觉有乌云压顶,药物将生活交还给他。

德鲁克心中的抵触感突然融化。他第一次肯让自己相信奇迹正在发生。当他看着眼泪淌过患者的脸颊时,自己也禁不住泪湿脸盘。"我意识到他们远远超越了我,"德鲁克说:"他们早已相信这种药起了作用,早就接受了新生活。"

在参与临床试验之前,这些患者被告知已经没有其他疗法可用了,他们应该跟亲友说再见,收拾生活,善后关系,因为所剩时日无多。对德鲁克来说,那天他在诊所看到的景象,才是这个药物起的真正效果："药物给了这些患者一个他们唯一没有的东西，那就是希望。"

对于一些参与 1 期试验的患者来说，他们重获的未来出现了不寻常的转折。本已被告知死期将近，有些患者已经卖掉了一切身外之物，安排了身后事，以免麻烦他人。他们辞掉了工作，花光了积蓄。现在，随着生活恢复正常，他们发现前途茫然。不过没有人抱怨。还能继续活着就够好了。

1999 年年初，德鲁克和其他研究者曾飞往新泽西州，与诺华公司美国总部的高管会面。他们想扩大研究范围，把急性变期的患者也包括进来，这些患者只有几周到几个月的生命。在典型的 1 期临床研究中，这些患者将会是唯一入选的患者。诺华最初决定只在 CML 早期患者中试药，尽管动机只是希望尽快获知药物效果，结果却歪打正着的合适。但德鲁克和其他人觉得，如果 STI-571 可以挽救生命，他们应当把它用给最严重的患者。"我们没人认为这种药物会对急性变期的患者起作用，"索耶斯说："但如果它能起作用的话，我们需要知道。"公司同意了。

这些晚期患者在 1999 年春季开始参加研究。在 OHSU、UCLA 和 MD 安德森医院，他们坐着轮椅，吸着氧气，由家属陪伴着来诊所，希望能够获得帮助。没有人期待着奇迹发生，但能再多活一两个月也是好的。

使用 STI-571 一周后患者开始出现缓解。在几个濒死的患者中，白细胞计数下降，腾出了空间让恢复性的红细胞增殖并治疗身体。患者脸上重新有了血色，身体也有了力量。他们能离开轮椅，自行走出医院。

这结果出乎意料，但也敲响了警钟：该药必须尽快送达尽可能多的 CML 患者手中。要做到这点，唯一的方法是通过 2 期临床试验。2 期临床试验是研发的下一步，在更多的地点招募更多的患者，让更多的人能用上这药物。1 期临床试验最多有几十个患者；而 2 期临床阶段可以招募数百名患者。公司可以在 2 期临床试验中将慢性患者和病情更严重的患者分开进行测试。2 期临床试验也是提交药物给 FDA 批准的下一个必要步骤，得到批准后，药物才能被广泛投放市场。公司至少需要积累一年的 2 期数据提交给监管进行审查，所以没有时间可以浪费。在正常的临床试验中，通常会等到 1 期试验结束后才开始 2 期临床试验。这样让研究者有时间回顾从第一批患者中收集到的数据，以确定 2 期临床试验应该采用的最佳剂量和方法。但这次，这种做法没有任何意义。"在我们用到 350～400 毫克的剂量之后，每个剂量都能起作用，"索耶斯说："为什么我们要继续做 1 期试验？我们必须停止 1 期，开始进行 2 期临床。"

1999 年 6 月，当索耶斯、塔尔帕兹和德鲁克前往巴塞尔，开始与诺华的高管们计划 2 期临床试验的时候，索耶斯收到了他的慢性期患者最新基因测试的结果。他盯着纸上的数字：包含费城染色体的细胞在 20 个中有 0 个。这是首次出现完全的细胞遗传学缓解，是临床试验的里程碑。所有包含癌基因突变的细胞都被消灭。这是每个人的梦想，医生、患者、公司，人人期盼。药物导致血液计数降低已经非常好，它标志着健康改善。而突变基因消失则是梦想中的应许之地。因为德鲁克已经登机联系不上，无法按捺兴奋之情的索耶斯给患者了打电话。"我们知道这药物是个精准全垒打。"他说。

也有一些不尽如人意的地方。有一两名处于早期阶段的患者没有出现缓解，他们的血液计数没有恢复。最严重的挫折发生在那些从死神手边抢回来的急性变期患者。在用药导致的骤然好转之后，许多人的病情又复发了。"那些患者本来是坐在轮椅上吸氧，然后他们能走路跳舞了……但在两个星期之后，他们又重新坐回轮椅吸氧。"索耶斯说。病情复发的速度和严重程度令索耶斯感到震惊，尤其是考虑到药物在其他患者中的出色效果。

索耶斯想搞清楚晚期患者出现的问题。为什么他们首先对药物出现缓解，然后又复发？那些晚期患者和慢性期患者有什么不同？"了解分子生物学的机制是绝对必要的。"他说。所以，他一边继续进行 1 期和 2 期试验，一边回到实验室做研究。索耶斯想探索的是，如果能弄清楚让晚期患者去而复返的原因，也许能触类旁通，弄清楚那一小部分慢性期患者虽然具有费城染色体但对 STI-571 治疗无反应的原因。

这种挫折主要集中在急性变期患者，并不算常见。在很大程度上，药物的积极结果持续着。如果药物能继续起效果，那么 CML 患者只要每天吞下一个小药片就能够正常生活。

但还没有人敢用"治愈"这个词。1 期试验得到的结果并不能说明该药物会延长生命。药物的真正临床益处是通过延长生命或减少症状的严重程度来衡量的。血液学和细胞遗传学缓解是替代性终点，它们是可以观测的指标，用来显示药物在理论上可以延长生存期并减轻痛苦。考虑到最终导致 CML 患者死亡的是过量白细胞，测量血液计数以及携带致病突变的细胞数量似乎可以当作药物益处的可靠指标。但这不是一个治愈的结果。如果患者停止服用药物，疾病就会卷土重来。更重要的是，试验从开始到现在的时间还不够长，不够说明 STI-571 是否能让服药患者比不服药患者活得更久更健康。

然而，对于患者和临床医生来说，结果已经远远超出了所有合理期望。血液计数正在趋向正常。坏基因正在消失。患者感觉好转。已经到了启动 2 期临床试验，并向世界宣告这种药物的时候了。

27

聊天室中的私语

参与 1 期试验的患者越来越意识到他们的经历特殊。在俄勒冈州受试的患者们成了朋友，从 1999 年夏天开始每月聚会一次。他们在饭局上分享疾病的细节，当初是如何接触到德鲁克的研究，以及各人的感觉。他们用彼此才懂的秘密语言交谈，包括了"荧光原位杂交"和"血液计数"这些性命攸关的词语。他们感到某种责任感，仿佛在一定程度上，科学现在也是他们的工作一样。他们是患有白血病的普通人，却在经历不普通的境遇：他们是一种全新类别药物的首批测试者。

聊天的场合转移到网上。在 20 世纪 90 年代末期，互联网聊天室日渐兴盛。这种留言板非常适合 CML 社区，让成员能互通有无，交流疾病和治疗的信息，以及如何应对各种副作用。更有经验的患者乐于分享他们辛苦获得的知识。对于许多人来说，当地的癌症互助团体虽有各种恶性肿瘤患者。但一个县的 CML 患者人数很少能够组成一个当地支援小组。但是在网上，他们可以找到只谈论这种疾病的病友，所以这种交流更有用，也更有吸引力。人们通过留言板发帖相互认识，并且畅谈由疾病造成的情感挑战和个人生活。他们是一群熟知其他人正在经历什么的患者互助团体。

一位名叫罗伯特・尼尔（Robert Neil）的男子在 Egroups.com 建立了一个在线留言板，他的母亲确诊患有 CML。这是最早建立的 CML 在线留言板之一。有几十个活跃的成员，以及许多默默收集信息的读者。留言板中有几个人参加了 1 期试验。很自然地，他们公布了测试结果，并复述了与医生的对话。他们谈论自己的感觉。所分享的一切几乎都是积极的。

留言板对任何人都开放。临床试验的研究者也知道这留言板的存在。他们突然发现自己正处于一个新的现象之中，也即"互联网共享"的时代。

每天，当研究者结束在诊所的长时间工作后，回家就会看到保密信息已经被逐字逐句地分享到留言板了。这些信息给那些还在用化疗和干扰素的 CML 患者带来了希望，他们尚未听说过这个临床试验，或者无法前往某个研究诊所。由于互联网的存在，许多 CML 患者现在比他们的主治医生还要了解这种在研新药的方方面面。

这些积极的评论让那些未能加入临床试验的患者也想要参与。没多久，德鲁克、索耶斯和塔尔帕兹就收到数百名来自世界各地的 CML 患者的消息。他们都在网上看到了临床试验的信息，目睹了令人难以置信的数据，他们都想要亲身试药。

对于这些从网上接受信息的互联网时代新病患，研究者没有应对经验。如果已知自己在诊所里告诉患者的话会被广泛流传，他们应该省略一些内容吗？这可能是明智之举，但药物正在起效。为什么要瞒着大家呢？另外，将对话进行自我审查不是他们行事风格。一直以来，德鲁克对患者都是有问必答，这种开放性正是让他的 1 期试验患者感到亲密的基础。

研究者也想知道，这种公众注意力是否可以服务于另一个目的。现在是准备下一阶段临床试验的时候了，但诺华的进度不够快。也许"药物能让癌症消失"这个坊间传言能在背后推公司一把。"让诺华感受到患者的热情很重要，这样他们才能把乱糟糟的事理顺，开始真正加速这个项目。"索耶斯说。

索耶斯知道的是，原定方案是开 3 个独立的 2 期临床研究：一个针对慢性期患者，一个针对加速期患者，还有一个针对急性变期患者。与 1 期临床试验一样，这些试验仅限于已经使用过干扰素的患者,而且药物已经达到不能耐受或无效的程度。癌症药物很少被立即批准用于所有阶段的癌症患者;相反,新药的批准局限在每个测试过的特定人群。如果 FDA 会批准这种药物,那么首次批准的适应证只会是那些目前最佳治疗方案无效的患者。这 3 项 2 期临床试验将招募约 1000 名患者,产出的结果会为 FDA 的审批提供证据。之后将进入 3 期临床阶段,那是一项庞大且漫长的研究,其中新诊断的患者将被随机分配到用 STI-571 或干扰素加阿糖胞苷治疗组。只有在 3 期临床研究时,才能测试那些从未用过其他任何 CML 药物的患者。

但有个问题。据诺华高管介绍,药物的存量不够开始 2 期研究,他们也不知道什么时候能有足够的药物。索耶斯想知道,利用留言板公众的喋喋不休,能否引发公司对负面公关的恐慌。

每一天,都有幸运入选 1 期临床的患者发的新帖出现在留言板。每一天,都有想参加测试的患者给 OHSU、UCLA 和 MD 安德森致电。但是每一天,都没有新消息可以告诉他们。当前的临床研究已经满员。没有更多的药物可用。患者们必须等待。

28

救自己一命

因为从 1 期到 2 期临床试验的过渡太快，当研究者想要开始为 2 期试验招募患者时，诺华还来不及生产足够的 STI-571。公司为 1 期试验制造了几千克 STI-571，但 2 期试验需要几百千克。临床医生和行业代表自 1999 年 2 月以来就一直在谈 2 期试验，但直到当年夏天，诺华才意识到自己面临药物短缺的局面。"他们没有为成功而准备，他们的筹划是失败的。"德鲁克说。那种心态让公司未能准备好面对下一步。

原因并不只是因为 1 期试验的宗旨是快速了解药物有效与否，还因为许多人不看好这药物。这个心态可以理解。在 1 期研究中测试过的化合物只有不到 10% 最终能被 FDA 批准。在毒性研究阶段，这药物曾杀死过狗。激酶抑制剂是前所未闻的策略。虽然公司有一些人在推动药物前进，但也有人一直用市场有限的理由来浇冷水。销售预测不乐观。赌这药物会失败比赌它会成功更合理。到 1999 年夏天，这些错误的估计已经影响了公司，并且延误了给急需药物的患者提供突破性治疗的机会。

在 1999 年夏季，法国波尔多举行的一次会议上，德鲁克讨论了迄今为止 1 期试验中的一些数据。未能参与 1 期临床试验的英国白血病专家约翰·戈德曼也列席。戈德曼对德鲁克报道的数据惊讶万分，于是他问约翰·福特，能不能给他一些化合物在他的患者中测试一下。"这个嘛,"戈德曼回忆当时得到的答复:"诺华不打算开发这药物。也许过几年吧。"戈德曼写信给诺华首席执行官丹尼尔·瓦塞拉,敦促他推进药物的开发,但他并未得到回复。

德鲁克也尽力促进药物开发进程。他在诺华的唯一联系人是福特,而福特也受限于公司告诉他的信息。

"我们能和谁谈谈加速临床试验的事宜吗?"德鲁克问他。

"和我。"福特说。

"你的上级是谁?我们能跟他们谈谈吗?"德鲁克追问。

"不行。"德鲁克记得福特回答说。

"但是你没有解决药物供应短缺的问题。"

德鲁克无计可施。他部分理解公司的做法。"涉及一种新的癌症治疗方式,一个新的药物类别,一个市场有限的预测,有哪个理智的公司会对这个项目投入大量的时间和精力?"他后来说。但是,当他们拿到1期临床数据,就到了改变这一想法的时候了。"我们正在跳跃式前进,我们需要能在诺华公司内部发声的代言人。"

德鲁克非常沮丧。他没有其他人可以联络,没有关系网可以疏通,以期影响诺华的决策。他所能做的只是干瞪着求药患者名单,眼见它变得越来越长。

还有跑步。他跑了马拉松。他跑上 OHSU 的陡坡上班。结束诊所的长时间工作后,他跑步回家。仿佛是他所渴求的速度需要找到另一个途径来达到,于是他选择跑步。

瓦塞拉却讲述了不同的故事。"不是药物短缺,"瓦塞拉评价在2期试验一开始就需要大量药物的情况,"而是这种情况从未出现过。"虽然供量有限的情况对于在研药物来说并不罕见,STI-571 与众不同的是,这个大量需求的出现得比其他药物早得多,让公司遇到了"意想不到的高需求"。甚至在1期临床试验尚未结束之前,2期临床试验就开始快速启动。那种时间表是无法预测的,公司没有预留足够的时间来制造所需的药物。

瓦塞拉承认公司内部依然有阻力,但也承认他应当冒险承担重大责任。当时担任开发团队负责人的约尔格·莱因哈特(Jörg Reinhardt)坚持谨慎行事,跟瓦塞拉说数据还缺这缺那,或制造能力不足。但是看到 1 期试验的结果后，瓦塞拉想要发力了。"大胆来吧，"他跟莱因哈特说："继续前进。"当莱因哈特担忧成本时，瓦塞拉说这个不是重点。"问题在于必须有人敢担风险，并接受可能失败而导致的后果。"瓦塞拉后来说。正如他所言，在他出手将药物从临床前阶段转移到临床试验阶段之后，瓦塞拉继续为药物代言。尽管没有参与管理制造足够的药物的细枝末节，但他愿意承担 STI-571 的风险，为那些可能被失败后果关联的人提供了屏障。

1999 年 8 月，针对加速期和急性变期患者的 2 期试验开始。诺华尽量为这些患者群体提供了足够的药物。如果来得及为这些患者制造一些药物的话，那么不给这些患者用药就是非常不道德的行为。处于加速期或急性变期的 CML 患者可以无限制地参加 2 期试验。

但针对慢性期患者的临床试验仍然处于搁置状态。处于疾病早期阶段的患者担心在能接受治疗前白血病就会发展。虽然病情后期的患者能保证有药可用，但没有人愿意等到那个阶段，因为那时可能太晚了。他们想在药物最有效的时候用药。德鲁克通过电子邮件说："他们认为，诺华基本上制定了一个优先濒死患者的策略。"这指的是诺华发起了针对急性变期和加速期患者的临床试验证明他们在向前迈进，但处于慢性期的患者还是只能用干扰素，他们也希望能尽快用上那种疗效更好的药物。

在德鲁克想要获得 STI-571 的求药名单上，有位患者名叫苏珊·麦克纳马拉（Suzan McNamara）。1998 年 3 月她 31 岁时，麦克纳马拉感觉到骨痛，并且迅速瘦了 15 磅①。血液测试显示她的白细胞计数为 380 000。她患上了 CML。不敢设想骨髓移植的结果，她选择了干扰素治疗。干扰素起效了一段时间，降低了白细胞计数，但最终因为药物导致的恶心虚弱副作用，她不得不辞掉工作。她每天都给自己注射干扰素和阿糖胞苷，但每天都感觉更糟糕。她很抑郁，失眠，脱发，几乎吃不下饭，继续消瘦下去。

①1 磅约等于 0.45 千克。

当麦克纳马拉上网搜索有关 CML 的信息时,偶然发现了 Egroup.com 的留言板。她读到参与 STI-571 的 1 期试验患者的留言。测试结果令人鼓舞,患者也说自己感觉很好。麦克纳马拉当时的生活被局限在床和半米多远的计算机之间,她将这些留言铭记在心。

参与临床研究的患者经常细致入微地谈论他们的病情进展。研究者召开关于药物的会议时也有患者会去旁听,并在留言板上转述听到的信息。大家都交口称赞这药物。麦克纳马拉问医生自己能否参加试验,却被他们劝阻。他们跟她说,有上百万种药物能通过 1 期临床试验。这个药凭什么不同?不过她无法忘记读到的内容。所有读过这些帖子却未能参与临床试验的 CML 患者都想要加入测试,他们也知道必须等到病情复发才能如愿。有些人异想天开,在白细胞计数开始不可避免地攀升之前想办法让自己达标——比如说,坚称不能再忍受干扰素的副作用之类。他们知道这是参与临床试验的标准之一,于是他们让自己达标。

而对于麦克纳马拉来说,病情会复发却是真实不虚的威胁。1999 年 10 月,她的治疗不再起效。开始治疗大约 6 个月后,她的血小板水平下降到危险的程度。较低剂量的干扰素和阿糖胞苷不再起作用。她知道进入 CML 加速期只是时间问题。还不到 33 岁的她可能在一年内死亡。

她把 1 期试验患者的网上报告打印出来给她的医生看。最后他们同意给德鲁克打电话,但是却没有佳音。试验已经满员,不再招募患者。

极端绝望之下,麦克纳马拉向德鲁克发了一封电子邮件告诉他自己的状况。德鲁克在 8 小时内回了信。虽然很同情她,但当时没有足够的药物。要等四五个月后才有可能参与下一次临床试验,但德鲁克都不确定她最终能不能参与。"我们担心临床试验可能会结束,"麦克纳马拉回忆他说:"也许身为患者,你可以做些事。"

那时候,重病缠身的麦克纳马拉犹如醍醐灌顶,德鲁克的话"在我心中燃起了一丛火,"她说:"如果已经有种药物能救我命,但我却用不到,那是不行的。"

她躺在床上思考能做些什么，要能产生较大影响从而真正起效的事情。她记得在互联网上看到过在线请愿的先例，想知道能否试试看。

在线请愿在当时还是比较新颖的形式。虽然在 20 世纪 90 年代后期，从家里上网已经不再罕见，但是现在人们司空见惯的很多网络创新当时尚是雏形。不是每个广告都包含网址。不是所有的东西都可以在网上找到，网站也还远未成为患者宣传的手段。互联网并没有成为一种社会媒介，它激发社会变革的潜力也尚无人能料。诚然，参与试验的患者发布了使用 STI-571 的所有细节，披露了关于个人健康和生活的细枝末节。但读到这些内容的患者并没有在网上动员去给自己弄到药物。创建一种新的在线同盟军并不是他们的意图。他们大多数人在 20 世纪 80 年代目睹过艾滋病危机，并且看到过当患者联合在一起时可能产生的力量，但这种癌症与艾滋病是不同的。这是一种罕见病，不是流行病，这种疾病的背后也没有社会张力。CML 的患者并不因为社会不公而愤怒。他们只是想要这种药。

网络 CML 社区迅速接受了麦克纳马拉的想法。要求加速制造 STI-571 的请愿书于 1999 年 9 月 21 日发表上网，3 周内获得 3300 人签字，并且继续增长。患者、医护、亲友和他们的朋友都共襄盛举，呼吁诺华制造更多的 STI-571 给需要的患者。Egroup 留言板的成员写了一封信，打算与请愿书一起，指名给诺华当时的董事长兼首席执行官丹尼尔·瓦塞拉。信中写道：

通过互联网上的广泛互动，大量慢性骨髓性白血病（CML）患者对诺华公司生产的新药 STI-571 的 1 期和 2 期试验结果有所了解。信息来源各不相同，包括有关药物的文献，专业会议上提供的论文，以及大量参与试验患者的亲身经验和知识……

如您所知，药物迄今没有显示出明显毒性，而在这个早期阶段，血液学缓解和细胞遗传学缓解的结果都令人印象深刻……患者也清醒地认识到，该药物尚处于临床试验中，在这个较早的阶段需要谨慎……

然而，我们许多签署请愿书的人都认为，这种新药背后的理论在根本上是正确的……根据目前所获的结果，认为新药能让一些患者达到功能性治愈，也并非不可能……

由于这种新药具有非常好的前景，因此（根据多个来源的信息），我们越来越担心药物的供应量不足以扩大试验规模，达到基于现有证据，它所应当达到的程度……有许多 CML 患者正在接受艰苦的治疗，部分患者在忍受着相当的痛苦，而且治疗结果不能保证……

因此，我们要求您答应，将尽一切力量保证生产足够的 STI-571 药物，以确保临床研究者在任何情况下都不会因为缺药而推迟试验，并将药物开发推进至我们翘首以盼的批准阶段。

到了 1999 年 10 月，是将信息递给诺华的时候了。同时，德鲁克正在准备当年的 ASH 年会，他将报道从 1 期试验中得到的结果。头几个月的初步数据已经在 1998 年的 ASH 年会上报道过，但现在临床试验已经持续了一年多。当研究者在 8 月向会议提交研究报告时，他们已有了用药 300 毫克的 6 个月数据。药物效果让会议组织者印象深刻，ASH 顾问委员会甚至邀请德鲁克在 ASH 的全员大会上进行报告。这是该组织所能给的最高荣誉。4 年前，德鲁克向大约 50 个听众介绍了他的临床前研究，希望有人会对这化合物感兴趣。而现在，他将要把这药报道给世界各地约两万名临床医师听众。每个主要的新闻媒体都将报道他的故事。

呼吁扩大 STI-571 测试范围的 CML 患者也知道这次会议。他们知道这将是最合适不过的场所，指出诺华拖了太久时间，没能让这种救命药得到更广泛地应用。如果他们在 ASH 年会期间发布新闻通稿，诺华将成为群众眼光的众矢之的，别无选择只能尽快提供药物。只向诺华发出请愿书而不发新闻稿的话，代价可能还不够高到让诺华采取行动。他们咨询德鲁克的看法，他们敬爱德鲁克，也信任他的建议。

德鲁克的心中是矛盾的。他知道如果公开请愿书的话，ASH 年会上关于 STI-571 的消息将都是关于药物短缺的。但这次会议是初次公布药物优异临床试验结果的场合。关于 STI-571 的消息，难道不该全是这个前所未有的突破？于是他建议患者不要发布新闻稿。

他的建议也很讲策略。患者的请愿书给了他一些急需的杠杆。他通知了诺华的管理人员他们将会从患者那里收到信件。他还强调，他需要诺华宣布开展 2 期试验的公告。"如果我要介绍这药物的效果，那么必须有能接受患者的临床试验。"他解释说。他让诺华意识到，如果不安排 2 期临床试验的话，一定会产生巨大的负面媒体声浪。

诺华心领神会。1999 年 11 月 2 日，也即麦克纳马拉 33 岁生日那天，她接到德鲁克的电话。"苏珊，我刚刚和诺华通过电话，"他告诉她："你的请愿书卓有成效。"公司已经同意加快生产，并在下个月左右开展实验。一个星期后，她收到了诺华公司代表詹姆斯·香农(James Shannon)的一封信，确定了下一次研究的开始时间。"一项国际化，多中心的 2 期临床研究计划将于 2000 年 1 月或者更早开始招募患者，"香农说："目前，受限于可用的药物存量，诺华公司已经大力争取尽快提供足够的药物。"CML 患者拯救了一种药物，用来拯救他们自己。

而瓦塞拉介绍，诺华其实已经在为慢性 CML 患者的 2 期临床试验增加 STI-571 的生产。公司不可能不推进有潜力的药物。"你会站在人前说'我们有一种潜在的救命药，但我们不会前进'吗？"他反问，这个想法显然是荒谬的。他知道有患者可能从药物中受益。他也知道，在开发新药方面，"失败远多于成功"，他说。失败的风险是制药行业工作中的一部分。

据瓦塞拉后来几年的讲述，公司一直计划生产 STI-571。麦克纳马拉的请愿书只是小推了公司一把，加快了一点速度。药物不足只是因为临床试验进展得太快，而不是因为公司进度缓慢或打算永久搁置 STI-571。

"德鲁克医生将会说这是永不见天日的第 13 号文件①，"麦克纳马拉说："对我来说，则永远不会知道。"

—————————————

①"第 13 号文件"在美国是垃圾桶的委婉说法。

29

百分之百的缓解率

几个星期后,德鲁克站在 ASH 全员大会的讲台上。新闻媒体曾在一年前看到过初步数据,并听说德鲁克这次会报告最新结果,所以要求 ASH 取消数据封口令,以便电视和报纸能在德鲁克演讲之前两天,也就是星期五的时候就报告研究结果。到会议当天,这种药物已经登上美国各大报纸的头条,所有与会者都在谈论酪氨酸激酶抑制剂。在新奥尔良会议中心宏大的演讲厅聚光灯下,在一排排癌症和血液领域的医生和研究者面前,德鲁克展示了他为大会准备的幻灯片,他的中西部口音更增添了他的低调气质。他不需要高谈阔论,数据足以说明一切。

德鲁克给观众介绍了临床研究。所有入选患者均处于 CML 的慢性阶段,原始粒细胞少于 15%。所有人都不再响应干扰素治疗,这意味着他们经过 3 个月治疗后血液没有显著变化,经过一年治疗后,包含费城染色体的细胞数量不再变化,不再有他们曾有过的任何药物缓解,或者是对药物不再耐受。所有参与研究的患者在开始 STI-571 之前已经停止治疗至少一周。

德鲁克报告说,这项试验是一项标准的剂量递增研究。从 25 毫克开始,已经尝试了 11 个剂量水平,截止到 ASH 年会时,最高剂量达到 600 毫克。参与研究的 61 名患者平均年龄为 57 岁。

他们服用 STI-571 的时间平均 190 天。他们患病时间不全一样。有些人参与实验时确诊不到一年。而有至少一名患者患 CML 已经超过 13 年了。

德鲁克首先谈了谈药物毒性的问题。"没有限制剂量的毒性发生。"他的幻灯片显示。少数患者出现了轻度骨髓抑制，即骨髓活性降低，导致红细胞和白细胞生成减少的现象。有 40％的人感觉轻度恶心，但随着身体习惯这外来物质后恶心感会消失。有一些肌肉痉挛，有一些皮肤肿胀——大多是眼睛浮肿，但是就这些了，他告诉听众说。

德鲁克按下遥控器按钮，身后屏幕上的幻灯片转换到下一张。这是血液学缓解的结果。该图表显示了在每个剂量水平上出现了多少血液学缓解。在 25 毫克和 50 毫克级别没有观察到任何变化。在 85 毫克，1/4 的患者出现缓解。在 140 毫克及以上，100％的患者——即迄今为止参与整个研究的所有 51 名患者——全部出现了血液学缓解。观众倒吸一口气。

德鲁克再次按下按钮。完全的血液学缓解。每个人的眼睛都凝视着他身后巨型屏幕的底部。在接受 300 毫克或更高剂量的患者中，每个患者都出现了完全的血液学缓解。他们的血液已经恢复到一个完全正常的状态。

绘制白细胞计数变化的图表显示，随着研究进展，白细胞计数如何下降，曲线如何变得扁平，从 2 万或更高，下降到远低于 1 万。一位患者在治疗开始时的白细胞数量已接近 10 万，现在降到 6000 左右。药物的效力有目共睹。每位听众都知道，白细胞计数只要降到 1 万以下就可被认为是正常。

他再次按动遥控器：细胞遗传学缓解。5 个月时，接受 300 毫克或以上的 20 名患者中，有 9 名患者（也即 45％）发生了细胞遗传学缓解，程度从低到高，甚至有人完全缓解。带有费城染色体的白细胞数量大大减少，在某些患者中甚至完全消失。

德鲁克点出一页总结幻灯片，以及一页致谢幻灯片，感谢背后的许多人，那些把药物带到这个时刻的人：伊丽莎白·巴克丹戈，于尔格·齐默尔曼，亚历克斯·马特，尼克·莱登，还有他在OHSU 实验室的成员，以及格罗弗·巴格比，约翰·戈德曼，查尔斯·索耶斯，莫舍·塔尔帕兹，汤姆·罗伯茨和吉姆·格里芬。这个名单中有不少人都正在台下，身处目眩神迷的听众当中。

然后德鲁克感谢观众，他的报告结束了。房间爆发出掌声。

30

好压力

当诺华公司决定启动 2 期临床试验后,公司人员对于 STI-571 的态度就完全改变了。停止不前的进度被空白支票和空出的时间表所代替。"当项目得到公司撑腰时,它就像高速火车一样前进,你让出路来就行了。"德鲁克说道,他把这转变归功于瓦塞拉。诺华竭尽所能地生产药物,把制造场地从一次只能产出一小批 STI-571 的巴塞尔,迁移到位于爱尔兰南部科克郡的灵卡斯科迪村。灵卡斯科迪的工厂向来只生产已获批准的药物,从未制造过还处于产品管线中的在研药。为了尽快制造出几百千克的全新化合物,该厂启动了最大的生产功率。那里的团队每周工作 24 小时,每周工作 7 天。

正如德鲁克所料,在 1999 年 ASH 年会上介绍的 1 期试验结果产生了巨大的期望值。突然之间,"一切都要在明天完成。"法国儿科血液学家雷诺·凯普德维尔(Renaud Capdeville)回忆说,他于 1997 年加入诺华,并在 2000 年接管了 STI-571 的临床试验。

加速生产 STI-571 的决定,是迫于要招募更多患者开展试验的压力。但既然公司已经决定继续开发这种药物,那么另一个迫切需求是尽快让药物通过 FDA 的审查。虽然在药物获批后 FDA 并不限制医生对什么疾病使用,但是 FDA 规定了药品该如何标签和销售。FDA 授给医药公司许可,让公司可以针对某种适应证宣传和销售药物。医药公司必须获取 FDA 批准才能合法销售其产品。

STI-571 临床试验的所有数据都必须发送到 FDA 的药物评审和研究中心进行审查。在 20 世纪 90 年代末和 21 世纪初，FDA 曾被批评花太久来审核有用的新药，诺华也知道，等待审核批准可能会要很久。临床试验本质上是个投资，这些研究花费了公司数亿美元。而在 FDA 批准之前，公司没法从 STI-571 赚到一分钱。

尽管诺华决意开发 STI-571，但 CML 患者数量稀少仍然是个问题。STI-571 将会是受专利保护的药物，但最后专利也会到期。当专利到期时，利润也会到期。"当你失去专利时，基本上 90％的利润都会在几天之内消失，"瓦塞拉说："它就这么蒸发了。"一旦专利过期，普通制造商可以根据药物配方来制造自己的仿制药。STI-571 的专利压力更大，因为在专利年份内的处方数量将比其他药物少。CML 患者的罕见，意味着药物销售量将远远低于成功完成临床试验的药物的平均值。虽然 STI-571 还没有被批准，但没有时间可浪费，公司需要开始策划如何从中获利。计划的第一部分是尽快让药物获批，让诺华可以在拥有药物配方的专利权期间最大限度提高销售额。

STI-571 不是首个有望通过临床试验，却面对患者稀少问题的药物，FDA 也有机制针对 STI-571 这类旨在弥补未满足的医疗需求的药物。在 2 期试验启动之前，FDA 已授予 STI-571 "快速通道资格"和"加速审批"的状态。一般情况下，经过小型 1 期和较大的 2 期临床研究之后，新药必须通过 3 期临床试验，将疗效直接与当前最佳治疗方案进行比较之后，FDA 才会考虑批准。对于 STI-571 而言，进行 3 期试验意味着建立一项大型研究，其中患者将会被随机分配接受在研药物或者干扰素加阿糖胞苷，并在几年后比较疗效。但目前已经获得的数据太有希望，不能再等待。当前最佳治疗方案的效果并不那么好，等到 3 期试验完成之后才批准 STI-571 的做法是不合伦理的。

"快速通道资格"让公司能与 FDA 加强交流，意味着更多会议、更多通信、更多助力，旨在加快临床试验过程。因为 STI-571 能提供给 CML 患者一个全新且必要的治疗方案，FDA 愿意花时间指导医药公司，为审批做好准备。

"加速审批"则意味着公司可以提交 2 期试验数据给 FDA 审查,并承诺如果药物获得批准,公司会继续完成 3 期研究。因为 1 期和 2 期试验是短期且单臂的研究——也即所有患者都接受相同的治疗,而不是像 3 期试验那样,将患者随机分组在两个治疗方案组中——这些结果不如 3 期结果那样有说服力,但是用 2 期而非 3 期数据审批的优势是相当重要的。它缩短了开发的时间。拥有 FDA "加速审批"状态,意味着 FDA 将根据血液学缓解和细胞遗传学缓解的替代终点审查 STI-571。血细胞计数和含有费城染色体的细胞数量的变化并没有证明药物有效,但他们确实在强烈暗示这个结果。"加速审批"状态意味着这些测试结果以及副作用的数据足够提交 FDA 审查。就营销来说,有条件批准和标准批准所给予的销售自由度是一样的。

即使有这样的特殊状态,诺华在提交药物审批材料前仍需要准备一年的 2 期数据。诺华公司,具体到人则是全球发展部主管约尔格·莱因哈特计划在 2000 年 12 月前向 FDA 提交数据,这离巴德·罗米尼首次服下 25 毫克的药物仅仅两年半。这个进度比药物开发的平均时间至少短上一年。公司需要迅速制造药物。

STI-571 是通过漫长的多步骤过程制造的。按照于尔格·齐默尔曼在多年前创造出的复杂级联反应配方,制造者将原料在溶液中混合、加热、蒸发、浓缩、过滤,并经过其他几种精密化学反应,最终沉淀出粉末。然后将粉末压制成药片,这也需要时间。与任何危险品一样,STI-571 必须在最严格的质量控制下进行制造,并采取额外的预防措施,包括防护服和制造车间限制系统,来防止人们接触到用于制造药物的危险化学品。

在灵卡斯科迪那面积五六千平方米的工厂中,拿着从德语翻译来的药物制造配方,制造团队准备开始生产药物。到 11 月,生产 STI-571 所需的 12 个步骤完成了前面 7 个。剩余 5 个步骤通常需要 1 年,诺华公司给了车间 7 个月。公司希望能在 2000 年夏天之前获得 1 吨药物。为了制造出这个量,灵卡斯科迪工厂必须全员上阵,每周工作 24 小时,每周 7 天。

针对急性变期患者的 2 期试验于 1999 年 8 月开放,并持续招募患者到 2000 年 3 月。对于那些预期存活时间稍微长一点的加速期患者,他们的 2 期试验也同时开放,在 2000 年 4 月招满。针对慢性期 CML 患者的 2 期试验则在 1999 年 12 月开始招募患者。

1999 年底,试验在多个场所开展,包括伦敦的汉默史密斯医院,由约翰·戈德曼担任首席研究员;还有德鲁克的前工作地点丹娜法伯癌症研究所,以及底特律、迈阿密和纽约的癌症中心。到 2000 年初,共有 19 个站点正式启动。1 月初,来 OHSU 研究血液学的爱尔兰医生迈克尔·奥德怀尔(Michael O'Dwyer)加入德鲁克团队,协助进行临床试验,以及在 CML 和酪氨酸激酶抑制方面的研究。

2000 年 1 月 1 日,互联网请愿书的背后推手苏珊·麦克纳马拉飞往俄勒冈州的波特兰。一到达,她就去 OHSU 进行初步测试。她几乎走不上楼梯。身高 173 厘米的她体重只有 50 千克。查看了化验报告后,工作人员认为她的疾病已经接近加速期的界限,不再是早期的慢性阶段。这个想法让她感到恐慌,因为这意味着即便她可以参加试验,疾病可能已经发展得太远,让药物没法带来长期疗效。当她回到旅馆时,看到手机上闪烁着德鲁克发来的信息:"苏珊,我不想你担心,"他告诉她:"你的化验结果没什么大问题,我们将让你参与临床试验。"

在一个星期之内,麦克纳马拉经历了短暂又尖锐的腿痛,已经开始感觉好转。她和男友在波特兰住了 5 个星期。"这是我最快乐的时光,"她说:"我感觉重获新生。"那几周里,她最美好的回忆是关于食物。两年以来,她首次能想吃就随便吃东西。当她离开波特兰时,她已经增重了 9 千克。

但即使公司全力以赴,药物供应仍然不足。对那项开放于 1999 年 12 月,针对慢性期患者的 2 期研究来说,药物短缺实在太严重了。每个试验点每月允许招募 10 名合格患者。但德鲁克在研究首次开放时已经有个包含 200 名候诊患者的等候名单。其他研究者和他一样。他们每个月该如何决定,从那些患者里挑选哪 10 个参加实验?"我不得不在患者中分出优先级别,决定谁应该先服用这种药物,谁必须等等。"德鲁克说。人们来到 OHSU 要求加入实验。德鲁克从来不拒绝任何患者；他只是把他们的名字添到名单上，尽量让患者的等候时间不超过三四个月。对于某些患者来说，即使是三四个月的等待也太久了，他们在等到用药之前就会死于疾病。就像通常一样，为了缓解身心压力，德鲁克跑步。1999 年 8 月，他跑了"胡德到海滨拉力赛"，从胡德山延伸到太平洋沿岸海滩。1999 年 10 月，他跑了波特兰的马拉松。其余的时间，他跑在通向他诊所的陡峭山坡上。

他也花时间盯着他的办公室墙。当 1 期试验的患者开始对 STI-571 出现缓解时，德鲁克要求患者给他发照片，拍下他们享受生活爱好的情形。"让我们用证据说服大家，"他跟患者说："给我可以展示的照片。"他把这些照片挂在办公室墙上为证，让访客们看得到发生的事情。照片中，有个参与实验时曾虚弱得无法动弹的患者在做园艺工作。朱迪·奥伦发来她在种树的照片。另一个患者被她的子孙环绕着。再次面对苦苦等待，这面墙给了德鲁克去坚持的毅力。

最后到 2000 年夏天，一如所诺，诺华终于制造了足够的药物，用于全面开展针对慢性期患者的 2 期研究。闸门终于打开了。患者们迫不及待。加入 2 期临床试验的，有 532 名慢性期患者，他们通常能存活 4～6 年，235 名加速期患者，他们大约能存活 1～2 年，还有 260 名急性变期的患者，他们通常只有数月生命。"这试验可以开始得更早吗？当然是可以的。"索耶斯评价说。但诺华公司"最终做了正确的事情。"

自 1993 年德鲁克加入以来，OHSU 从一个只接待本地人群的小型癌症中心，发展成吸引患者从全美国和世界各地飞来接受治疗的白血病护理中心。现在既然全面开放了 3 个 2 期临床项目，是时候再招一名医生，帮助已经操劳过度的临床小组了，卡罗琳·布莱斯德尔依然在临床小组中，组内还包括另外两名研究护士和迈克尔·奥德怀尔。德鲁克需要另一名临床医生来处理患者，迈克尔·莫罗（Michael Mauro）正是理想候选人。他刚刚在纽约长老会医院完成了专科训练，在寻找下一个职位时看到了德鲁克招募临床血液学家的广告。他知道德鲁克的研究,并在 1999 年的 ASH 年会现场听过德鲁克的报告。莫罗以为会有几十个人跟他竞争这个与德鲁克合作进行临床试验的机会,所以在接到德鲁克的面试电话时倍感震惊。"他只是想谈谈。"莫罗回忆说。他们讨论了白血病研究,莫罗的研究经验,以及他们的共同兴趣——跑步。莫罗得到了这份工作。

在 2000 年 7 月,莫罗和做设计师的妻子搬到了波特兰。他几乎没有时间去欣赏新环境就一头扎进诊所工作里。从一开始,他就在接待患者,给新患者提供咨询,告诉他们离家近的试验场所,监控试验的所有测试结果,并接受全国和国际上的讲座邀请。"这一切都集中在头一两年中发生。"莫罗说,他是个棕发碧眼的优雅男士。开始工作不到两个月,他就向 ASH 提交研究报告。与德鲁克和团队其他人一样,他在晚上和周末也加班,竭尽全力照顾患者,介绍药物。这种不休止的时间表是种"好压力",按他自己的话说:"给我千金不换。"

莫罗已经知道 STI-571 能给身体带来前所未有的药物缓解,但并未准备好患者因此产生的情绪反应。患者把药物看得比金子还珍贵。"他们很珍惜药物,不惜一切保护它。"莫罗记得一对夫妇说,他们从保险箱中拿出了宝石,为药瓶腾出保管空间。

正如德鲁克,索耶斯和塔尔帕兹一样,莫罗也经历许多感动故事。他早些时候遇到的一个患者由于干扰素治疗而出现谵妄症,必须同时接受精神疾病治疗和癌症治疗。她开始服用 STI-571 后恢复神志清醒,重新过回独立自理的生活,能再次和儿孙相处。

3 期临床试验也未落后太多。该研究简称为 IRIS,也即"国际性干扰素和 STI-571 的随机研究(International Randomized Study of Interferon and STI-571)"的缩写,这项临床研究是第一个允许新确诊 CML 患者在尚未开始用其他治疗的情况下接受 STI-571 治疗的研究。尽管公司只需把 2 期结果提交给 FDA 审查,但是比较 STI-571 与干扰素疗效的随机 3 期研究必须开展。如果证据支持使用 STI-571,诺华希望能尽快向新确诊的患者提供药物。临床医生同样渴望这点,因为他们相信患者在确诊 CML 时就应该能用 STI-571，而不是先经过干扰素治疗。到 2000 年秋天，诺华在进行中的有 1 期试验，3 个 2 期试验，还有一个大型 3 期试验，共招收了 1000 多名患者。

但还有更多事情要做。在 2 期研究募集到目标人数患者之后，世界各地还有大量 CML 患者仍在服用干扰素。每个接受干扰素治疗但病情仍然进展的 CML 患者都想要药物。接受 STI-571 治疗不再被看成是个促进医学发展的利他主义选择。它是一种几乎确定会有临床益处的药物。但是这些患者不能进入 3 期研究，因为药物是为尚未经历其他治疗的 CML 患者预留的。他们也无法加入 2 期试验，因为所有的试验场所都满员了。索耶斯记得，在诊所度过漫长工作日后返回办公室，看到的是世界各地求药患者留下的一堆信息。"你觉得这是你的义务，让他们用上一些［STI-571］，因为你知道药物将对他们产生益处。"他说。

快到 2000 年底，诺华又开启了另一项试验，这项试验称为"扩大获取"试验。这项研究允许那些干扰素治疗带来的缓解已经停止，或者根本不能耐受干扰素但又不符合骨髓移植资格的 CML 患者能通过某个 2 期研究者获得 STI-571，而不必参与之前开始的试验。这个程序很烦琐；每个患者所需要的文书工作都几乎比得上一个小型临床试验。但现在，几乎每个想要药物的 CML 患者都能得到药物。唯一的限制是距离——患者仍然需要定期前往某个试验场地，以及工作人员为每个患者准备文书所需的时间，他们似乎总是滞后。

截至 2000 年年底，全球共有 28 个测试中心（分布在欧洲和美国等 14 个国家和地区），共有 3000 多名 CML 患者接受 STI-571 治疗。本国没有正式临床试验地点的患者会进行长途旅行，去其他测试地点与研究者进行初步面谈，由当地的肿瘤学家继续照料治疗。等候名单正在缩小，药物缓解仍在持续。全世界共有超过 7 万名 CML 患者，仍有大量患者在等待药物带来的益处，但该药仍是实验性的。一些保守的患者和医生倾向于等待 FDA 批准。其他人则还没听说过该药。但总的来说，STI-571 正在到达那些想要的人手中。

31

立字为证

1999 年年底,朱迪·奥伦开办了《STI 公报》这份每月通讯,为在 OHSU 参与 1 期试验的患者提供了另一种胶合剂。药物持续给奥伦带来缓解。在她第一个为期 3 个月的临床试验完成后,她和丈夫决定留在波特兰,那是他们成长之地。但随着其他人各自回家,OHSU 的 1 期试验患者那种类似俱乐部的氛围开始流失。"这是种骤然的失落。"奥伦说,她已经习惯了与同期患者进行长时间的畅谈。

《STI 公报》是维持信息流动和家庭精神的一种手段。她说:"我每个月都发派公报,让离开试验的人们仍然感觉是集体的一部分。"奥伦担当了一种类似母亲的角色,她组织活动,确保人们听到关于药物的最新消息。每期公报都有德鲁克或其他医生写的信息,介绍 STI-571 如何产生,扩展临床试验的计划,回答患者问题,以及后来检测药物对其他癌症的疗效。白血病和淋巴瘤协会负担了印刷和传递每月通讯的费用。公报也是个收集患者故事和近况的地方。在那时,参与 1 期试验的患者越来越觉得,自己正在亲身经历不寻常的历史时刻。不仅只限德鲁克的患者,对那些身在世界各地的人们来说也是如此,他们可以在公报上发表想法,认为自己正参与着某个意义重大的事情。给公报写个故事不仅仅能表达药物对每个人的意义。它也是种记录奇迹的方式。

一个名叫多丽(Dori)的患者写下她在俄勒冈东部远足的一周经历。另一位患者宣布重拾自己心念已久的陶艺工作。某期公报刊登了一个食谱，另一期刊登了一个在骨髓活检期间露出文身的玩笑，还有一期提到有辆汽车的亚利桑那州牌照号是"STI-571"。公报还会刊登哪些组织会提供便宜或免费航班，帮助有需要的癌症患者到达远处的治疗中心，以及其他的实用建议和见解，并持续记录正在进行的临床试验。看起来只是平凡琐碎的小事，但大家都清楚，如果没有这药，这一切都不会存在。

公报还记录下了个人历史。虽然文中只登出不带姓氏的名字，但每人都知道所指是谁。来自伦敦的桑迪(Sandy)确诊时已经进入疾病的加速期。当她进入临床试验时本来正要去做骨髓移植。3个月后，她的疾病退回慢性期。

杰瑞(Gerry)的大腿上莫名其妙地突然出现瘀伤，检查发现身患CML。确诊时他的白细胞100%都含有费城染色体。在用干扰素治疗3年后，他每天要睡22小时。杰瑞参加了STI-571研究，先是作为85毫克小组的一员，之后回来测试300毫克、400毫克，然后600毫克的剂量。药物起效了。"效果好得惊人。"他写道。他的白细胞和血小板受到控制，费城染色体阳性细胞的百分比正在逐渐减少。

从电视听到STI-571临床试验的新闻时，患有CML的罗斯(Rose)正在使用化疗和干扰素治疗。她在公报中写道："让我不适并不是白血病，而是药物副作用。"到1999年7月，用药STI-571 4个月后，她的血液和骨髓清除了突变基因。她无法工作，加上高昂的医疗费用让她贫困不堪。她和丈夫失去了房子和车子，并申请了破产。但是，她写道："现在我敢期待和孙子一起玩的那天了。"

露西尔(Lucille)的疾病在1999年7月达到急性变期，她4年前在常规体检中查出CML。开始STI-571治疗时她本以为活不过6个月。3个月后，她能去女儿家过感恩节，看望女儿、孙儿和重孙女。"我感觉很好，"她写道："我有这么多要感恩的对象。"

丈夫正在OHSU参与1期临床试验的琳达(Linda)写下药物如何改变了她的生活。"现在我可以真的生我孩子们的气……而不用担心，因为他们的父亲患癌症，我应该更宽松一些……我可以再看我们在诊断前去伦敦旅行的照片——而不会开始哭泣……我可以停止计算生存率了。"

马克(Mark)的妻子在 1995 年确诊 CML。干扰素在一段时间内效果显著,尽管副作用让她感觉疲倦,包括持续发热到 39℃ 的流感样症状,这持续了 4 年。马克减少了工作量以便照顾儿女和妻子,每日任务包括给妻子进行痛苦的药物注射。他在网上读到 STI-571 的消息,就与妻子去见了德鲁克,干扰素仍在起效,尽管让她过得痛苦不堪,但仍然维持白细胞计数不超过一定水平。最后她发生了心脏损伤,不得不停用干扰素。于是她参加了 STI-571 试验,几个月后,她的血液化验结果变得完全正常。

爱德华多(Eduardo)是服用 STI-571 的第一个巴西人。治疗 5 个月后,他能每周打网球和游泳数次,并在巴西的杂志上被列为"当地 STI 实例",帮助向巴西的其他 CML 患者宣传这药物。

然后还有拉登娜(LaDonna),在 2000 年 6 月的《STI 公报》上写了她的故事:"我在 2 月份安排了自己的葬礼。我对孩子和家人说了再见。我已经不能再忍受这疾病,甚至期待着死亡带来的和平。我不耐受干扰素,爱治胶囊未能缓解病情,却引起腹部不适。我不能吃东西或做完任何事情。"在去医院探望拉登娜的路上,丈夫拿起一张当地的报纸,视线落到关于德鲁克和 STI-571 研究项目的报道上。2000 年 2 月 16 日,拉登娜参加了加速期 CML 患者的 2 期研究。

"我无法走路,因此坐轮椅来的诊所,"拉登娜写道:"我不想参加这个研究。但家人和医生坚持要我参加。我的费城染色体细胞占 97%。我的白细胞计数是 22 万。我的脾脏非常疼,胀大到 29 厘米。我在吃止痛片,无法坐起身。但 4 个月后,我的白细胞计数恢复正常,没有进入急性变期,含费城染色体的细胞降到 1%!我能够再次自理,并和家人一起欢度时光。"她的脾脏缩回到 6 厘米,也不再疼痛。

像许多简介一样,拉登娜的"希望之声"以感激语做结:"感谢德鲁克医生和 STI-571。每一天都是上帝的恩赐。"

每期《STI 公报》上都洋溢着对德鲁克的感激之情。"亲德鲁

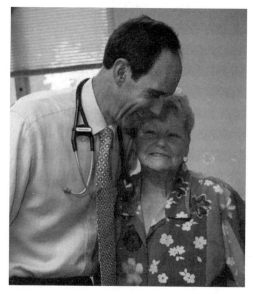

插图 14：布莱恩·德鲁克和拉登娜·洛坡萨，她是 OHSU 进行的 STI-571 临床试验中招募到的病情最严重的患者。在 2000 年，开始接受治疗之前，她已经安排好了自己的葬礼。这张照片摄于 2011 年。

克，拥抱德鲁克。我们爱你，德鲁克医生。"有两个患者写道。他们讨论过在接受采访时穿上写着德鲁克名字的 T 恤衫，"只是想提醒人们永远记住这个谦虚的人道主义者，他让这一切成为可能。"有人写道。2000 年 6 月，有一名患者说她在耶路撒冷城外的"千禧年森林"里以德鲁克的名义种了一棵树。患者一再感谢德鲁克、护士卡罗琳·布莱斯德尔以及其余的工作人员。网络留言板上的情绪也是一样。在患者心里，是德鲁克救了他们的命。

随着这些奇迹故事一再发生，公众也开始感兴趣。媒体对 1999 年 ASH 年会的关注引起了公众注意。在俄勒冈州，当地报纸继续报道德鲁克的工作，但随着 2 期临床的进行，全国性新闻的关注度下降。然后，在 2000 年年底，全面启动 2 期研究约一年后，《人物》杂志决定给这个奇迹药物背后的医生做个侧写。这个任务被分派给了亚历山德拉·哈迪，她正是在 5 年前为美联社采访过德鲁克的那位记者。

德鲁克还记得她。他记得她曾经问过,这个在实验室里前景看好的药物什么时候开始临床试验。他还记得她的靴子和头发。《人物》采访结束后,哈迪和德鲁克成了朋友。原来他们都去同一个健身房。哈迪的报道在 2001 年 2 月 19 日见报。几周之后,德鲁克说:"我鼓足了勇气和她约会。"

哈迪发现侧写德鲁克是一个困难任务。她采访的每一个人都不断地赞美他,作为记者,这点让她紧张。他的一个患者告诉她,德鲁克"高高在上,仅次于上帝。"这些故事和荣誉对于新闻报道来说感觉太过讨好。她寻找可以提供平衡性报道的人,让这位医生看起来更真实。可是她从来没有找到这样的消息来源。但后来,"我成了那个提供平衡报道的人。"她说。当他们开始恋爱时,那位被患者深切崇拜着的医生在她眼里变回了凡人。终于,他遇到了一个可以在医院外交往的人,可以看到他不仅仅是一名医生,而且还是一个寻常的,不完美的人,他是个在表达意见时不懂委婉的人,一个饿了就很焦躁的人。当她看到那些不完美之处时,觉得自己更喜欢他了。

32

汗牛充栋的数据

1期临床试验显示的趋势在2期临床试验继续强劲。在对加速期(原始粒细胞超过15%)患者的研究中,181名患者中有149名出现血液学缓解阳性结果。在96名患者中,红细胞和白细胞计数恢复正常。费城染色体的细胞开始消失。治疗一年后,这181名患者中有43名发生主要细胞遗传学缓解,30名患者的突变体染色体完全消失。

在急性变期(原始粒细胞占30%或更多)患者中进行的2期试验的结果一样。在这里出现的缓解不太戏剧化;毕竟这些是最病重的患者,研究者一开始就知道,那些由药物带来快速缓解的人,也可能同样快速地复发。在229名患者中,119名出现了一些血液学缓解。64名患者返回慢性期,35名患者血液计数完全正常化。缓解平均持续了10个月,有的持续了一年多。这些患者就像拉登娜一样,已经决定了自己想要什么样的葬礼,或者病到没精力去想。当研究结束时,大约15名急性变期患者不再具有突变基因。

急性变期和加速期患者的2期试验测试了两个剂量水平,即每天400毫克和每天600毫克。两者都有效,但是当研究者分析数据时,他们注意到服用较高剂量的患者往往缓解效果更好,寿命更长。他们发现更高剂量可能是治疗更晚期疾病患者的最佳方法。

在慢性CML患者的2期试验中,截至分析数据时,532名患者使用 400 毫克 STI-571 治疗了平均 254 天。约有 250 名患者含有突变基因的细胞数量急剧下降。除了 17 名患者之外，所有参与实验的患者的疾病均停止发展。

在"扩大获取"试验中，研究者对在 2 期研究结束招募患者后仍然需要药物的患者进行个别的临床试验，药物缓解效果也是一样的。这 3 项研究的结果在癌症治疗研究中史无前例。没有药物比它更好。

副作用与在 1 期试验中观测到的相同。有一些恶心和腹泻，但在患者适应药物后那些症状会消退。胃痉挛会消散，腿部疼痛也会过去。很多患者有眼部水肿，偶有皮疹。一名患者死于肝脏毒性，很可能是因为该患者体内存在大量对乙酰氨基酚，加剧了在其他患者中只是轻微程度的副作用，这是一个无法预见的并发症。10%～20%的患者的确发生了血液计数严重下降，这是严重现象，可能意味着药物正在起作用，因为是突变型费城染色体导致制造了太多的白细胞。

到 2000 年年底，诺华公司收集到足够的数据提交 FDA 审核。

提交给 FDA 的报告包括所有毒理学研究，1 期和 2 期临床试验数据。此外，诺华公司还提供了有关药物的成分和制造的所有信息：其中含有哪些化学物质，准备工作的逐步过程，制造工艺的所有细节，药品的无活性成分，口服的形式。

2001 年 2 月初，一辆满载着数据和资料笔记本的卡车开出诺华公司。2001 年 2 月 27 日，该药物正式提交给 FDA 审查。这时距离诺埃尔和亨格福德发现异常小的染色体的年代已经过去了 40 年，距离珍妮特·罗利在费城染色体中发现染色体易位已有 30 年。送到 FDA 的笔记本包括了数十年研究的结果——在 NIH 实验室发现的埃布尔森病毒；由欧文·威特和内奥米·卢森堡等发现的 Bcr-Abl 融合蛋白质与 CML 之间的联系；逐渐理解的蛋白激酶和磷酸化酪氨酸的机制；癌基因的细胞起源；以及证明由突变基因编码的突变激酶是 CML 唯一原因；等等。自从汽巴-嘉基为马特那个低调的激酶抑制剂项目提供资源以来，已经过去 18 年了。多年的化学试验终于创造出可以抑制该激酶的化合物，然后又是多年的努力将该化合物转化为药物。长期以来，参与工作的每个人都不确信这一刻终会来临，但他们都心怀期待。

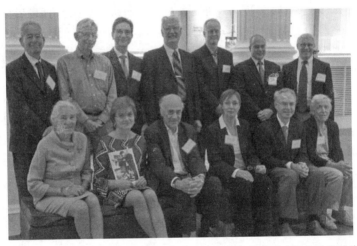

插图 15：2010 年在费城福克斯蔡斯癌症中心举行的聚会，以庆祝费城染色体发现 50 周年（下面的名字以粗体显示的人曾出现在书中）。后排：菲力克斯·米特尔曼（Felix Mitelman），艾尔弗莱德·克努森（Alfred Knudson），约瑟夫·特斯塔（Joseph Testa），**彼特·诺埃尔，尼克·莱登，**威廉·赛勒斯（William Sellers），**欧文·威特**。前排：**珍妮特·罗利，爱丽丝·亨格福德**（手持已故丈夫**大卫·亨格福德**的照片），**约翰·戈德曼，诺拉·海斯特坎普，查尔斯·索耶斯**，霍普·庞尼特（Hope Punnett）。

最终，激酶抑制剂的原则证明成立。抑制了激酶，就杀死了癌症。现在这种药物的未来掌握在 FDA 手中。有无数患者的生命都依赖于这种药物获批，不仅仅是 CML 患者，而且还有许多其他癌症患者的生命，如果激酶抑制剂的原理能适用于其他癌症的话。证明激酶抑制剂原理的意义已经远远超过治疗这一种罕见白血病。这种药物正在改变人们对癌症的认识。这种致命的疾病，虽然在几十年的医疗努力下都坚不可摧，现在终于被送入一个新的时代，在这个时代中人们越来越清楚，癌症在根本上是种遗传疾病。有了这个理解，改进治疗效果这一说法不仅令人激动，而且还是有证据支持，以逻辑和科学为基础，真实不虚能够达到的。

FDA 收到的新药申请都是早有期待的。该机构熟悉各种在研药物的进展及审查情况。这次 FDA 尤其准备就绪。FDA 的员工了解关于这药物迄今为止的研究结果和媒体报道。给予药物"快速通道"和"加速批准",意味着 FDA 与该药物开发者之间的互动非常紧密。

FDA 还授予 STI-571 另一个尤其引起关注的认证。在那辆装满临床试验数据的卡车发车前几天,FDA 批准 STI-571 为"孤儿药物"。"孤儿药物"是用于治疗那些在美国每年患者少于 20 万的罕见病。"孤儿药物"也可以适用于另一类药物,它们虽然治疗更常见疾病,但由于种种原因,市场收益不太可能补偿其开发成本。长期以来,制药行业很大程度上忽视了罕见病,因为公司知道开发这类药物所花的成本不可能收回,利润更不可能产生。此外,因为缺乏足够患者来参与测试产生统计学上有意义的数据,想进行罕见病的临床试验非常困难。

1983 年通过的"孤儿药物法"(The Orphan Drug Act, ODA)旨在改变这种艰难情况。该法案为制药行业提供了一系列措施,激励它们将注意力转向罕见病:措施包括用联邦资金资助临床试验,50% 的试验花费可以用于抵税,以及最重要的一条,让药企拥有对药物 7 年的市场专营权。这一条规定,即使专利到期,在 7 年之内也不允许出售针对相同疾病的竞争性药物。药品专利通常在开发早期就会申报,那时化合物常常还没被制成药物。专利保护通常持续 13 年,但等到临床试验完成,FDA 批准药物的时候,时间可能已经过去了一半。市场专营权意味着拥有成功的罕见病新药的公司将独占市场 7 年。这种专营权只颁布给罕见病药物,不会颁布给针对更常见疾病的药物。

ODA 极大地影响了制药行业,让他们愿意对罕见病药物感兴趣。在该法案出现之前,美国只有 10 种药物被批准用于治疗罕见病。而截至 2010 年,已有 367 种孤儿药物出现在市场上,并且还有 2000 多种在产品管线中。来自联邦的财政激励措施,加上这些药物的高昂价格——一些每年要花费 50 万美元或者更高——将罕见病转化成制药行业的金矿。到 2006 年,孤儿药市场的价值超过 580

亿美元，预计年增长率为 6%，到 2014 年将达到 1120 亿美元。而且即使有的孤儿药后来因为其他原因大卖（比如保妥适，最开始的适应证是罕见肌肉疾病，后来被批准用于抹平皱纹），制药商获得保证说，那些 ODA 利益也不会因此取消。

由于 CML 患者每年在美国只有约 5000 人，治疗方案又如此缺乏，STI-571 是孤儿药的完美候选。这个状态并不确保利润，但确实极大降低了投资方压力。开发费用抵税和市场专营权肯定会极大程度地帮助公司获得投资回报。STI-571 作为一种孤儿药物，让 FDA 更重视对其进行优先审核。

2001 年 3 月，数据已经在审查时，诺华得知 STI-571 获得"优先审核"状态。这一状况完成了由"快速通道"开始的特别审查过程，"快速通道"使诺华获得了与 FDA 接触交流的特权，随后的"加快批准"状态，让 FDA 可以只用药物 2 期试验的替代标记进行审核。"优先审核"则意味着跟不显著优于现有治疗方案的药物相比，FDA 会更快地审阅 STI-571 的所有数据，目标是在 IND 提交后的 6 个月内进行答复。诺华高管、研究者和患者预计，该药物将在 2001 年 9 月左右获得批准。

诺华提交审核文件时必须提供该药物的名称。团队选择的药品通用名是甲磺酸伊马替尼（imatinib mesylate）。公司选择的品牌名称是 Glivec，发音为"格礼维克"。

在获得"快速通道"和"加速批准"后，诺华公司与 FDA 合作制定了 2 期临床研究，以满足该机构审查新药的标准：什么样的缓解可被认为是临床益处的真正替代标准，怎样定义干扰素治疗失败，受试患者需要多少随访时间，等等。

审查期间波澜不惊。FDA 问了一些问题，并要求更多的信息。公司需要改变拟定的商品包装中的一些措辞，也必须澄清对疾病某些方面或对药物反应的定义。然后是商品说明要做更多的措辞更改。这些问题大多是细微且容易解决的。

在送到 FDA 的那些笔记本中包含的所有信息里，药品名被证明是最大的关键。FDA 在新药评审过程中很重视药品名。药品名称听起来不能像它所治疗的疾病，并且也不能跟市场上其他药品名称太接近,即使两者治疗的疾病大不相同。药品名称的选择没有明显的指标。通用药的名字往往是神秘音节的组合,有些情况下指的是分子类型(例如伊马替尼(imatinib)的"inib",是"抑制剂inhibitor"的缩写)。相比之下,品牌名称更容易让人记住——"格礼维克",而不是甲磺酸伊马替尼,肯定符合这个标准。但一个令人难忘的品牌名称并不能解释名字来自哪里。通常是由营销部从潜在的名称列表中选择,随机抽出似乎合适的一个。"格礼维克"这名字并无深意,和欢快(glee)的意思无关,就是个名字而已。

4月中旬,经过对药品名称的深入审查后,FDA告诉诺华,他们选择的"格礼维克"这名字听起来与一个名为"格莱赛特"(Glyset)这种糖尿病药物太相似了。诺华进行了抗争。格礼维克针对的是种严重的罕见病,所以它将以高度受控的方式分配给非常小的人群。不会与格莱赛特的用户交叉,所以不会有混淆药物的顾虑。格礼维克药片长得也不像格莱赛特。还有,糖尿病药品名称中有个长音 i,押"哀"的韵,没有长音 e,押的是"礼"的韵。

FDA没有动摇。西乐葆(Celebrex)、西酞普兰(Celexa)和磷苯妥英钠(Cerebyx)这几种功用各不相同的药物,已经导致了上百次药物混淆的报道,这表明避免品牌发音太过近似的要求并非无理取闹。专利性名称研究和随后的辩论在 FDA 的审查文件里长达 15 页。长时间讨论后诞生了很简单的解决方案。进行药品名审查的药剂师建议,公司将药名写法改为格列卫(Gleevec),以配合格礼维克的发音。诺华同意了。

许多患者,特别是那些从一开始就参与试验的人,立即表示不喜欢这个新名字。他们在《STI公报》上登出投诉。对他们而言,"格列卫"这个名字完全陌生。"对于这种功效显著的药物来说,名字听起来有点奇怪,"有人写道:"但是有啥好抱怨的呢。"有些人希望将药物命名为德鲁克西林(Drukercillin)。对他们来说,它仍然是STI-571。用药物的生产线名称称呼它,甚至有时候只叫它STI,就像是在叫一个昵称,能成为一个引发自豪和感伤的行为。那些真正理解这药物,以及被这小药片救了命的人总是叫它STI-571。

2001 年 4 月 30 日,FDA 向诺华发传真,要求提供药品说明书,那是在药品获批上市时，包含在药瓶中的小字印刷的折叠纸，上面需要说明在研究期间观察到的所有副作用，不仅仅只是那些可能由药物引起的。诺华知道，根据加速批准的规定，他们在 9 月份，也即数据提交后的 6 个月内一定能得到 FDA 对该药物的回音。来自FDA 的消息只是一个迹象，表明审查还在进行，而不表示药物即将获批。大多数药物审批过程，在没有加速评估的情况下平均需要12～15 个月。6 个月内审批完毕的目标看起来很配 STI-571 这样的全垒打药物。但是，FDA 跟得上进度吗？

2001 年 5 月 10 日，诺华公司收到了 FDA 的一封信。"我们已经根据加速审批的规定，完成了对修订过的申请的审阅，"信中如是说："我们的结论是，提交的信息已经足够用于批准格列卫（甲磺酸伊马替尼）的 50 毫克和 100 毫克药片给患者使用。"

这是患者、研究者和诺华公司各种团队一直在等待的信，其中有的人已经苦等多年。从一个突变基因到失控的融合蛋白质，从这个融合蛋白质到白血病，这个药物一直走在理性设计的途径上。从CGP-57148B 到 STI-571，最后到甲磺酸伊马替尼和格列卫，这种世界上第一种靶向特定的突变蛋白，能从根本上控制癌症的发展的药物，终于能够广泛投向市场。格列卫获得了 FDA 批准。

FDA 批准的内容是药物的营销方式。但营销正是诺华一直蓄势待发的事情。现在诺华终于可以出售该药物，而不仅仅是给临床试验买单。保险公司会将这药物添加到保险涵盖的药物清单中，这是要从 CML 患者的处方里挣钱所需的最后一步。诺华仍然要完成3 期临床试验；根据加速批准计划，FDA 的批准是有条件批准，还要等到大型随机研究的数据出炉，看到患者实际的生存利益改善而非替代标准后才能最终确定。但是没有理由去怀疑 3 期试验会发生什么变数。医生可以随意开处方。全国患者都可以用上它。该药已经不再限于临床试验诊所里。

一旦获得 FDA 批准，人们对药物毒性的恐惧感就消散了。据FDA 确认，虽然在试验期间观察到肝和肾的问题，但这些问题都是临时、轻微并且可逆的。评审人员的结论是毒理学研究支持批准该药物。药品包装说明中的确包括一个警告，指出由于药物能渗入哺乳期大鼠的乳汁,妇女在服药时不宜怀孕或哺乳。但是那些关于药物可能带来的伤害的担忧——由大鼠、小鼠、兔和猴实验激发的担忧——已经消失。即使是在狗实验中观察到的血液凝块问题也被证明是场虚惊。那个问题曾阻碍药物研发进程,并且偶然导致口服配方登上中心舞台。但在狗实验完成一段时间后,研究者发现血液凝块是给药导管而不是药物本身导致的问题。人们早就松了最后一口气。药物强劲有效,并且安全。

33

胜利之父

2001 年 5 月 10 日，美国 NCI 和 FDA 在华盛顿召开新闻发布会，宣布了格列卫获批的结果。几名来自 FDA 的官员在媒体和来宾面前赞赏了带来这个医疗突破的开发者，并着重强调了让这救命药物到达病患手中的迅捷速度。发言人包括美国卫生与公共服务部的秘书汤米·汤普森（Tommy Thompson），NCI 所长理查德·克劳斯纳（Richard Klausner），FDA 的肿瘤药物部门主管理查德·帕兹杜（Richard Pazdur），来自弗吉尼亚州福尔斯彻奇市的患者苏珊娜·德雷革（Suzanne Dreger）（她曾参加 OHSU 的临床试验），还有诺华公司的丹尼尔·瓦塞拉。

虽然格列卫已经登上过各大媒体的版面，但这个新闻发布会是分子靶向药物初次登场的首个正式会议。"这种药物经过实验室设计，靶向单一的致癌蛋白质，就像拨动电灯开关一样，它能关闭产生白血病细胞的信号，"汤普森读着事先准备好的笔记："我们认为，这样的精准靶向药物是未来的趋势。"发言人中最资深的肿瘤学家克劳斯纳也发表了类似的意见。他说："我们认为，这种新药是癌症治疗未来的面貌，它也证明了激酶抑制疗法的科学原理可行。"

每个人都承认，格列卫带来的长期利益还不得而知。时间尚不够长，来确认药物是否能实际延长 CML 患者的生命，而不会导致无法耐受的副作用。新确诊 CML 的患者平均有 4～6 年的时间，并且有些患者的存活时间远远超过平均值。1 期试验患者接受药物治疗时间尚不足 3 年,让新确诊患者接受格列卫治疗的 3 期临床研究仍在进行中。那么"格列卫是否能延长患者生命"这个终极问题的答案,还需要几年的时间才能回答。但是,克劳斯纳坚称,分子靶向治疗将是"长期但更有希望成功的抗癌战争"的关键。

克劳斯纳将这药物与靶向癌细胞中特定物质的其他药物进行了比较和区分。他非常清楚,乳腺癌药物他莫昔芬才是真正意义上的第一种靶向药物,因为它专门抑制雌激素的产生。克劳斯纳在回答记者问题时说,格列卫和他莫昔芬的区别在于,后者靶向的雌激素受体不是导致乳腺癌的根本原因。CML 是一种单基因疾病。单个突变基因编码了单个突变激酶,并且该激酶单枪匹马地引发了癌症。他说:"这个靶向的目标不仅存在于癌组织中,而且是造成癌症的根本原因。"

他对分子靶向药的乐观态度远远不限于 CML。"现在有大量的药物都属于这个类别。"他说。在 STI-571 临床试验进展的同时,肿瘤研究界一直在挖掘其他类型癌症所具有的潜在分子靶点。研究者探索了隐藏在乳腺癌、肺癌、肾脏癌——或者任何癌症中——存在的遗传突变。他们测量各种酶和蛋白质的量,看在癌组织中是否有过量表达的迹象,如果有过量表达,则暗示即使该物质不是致癌的根本原因,也很可能属于促进癌组织生长的体内生态环境的一部分。在学术界实验室里,研究者继续探索着可能导致癌症的特定基因引发的信号通路。在格列卫获批之时,研究者已经在乳腺癌里确定了 60 多个潜在靶标。分子生物学转化了癌症研究,而格列卫的效力证明了这一新方向的前景。克劳斯纳说:"有靶向药之后的世界和五年十年之前有何不同,将会非常难以描述。"他还强调说,事实上这种新的靶向药物开发范式适用于所有疾病,而不仅仅是癌症。

发言人反复强调着,在格列卫的快速研究和批准中,由学术界、制药业和政府之间的合作所发挥的作用。当一名记者询问药物开发了多长时间时,瓦塞拉回答说"2.7 年"。从字面上说他是对的:药物的 1 期临床开始于 1998 年 6 月,批准获得于 2001 年 5 月,其间不到 3 年，这是非凡的成就。

但他没有提到的是，临床前研究完成两年多以后才开始临床试验，而且，酪氨酸激酶抑制剂项目实际是在 20 世纪 80 年代中期就开始了。所以并不是每个人都同意瓦塞拉的看法。亚历克斯·马特说："这个项目花了 18 年的时间完成，有点荒谬。"但马特的计算包括了多年的毒理学研究和创造这种化合物的时间。这个漫长的时间表，就像是部编年史，记载着随着格列卫开发过程的思考变化：一开始行业代表和肿瘤学界不愿意接受小分子激酶抑制剂的概念，不认为能在实验室中合成靶向单一激酶的化合物，然后是缓慢同意为研发罕见疾病药物拨出资源，以及最后是医药公司全心投入带来的研究飞跃。18 年来，一个新想法从诞生到青春期，伴随了所有的斗争、心碎和成就。18 年来，一个远景逐渐斗争成了现实。

如果说药物获批后还有任何紧张感存在的话，那就是在德鲁克与诺华之间。在药物获批的新闻发布会上，德鲁克的名字只被一提而过。此时，瓦塞拉听说德鲁克感到有点受伤，因为没有得到他该获得的认可。瓦塞拉并不惊讶。他以前见过人们争功，并以为公司将与德鲁克发生龃龉，成为又一个事例。瓦塞拉说："一旦项目成功，每个人都觉得自己是这荣誉的生身父母。"诺华尚未公开承认德鲁克的贡献。但考虑到公司对药物的资金支持——除了德鲁克从白血病和淋巴瘤协会收到的一些资助外，诺华几乎承担了整个开发成本，而且，说到底这药物是由诺华创造和开发的，所以瓦塞拉并不认为公司欠德鲁克一个公开认可。而且，因为瓦塞拉是在毒理学研究期间获悉激酶抑制剂研发组，他并不清楚在此之前的所有研发工作。"对我来说，他是一个未知。"瓦塞拉说。

德鲁克很快就认可了诺华公司对该药物的所有权。"他们制造了药物，进行了毒理学测试。还资助了临床试验，"他说："所以从他们的角度来看，这药物是他们的。"让他难以接受的是，有人以为没有他的努力，这药物也能获批上市。"（要没有我，）他们将永远不会做临床试验。"他说。

其他人不但困惑于诺华没有给予德鲁克足够的荣誉，也惊讶于瓦塞拉给自己和公司自报了多少功劳。在药物获批后不久，瓦塞拉就与一位代理写手罗伯特·斯莱特（Robert Slater）合作写了《癌症魔法弹》（*Magic Cancer Bullet*）一书，记录了格列卫的研发史。德鲁克被深度采访，虽然书中几乎没有提到他多年的努力。尼克·莱登拒绝接受为此书的采访，因为他认为该书是个谎言。莱登说："如果没有布莱恩的努力，这个药物可能不会存在。如果公司有任何人该写书的话，那该是亚历克斯·马特。他从一开始就参与了研发工作，多年来一直支持激酶研究项目"，但从马特的角度来看，他并未因为瓦塞拉的叙述感到懊恼。"胜利有很多父亲，"马特说："所以这样也行。"在英国的约翰·戈德曼也持类似观点。他不得不等到 1 期临床开始两年后才能给患者用药。他说："没有瓦塞拉，诺华公司就不会做这个药了。"谈到诺华和瓦塞拉收获的荣誉已经超出了他们的实际贡献，"我倒不认为这不恰当，"他评价瓦塞拉和诺华在《癌症魔法弹》中的自夸："只是有点不成比例。"

德鲁克还是继续与诺华合作，跟踪着 1 期、2 期和 3 期试验的患者进展。2008 年，他获得了诺华的资助，使他能够建立起全美国首批分子检测机构之一。自格列卫被批准以来，瓦塞拉和德鲁克一直没有直接合作过。他们在 2009 年度拉斯克奖的颁奖会场首次见面，拉斯克奖是癌症研究领域的最高荣誉，那年德鲁克、索耶斯和莱登联合获奖。虽然 OHSU 还是诺华公司的药物临床试验场地之一，但德鲁克并未参与诺华药物的进一步发展。"有时候，我能平心静气地看待我和诺华的关系。我们一起创造了一种帮助了很多人的药物。那很棒，"德鲁克说，"他们可以早点立项，早点开始吗？临床试验的启动可能更简单吗？当然可以。他们在时间上弥补了吗？很可能。他们在合作完成后是否仍然友好？不，真的谈不上。他们有没有看看我们的成就，并说：'我们曾经合作过一次，为什么不再来一次呢？'他们没有。但是，重申一遍，我没有心怀不满，这是他们的生意。他们用自己的方式做生意，而我必须做我自己需要做的事情。"

对于德鲁克而言，格列卫获批的时刻，只是 2001 年的阵阵旋风中的一次小风。他那年的护照上盖满了世界各地的通关印章——

他在意大利、德国、澳大利亚和日本等国进行讲座。全球的肿瘤学
家都想了解关于这药物的一切。他们想学习如何用药，需要进行什
么的监测，如何确定精确剂量，患者离开诊所后要怎样照顾自己等
等。毕竟，能让患者在家服用的癌症药物是新鲜事物。大多数药物
都是在诊所里通过数小时的静脉注射输送，还要护理人员守在一
旁，准备解决必然会产生的副作用。服用格列卫的患者不需医护人
员的监督，所以医生需要了解患者的注意事项，什么时候服药，是空
腹还是饭后服。对于大多数处方药来说，这种情况可能常见，但癌
症从未在家中治疗过。而且各地的肿瘤学家也很想见见德鲁克，他
们认为他是将这种药物带到世界上的主要负责人。德鲁克说："我
的时间供不应求，而我又不太会拒绝人。"

也在那年，德鲁克和哈迪相爱了。结束了每周 90 多个小时的
工作，所有推动药物制造的努力，所有照顾临床患者的时间之后，德
鲁克发现自己处于一个全新的境地。他人生中首次有了自己的家
庭。他和哈迪翌年结婚。他成为她第一个孩子的继父，婚后不久，
他们生了两个孩子。

第四部分

后续

　　每天，当 1 期临床受试患者服下格列卫药片时，都是在验证将癌症视为遗传异常驱动疾病的概念。只要这些患者还活着，他们就将成为改变癌症护理的实验一部分。他们持续的健康证明了靶向治疗的原则，不仅带给 CML 患者希望，而且也给全世界一个憧憬，等待癌症无法带走这么多受害者的那天到来。

　　但是，治疗 CML 的成功是否是一次性的，从此可一不可再？还是我们的确站在前程宏伟的新时代悬崖上？针对癌症基因驱动因素的治疗可能是未来，但未来将在何时以何种模样到来，仍然是未知。

34

价格问题

格列卫既然获批上市，接下来就是定价了。诺华公司决定照着当时干扰素的价格来定。对于每天 400 毫克的剂量水平，每月花费为 2000～2400 美元。对于每天 600 毫克，也即加速期和急性变期患者的典型剂量，每月花费为 3500 美元。对于一个通常的 CML 患者，每年包括药品和看医生在内的治疗花费将接近 33 000 美元。

没人批评干扰素太贵，格列卫的价格并不比干扰素高，可是它的价格却引起了批评，因为许多患者用不起。美国联邦医疗保险尚未包括癌症口服药，不能减轻患者经济负担。在此之前，癌症疗法主要是注射给药，联邦医疗保险能偿付的金额与给药方式有关——包括注射、药片、贴剂，等等。注射配方的癌症药物在密切监督下的医院或诊所给药，这整个程序都被联邦医疗

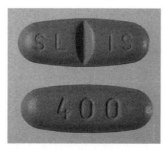

插图 16：这是 400 毫克格列卫药片的模样，400 毫克是 CML 患者通常使用的每日剂量。

保险覆盖，每个过程都有保险条款编号。而让患者自己在家口服的癌症药物是全新事物。联邦医疗保险对于格列卫的滞后处理引发了短暂但强劲的反弹，人们担心且愤慨，那些依赖联邦医疗保险的

CML 患者会无法负担药物费用。联邦医疗保险后来解决了口服癌症药物的报赔问题，不过处理方式仍然很复杂，经常需要患者自付高额医药费一段时间。但这个问题加剧了群众对格列卫定价的反对。诺华公司需要确保每个需要格列卫的患者都能在药物获批后立即开始用药。

诺华决定尝试一个多档援助计划。那些家庭年收入低于43 000 美元的患者可以免费获得药物。家庭年收入在 43 000 美元至 10 万美元之间的人士，花费在格列卫上的总额将不超过年收入的 20%。如果家庭年收入超过 10 万美元，患者就要全额付费。

这种援助计划是种创新，帮助美国许多患者免费获得他们本无力支付的药物，并且随着格列卫在全球批准，多档援助计划也开始在国际上流行。但这计划并未解决所有问题。对于一些患者来说，即使是支付家庭年收入 20%，也可能让他们不堪医疗费用的重负。保险外自负费用通常很高，所以即使是有医保的患者也会感到捉襟见肘。

尽管高昂价格令人惊愕，但是指责诺华财迷心窍也为时过早。诺华能从该药中赚到多少钱仍然是未知。需要每天服用的癌症药是种新启示，不仅因为这种方法前所未有，而且还因为这种方案保证了财源滚滚。但药物的长期好处仍未确定，因此公司的长期利益也不确定。有患者用药已经接近 3 年，但没有人知道用药患者的平均寿命将是多久。没人能预测第二天会发生什么，也没人知道药物缓解会持续多久。

对于这种史无前例的药物，每一天都是新的证据。首个试验或许已算完成，但格列卫仍然是个实验。没有迹象显示患者会突然恶化，但同样也没有证据表明他们不会恶化。

而且诺华依然需要为许多临床试验患者支付药物费用，这些患者的治疗效果比以往任何癌症临床试验的效果要好得多。"我们参与 1 期试验的患者会有终生的药物供应，对吗？"朱迪·奥伦回忆在格列卫获批之前问瓦塞拉的话。"是的，"她记得他这么回答："但我们从来没预料到 1 期患者能活这么久。"这是玩笑话。瓦塞拉因为试验患者疗效良好而欣喜若狂，他知道如果有患者愿意测试未经检验的药物，公司有义务负责这些患者的药物费用。但是在做临床试验预算时,没人会假设这些患者会有正常人的寿命长度。

药物获批后过了一年,诺华公司明显可以放心了。2002年,格列卫的全球销售额已超过9亿美元。

虽然德鲁克没有得到诺华领导层的公开认可,他却收获了来自各方各面的承认。除了连续不断的讲座邀请之外,德鲁克还在格列卫获批后获得了一系列突出奖项,其中包括拉斯克奖[著名主持人查利·罗斯(Charlie Rose)为此对德鲁克进行了电视访问],以及声望上仅次于诺贝尔奖的科学类奖项"日本奖",这奖项在2012年颁发给了德鲁克、莱登和珍妮特·罗利。2013年,德鲁克、彼特·诺埃尔与罗利获得了阿尔巴尼医学中心奖,那是美国生物医学的最高类别奖项。德鲁克的办公室内遍布纪念匾额,照片和精致奖杯,记录着让他声名鹊起的过去10年。2007年,OHSU让德鲁克接任其癌症中心主任一职。

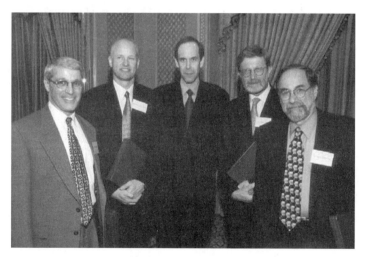

插图17:2000年沃伦·阿尔伯特(Warren Alpert)基金会的获奖者。从左到右:欧文·威特,尼古拉斯(尼克)·莱登,布莱恩·德鲁克,亚历克斯·马特和戴维·巴尔的摩。该奖项授予发明世上首个酪氨酸激酶抑制剂的全部5个人。

　　德鲁克对格列卫临床研究的投入并没有给他带来财富；他没有持有该药的股票，并且为了避嫌内部交易，他从 2000 年就停止投资生物技术和医药公司。德鲁克在初期有一些关于格列卫的讲座开销是由诺华公司支付，但他指出这些费用很小，而且他总是使用自己的幻灯片，而不是公司准备的幻灯片（意在避嫌，以免让人认为他用有偏向性的信息来影响医疗专业人士）。

　　但药物的成功促进了他的研究工作。他的实验室获得了霍华德休斯医学研究所（Howard Hughes Medical Institute）的资助，每年基金约 90 万～100 万美元（德鲁克的薪水也来自于其中一部分）。他的实验室还长期接受 NIH 的基金，每年约 20 万美元。另外，他每年还能从白血病和淋巴瘤协会收到 25 万美元的研究基金，作为该协会一项 100 万美元多学科合作补助金的一部分，持续 15 年。

　　耐克的创始人菲尔·奈特（Phil Knight）也送了份礼给德鲁克。2008 年，正当美股全面崩盘时，德鲁克接到了奈特的电话，他表示想要向 OHSU 的癌症中心捐赠 1 亿美元。"我想投资你的远见，"奈特说。这是美国的癌症研究机构所收到过最大笔捐款之一。于是 OHSU 的癌症中心迅速更名成"奈特癌症研究所"。仿佛在一夜之间，德鲁克负责的那个比较成功的癌症中心，变成了世界上资金最充裕的医疗机构之一。

35

弱点暴露

　　格列卫的研发步伐并未随着 2001 年的批准而停止。诺华公司仍然有几个临床试验准备开始。3 期临床试验 IRIS 在 1 月完成了患者招募，分布在多个国家的 1000 多名患者加入了试验。该药物也在其他种类的癌症患者中进行了测试。CML 是唯一表达突变型 BCR-ABL 融合蛋白质的癌症，但其他恶性肿瘤里也有能被格列卫抑制的其他酪氨酸激酶。比如 PDGFR 就是受格列卫抑制的另一种酪氨酸激酶，它已知与一种脑癌有关。研究者还发现一种罕见的胃癌——胃肠道间质瘤（GIST）——是由突变的 KIT 蛋白驱动，在 1993 年，德鲁克测试尼克·莱顿给他的第一个实验化合物时就针对 KIT 进行过筛选。现在是时候测试看看，对于这些由其他蛋白质驱动的癌症，格列卫是否也有抑制效果了。

　　来自丹娜法伯癌症研究所的乔治·迪米特里（George Demetri）和 OHSU 的查尔斯·布兰克（Charles Blanke）领导了一项 1 期临床试验，研究了格列卫用于 GIST 的效果。2000 年 3 月，研究者在一名患者身上测试了药物，患者的疾病出现缓解，于是 1 期研究在 2000 年 7 月开始。到了第二年 5 月，当汤米·汤普森和理查德·克劳斯纳在准备他们的格列卫获批新闻发布会时，迪米特里和布兰克也在为美国临床肿瘤学会（ASCO）的年会做准备，这是全世界规模最大的肿瘤学家会议。

该项临床研究的结果在 2002 年夏季刊登在《新英格兰医学杂志》上。虽然结果不像在 CML 患者中那样令人印象深刻，但药物也起效了。140 例患者中，没有 1 例患者的疾病完全消失，但超过半数的患者都出现了部分缓解，肿瘤缩小了至少一半。药物在这些患者中引发了更多的副作用，包括水肿、恶心、腹泻，还有许多人出现了皮疹。虽然有 5 个人出现了严重的出血，但多数与 CML 患者的经历一样，副作用程度轻微，不至于令人不能自理，GIST 只有外科手术一种疗法可用。所以格列卫不只是 GIST 治疗的进展，它创造了一种新的 GIST 疗法。

随着时间的流逝，迪米特里和其他临床医生看到格列卫在 GIST 患者中带来的缓解开始消失，这与 CML 患者不同。即使在 1 期研究的这 10 个月内，就已有 20 名患者对格列卫产生了抗药性。格列卫会被批准用于治疗 GIST，因为它仍然远远好过以前的标准治疗。但是为什么有些患者这么快就产生抗药性？

当迪米特里为从 GIST 患者中观察到的抗药性而疑惑时，CML1 期临床试验三位研究主管之一的查尔斯·索耶尔也在思索着，为什么格列卫在急性变期患者中导致的缓解先是如此强烈，随后疾病却迅速复发。目睹了那些晚期 CML 的患者从濒死状态恢复健康，然后又迅速崩溃的惨状，让索耶斯回到实验室继续研究。为什么患者在药物起奇效后又会回到治疗前的状况？为什么有些还处于慢性阶段的患者对格列卫根本不发生缓解呢？索耶斯想找到谜底。

当时虽然抗药性的概念已经存在，但从未在分子水平上进行过研究，格列卫提供了独特的机会。因为格列卫通过结合 BCR-ABL 并关闭它的信号来起效，索耶斯认为对格列卫的抗药性是由两个原因之一造成：要么是药物不能继续抑制激酶，要么是激酶不再是该疾病的唯一触发因素。

就像莱登需要创造出一种方法来筛选齐默尔曼的抗激酶活性化合物那样，索耶斯现在需要创造一种能在分子水平研究抗药性的方法。方法又一次应需而生。虽然他想测试的概念很简单，但实际做实验却很复杂。想研究在疾病进展的不同时刻，什么基因或蛋白质被激活或失活,这是全新的领域。导致癌症对药物耐药的细胞信号途径变化那时都不是现成已知的。索耶斯是第一个航行在这未知领域的探险家。

在这时候,他有很多可供测试的患者样品。利用与欧文·威特在 20 年前分析 Bcr-Abl 的同种凝胶分析技术,索耶斯可以检测格列卫不再导致疾病缓解的患者样品中 BCR-ABL 的水平。索耶斯说,结果"清晰无比"。患者开始治疗时,变异蛋白质的含量较高,在患者症状改善时下降,随着患者病情复发,蛋白质的含量又变高了。这些变异蛋白质的含量升高,说明格列卫未能抑制目标。

确认抗药性是因为药物不再抑制激酶是一回事,但要找到原因又是另一回事。是什么阻止了药物像在其他患者体内那样起效呢?为什么这种疾病的晚期患者更有可能停止缓解?为什么一些慢性期患者根本没有反应?一种可能是药物在没有出现缓解的患者体内会更快地代谢。如果化合物被身体快速分解和排泄掉,则可能没有机会进入血液,抑制恶性细胞中激酶的结合位点。

在 2 期研究仍在进行的同时,索耶斯已经开始研究抗药性的问题,2001 年药物获批数月后,他准备发表第一个调查结果。在他所研究的所有样品中,BCR-ABL 在被药物关闭一阵子后又被重新激活。用药后,激酶一度停止了持续不断的磷酸化,但不久又继续开始磷酸化蛋白质上的酪氨酸了。索耶斯发现,在一些样品中激酶与药物结合的区域有个氨基酸发生了突变。在另一些样品中,细胞制造着已经过量的突变 BCR-ABL 基因,导致生成过量的 BCR-ABL 蛋白质,超过了药物能够抑制的量。为什么会发生这些变化仍然是个谜,但是遮掩问题的障眼法正在被抹去。

他的报告恰好是个意料之外的平衡报道,与药物获批的时间接踵摩肩,而这次获批是在癌症护理史上最著名的事件之一,被誉为靶向药物新时代的开始,亦是个性化医疗的标记。合情合理地,索耶斯担心媒体报道会扭曲自己的发现,并请求《华尔街日报》的记者不要将这种抗药性夸大成戏剧情节。"抗药性的原理非常简单,并且启示了我们该如何解决它。"这是索耶斯想要传达的消息。可是，2001 年 6 月 22 日，报纸上刊出的题目却是《格列卫或许不敌晚期癌症》。索耶斯多年后仍然对此耿耿于怀，现在他已经把实验室搬到斯隆凯特琳纪念医院癌症中心（Memorial Sloan-Kettering Cancer Center），研究重点也已转移到前列腺癌和其他实体瘤。

这些机制解释了"获得性抗药性"，也即缓解从有到无的过程。但是这机制不能解释那些对格列卫没有出现缓解的患者。那些患者没有过量的 BCR-ABL，也没有突变的氨基酸。此外，这些"前期抗药性"的患者在服用药物后常常会出现血细胞计数的变化；只是他们的费城染色体阳性细胞从来没有减少过。晚期疾病患者中更常看到"前期抗药性"；48％的急性变期患者对格列卫无缓解，甚至没有出现有意义的血液计数变化。索耶斯和其他人试图寻找 CML 对药物要的隐藏伎俩，另一些人则试图绕路避免抗药性。具体而言，在服用药物一年后没有出现细胞遗传学缓解的患者会接受 800 毫克的较高剂量，而不是通常的 400 毫克。这种方法有时能够克服抗药性，但并不总是奏效。

通过对抗格列卫患者的细胞进行 DNA 测序，背后的机制逐渐显现。索耶斯看到，前期和获得性抗药性的本质跟导致 CML 的原因是一样的：遗传突变。"当我们观察得更深入时，原因变得很明显，疾病有许多不同突变可能会导致抗药性。"索耶斯说。到 2002 年，德鲁克和其他一直在 OHSU 研究者发现 CML 除了 BCR-ABL 异常之外还具有几十个突变。有时候，具有前期抗药性的患者细胞中有对格列卫缓解良好的患者所不具有的突变。复发患者似乎是在治疗过程中获得了新的突变。在开始治疗时并不存在的突变，出现在进行治疗的那几个月内。而且索耶斯还显示，如果在 CML 患者样品中诱发某些突变，药物就无法杀死这些细胞。这些额外突变和缺乏缓解之间的联系，就与 BCR-ABL 和药物引发缓解之间的联系一样直接。

但是了解到突变存在还没有完全解释这个问题。为什么新产生的突变会阻止药物抑制激酶？细胞内发生了什么情况？它是什么样子？

这些问题引发出一个直到那时基本闻所未闻的问题，即格列卫真的像大家想象中那么有效吗？该药物是设计成靶向 BCR-ABL 酪氨酸激酶上的 ATP 结合位点，也即磷酸根黏附于酶的确切位置。但是没有人能直接观察这个过程，也就无法确认药物与激酶的结合是否真的在细胞中发生了。从汽巴-嘉基的化学家到临床试验研究者，每个人都对激酶的样子有自己的见解。但没有人能确定。

正当索耶斯为这些问题所困扰时，一位来自加州大学伯克利分校，名叫约翰·库利安（John Kurian）的人提供了答案。解决方案是 X 射线晶体学，多年以前，于尔格·齐默尔曼用笔和纸绘制实验分子的草图时，这种技术还未能达到有实用价值的阶段。库利安对着蛋白质晶体发射 X 射线，并观测光束路径在接触到晶体后的改变，每个折射角度都使他能够绘制一幅分子图像。该技术使 BCR-ABL 激酶脱离细胞这个暗箱，进入计算机显示器的聚光灯下。

由 X 射线晶体学绘制出的图像立刻变成必不可少的工具。库利安可以准确地显示分子结合 ATP 的位置，以及格列卫对这过程的抑制。索耶斯经常从洛杉矶飞到伯克利，戴上三维眼镜盯着库利安的计算机，看他操纵激酶的图像，旋转显示每一个角度。对于索耶斯来说，这就像去往月球的背阳面，发现隐藏的宇宙秘密。

这些图像把他带回齐默尔曼设计抗激酶分子时的地方：酶的形状。现在，有了这种动感形象的加持，激酶看起来像一个放大的芸豆，身缠的旋转丝带代表其各种原子和化学键，索耶斯可以看到为什么额外的遗传突变会阻止格列卫起效。遗传突变改变了激酶的形状。发生这种情况时，格列卫与激酶的 ATP 结合位点不再相配。BCR-ABL 因此可以逃脱药物的手掌，继续失控行事。

这解释了抗药性。随着时间推移，癌细胞会产生突变，而这种变化逐渐改变了蛋白质结构。因此，本来与正常细胞中的对应蛋白质只有稍微不同的组件，最后变得天差地别。索耶斯和德鲁克等人还发现，一些 CML 患者从一开始就具有其他的突变，所以格列卫未能带来缓解。

索耶斯理解了抗药性机制后兴奋难抑，但他知道现在必须解决下一个重要问题。理解抗药性后能否启迪研究者开发出更好的药物？第一个酪氨酸激酶抑制剂的成功完全取决于它能够且仅仅抑制 BCR-ABL。激酶和药物的形状是完全特异性的，这是治疗起效的原因。如何针对被新突变改变了形状的激酶设计药物？有没有可能设计一种药物，能有一定的活动空间来对应具有更多突变的激酶？

36

最初的五年

在获得 FDA 的初次批准后,格列卫的适应证继续不断扩大。2001 年 5 月的初次批准针对的是不符合干扰素治疗或骨髓移植的 CML 患者。在 1 期临床结束后,诺华公司开展了大量临床试验来测试该药物的潜力,并且获得了成功,药物囊括越来越多的美国 FDA 以及国际上的批准,可以用于治疗其他 CML 人群。随着药物在其他恶性肿瘤中显出效用,其获批适应证超出了白血病范围。

2001 年 11 月,欧盟和日本批准用格列卫治疗成人 CML 患者,这些患者对干扰素治疗不再缓解,或是处于加速期或急性变期。2002 年 2 月,格列卫被批准用于不符合手术资格的 GIST 患者,或者是其他方法治疗后癌症发生转移的患者。

2002 年 5 月,3 期临床试验 IRIS 的结果首次发布,其中,新诊断患者随机接受格列卫或干扰素加阿糖胞苷作为一线疗法。格列卫在缓解率,生存时间和副作用方面都优于干扰素。在试验中途,一组对数据进行临时审查的统计人员坚持,应该将所有被随机分配到干扰素治疗的患者转到格列卫治疗组;因为格列卫的优点已经非常明确,继续给患者采用传统疗法是不道德的。2003 年发表在《新英格兰医学杂志》的后续论文显示,在 18 个月后,75%的新诊断患者出现完全细胞遗传学缓解。格列卫在美国 FDA 获得的有条件批准不久后转化为常规性批准。该药物将被广泛用于新诊断的患者，不必首先尝试干扰素或骨髓移植疗法。

2002 年 12 月，格列卫在欧洲获得批准，可以用于不是骨髓移植候选人的 CML 儿童患者。2003 年 5 月，美国 FDA 批准格列卫可用于治疗处于疾病早期阶段的儿童，他们在骨髓移植后疾病复发或干扰素停止起效。2006 年，格列卫被批准用于治疗费城染色体阳性的急性淋巴性白血病（ALL）；一种称为隆突性皮肤纤维肉瘤的罕见皮肤肿瘤；名为骨髓增生异常综合征的癌症前期血液疾病；发生在结缔组织的罕见病侵袭性系统性肥大细胞增多症；以及高嗜酸性细胞增多综合症/慢性粒细胞白血病这两种相关联的血液疾病。2008 年，GIST 的适应证扩大到包括手术后治疗。

最后，格列卫在 110 个国家获批。FDA 的批准包括 6 种不同的疾病。不光批准越来越多（在美国以外全是在"格礼维克"名下），服药的 CML 患者的健康状况也在推动销售。CML 成为一种特殊的现象：这是唯一一种幸存者越来越多的癌症。因为患者不再死于该疾病，再加上每年有更多的人确诊，让 CML 患者人数持续增长，也让格列卫的销售额持续增长。2006 年，格列卫的销售额增长了 17%。到 2007 年，CML 以外的癌症占格列卫销售额的 30%。在那年，格列卫的年销售总额超过了 25 亿美元。

诺华公司继续在罕见病领域跋涉。2007 年，《福布斯》刊登的一篇名为《大钱》的文章报道了这个战略，该文章提到，诺华的产品管线中有多种药物是针对至少 6 个罕见孤儿病的，孤儿病是每年在美国确诊人数少于 20 万的疾病。2009 年，诺华的卡那单抗获批，它治疗由单一遗传突变驱动的罕见自身免疫疾病，年销售额约为 2600 万美元。格列卫之前曾经证明一个原则，即针对疾病潜在遗传因素的疗法是可行的，现在它又证明了另一个原则，即稀有疾病是一个有利可图的市场。（诺华公司想用卡那单抗治疗痛风，这将把该药变成一个真正的热销品，也即年销售额超过 10 亿美元的药品，但这个申请在 2011 年被 FDA 拒绝。）

在 2001 年获批后的每一年里，大家挂念的问题依然是患者的缓解能否持续。临床研究或许已经算完成，但实验仍在继续。没有参考记录，没有过往证据，没有多年经验。那时候的目标是让用药患者存活时间达到 5 年。

与此同时，在测量患者缓解的技术方面也出现重大飞跃。自从临床试验开始以来，有种称为聚合酶链反应（polymerase chain reaction，PCR）的诊断测试技术逐渐得到广泛使用。该技术能够让研究者深入检查 CML 患者的血细胞样品。采用 PCR 技术可以检测有多少细胞含有 bcr-abl 基因，这种技术威力强大，可以在 10 万个正常细胞中检测到一个异常细胞。结果以对数递减表示，每个递减的数目表示基因的细胞数量减少为原来的 1/10。现在，在血液学和细胞遗传学之上，又增添了一个新技术技术：分子生物学。如果 PCR 显示患者样品随时间减少了 3 个对数单位（即只有原来的 1/1000），则可以认为患者发生了主要分子生物学缓解。这个结果对 CML 患者来说，差不多可算是治愈了。

到 2006 年，3 期临床试验 IRIS 已经持续了 5 年。德鲁克和其他研究者汇集了所有关于持续服药患者的信息。他们在《新英格兰医学杂志》上发表了论文，结果让大家又一起松了一口气。在开始治疗一年后发生完全细胞遗传学缓解的 350 例患者中，几乎所有患者的疾病都停止进展。IRIS 研究中也包括了 PCR 检测，结果令人吃惊。在开始用药的 18 个月内出现主要分子生物学缓解的患者，在 5 年后仍然全部存活。从 2001 年开始研究时服用格列卫的 382 名患者中，有 340 人在 2006 年仍然存活。"目前的建议是，让患者无限期地持续使用伊马替尼（格列卫）疗法。"论文作者总结道。

37

第二代药物

既然索耶斯知道了抗药性是由结合位点形状变化引起的,他设想了一个解决方案。如果有化合物能与这些结构发生变化的激酶结合,那么它仍然可能阻断酶与 ATP 结合。"如果你能找到一种药物……对结构的精确性要求较低,目标范围更大的话,那么就应该能起效。"索耶斯说。当他参加各种癌症会议时,会与人们谈论这个新概念,看它能否吸引任何兴趣。一次会议后不久,他接到了来自医药企业百时美施贵宝(Bristol-Myers Squibb)的一位科学家的电话。当这位科学家听说索耶斯的问题后,想起了他实验室里的一个化合物。

这个化合物名叫"达沙替尼",本来是为了抑制免疫系统中的 T 细胞而设计的。CML 不是该药企实验室的研究对象,但是在进行针对激酶的药物筛选反应时,科学家发现它能抑制 ABL 活性。该公司给索耶斯寄送了一份化合物样品,他在格列卫患者的细胞样本中进行了测试。在几乎每个样品中,达沙替尼都能抑制激酶活性。因为格列卫已经证明了酪氨酸激酶抑制的可行性,达沙替尼迅速进入了临床试验,并证实了其抗 CML 的活性。

达沙替尼还处于研究阶段时,以前曾在格列卫中观察到过的抗药性再次出现了。确诊 CML 后立即开始服用格列卫的患者往往继续显示出良好缓解,这些患者在接下来的五六年间复发概率大约是

4％。但是,确诊后经过几年才开始服药的患者,有许多都会在某些时候停止对格列卫的缓解。确诊和服用格列卫之间的时间,是让肿瘤产生额外基因突变的窗口期。缓慢累积的变异与抗药性密不可分。

百时美施贵宝可能是首家将第二代酪氨酸激酶抑制剂引入临床试验的公司,但诺华并不落人后。自格列卫获批后,亚历克斯·马特一直在想,化学家是否能够做得更好。化合物能变得更强效吗?如果可行,新化合物能给患者带来更好的疗效吗?马特齐默尔曼和其他诺华研究者都急于找到答案。

对于是否要投入第二代酪氨酸激酶抑制剂的研究,引发了好战的马特的另一轮抗争。"你会破坏我们的专营权。"营销部警告说。如果被人知道诺华正在开发另一种化合物,那么患者和广大公众就会觉得格列卫不是最好的药物。但马特坚持认为,如果诺华不研发下一代抑制剂,那么竞争对手一定会。

营销部不得不妥协。毕竟,他们知道专利终会到期,专营权也将在几年内结束,让 CML 市场变得开放。诺华公司必须有另一种药物待机填补市场空白。瓦塞拉也很清楚需要不断创造新药的压力。他认为专利期限的目的就是给企业提供创新的压力。"你不创新的话就死了,"他说:"这是个非常好的系统。"虽然格列卫的临床试验刚刚证明了激酶抑制剂的可行性,公司内部还是对创造出更好的抑制剂有所怀疑。"大多数人说不可能,我们不可能造出比格列卫更好的药物,"瓦塞拉回忆说:"但是我们做到了。"在 2002 年,诺华公司合成了第二代酪氨酸激酶抑制剂,叫作尼罗替尼。它是伊马替尼的直接后代,但具有更好的结合力。

在不同的 1 期临床试验中,对格列卫停止缓解的患者接受了达沙替尼和尼罗替尼的治疗。正如 1998 年第一次试验一样,这个剂量升级研究的唯一目的是找到可以安全给药的最有效剂量。但正如以前,临床数据给出答案的远远超过了这一目标。在 12 名服用尼罗替尼的慢性 CML 患者中,有 11 名患者出现完全的血液学缓解。而在达沙替尼研究中,40 名慢性 CML 患者有 37 名出现缓解。这些药物也对处于更晚期的疾病患者起效。骨髓中具有大量原始粒细胞的患者在用药后血细胞计数恢复正常。携带突变费城染色体基因的细胞数量减少。2006 年，FDA 批准了达沙替尼（品牌名为 Sprycel）用于治疗伊马替尼无效的 CML 患者。这两种第二代药物都有副作用，但与第一代药物一样，没有什么是不能容忍的。一年后，尼罗替尼（品牌 Tasigna）获得同样的批准。

有两代酪氨酸激酶抑制剂可用来控制病情，存活的 CML 患者数量继续扩大。2000 年加入德鲁克研究团队的肿瘤学家迈克尔·莫罗说："CML 患病率和带病生存的患者人数都在不断增加。"在格列卫出现之前，美国有 25 000～30 000 名 CML 患者带病生存。"到本世纪中叶，这数字将会变成 25 万左右，"莫罗说："（比格列卫出现之前）多 10 倍。"这个数字最终会达到一个峰值，因为每年的新确诊数量是一定的。但在接下来的几十年里，CML 的护理费用将变得更加艰巨。"这是个宁可有的问题，但是我们必须要思考……无限期治疗患者的最佳方法。"

治疗 CML 几十年所需要的成本，加上费城染色体在许多患者中消失的事实，让人们设想或许一些患者可以在长期治疗后停止服药。现在正在研究这个课题，但有许多临床医生对此存有怀疑并不愿冒险。已经达到完全分子生物学缓解的一些患者，也即那些用最强大的检测技术也没有癌症迹象的患者，开始尝试在几年后停用格列卫。那些患者中有些人的癌症很快复发。患者一旦停用格列卫，就要冒着重新用药时无法起效的风险，不过好在他们尚有第二代药物可供选择。

长期管理健康患者不是 CML 仅剩的问题。还有一组 CML 患者对这两代药物都没有反应。这些患者具有名为 T315I 的基因突变，任何剂量的任何酪氨酸激酶抑制剂都没法抑制这种突变。一直到 21 世纪头 10 年，身具这种突变的患者都常被告知骨髓移植是保命的最佳选择。然而在 2009 年，专门为具有这种突变的患者设计的化合物普纳替尼进入了临床试验。

汉斯·洛兰德（Hans Loland）是来自西雅图郊区的 CML 患者。药物未能给他带来缓解，他曾目睹身患 CML 的最好朋友在骨髓移植后死亡。莫罗正在 OHSU 领导普纳替尼的临床试验，他招募洛兰德加入实验。洛兰德知道这是他的最后一次机会了。开始用药3个月后,他出现了完全的细胞遗传学缓解。两年后,他儿子已经5个月大,洛兰德现在必须控制自己,不去担心在将来药物可能会失效。"以前,我多活一天都是赚了,"他说:"而现在,我必须多活不止一天。"

2012年底,在临床试验完成之前,FDA就提早批准普纳替尼(品牌名Iclusig)用于治疗CML。2013年10月,对临床试验的数据分析显示,服用普纳替尼的患者组中有较高比率(至少20%)出现严重血栓或血管变窄,这副作用可能危及生命。试验停止招募患者,药物撤出市场,这对于像洛兰德那样有T315I突变而要依靠这药物存活的CML患者来说是个惊变(药物仍留在欧洲市场上)。制造商阿瑞雅德制药(Ariad Pharmaceuticals)被允许继续向上述患者提供普纳替尼,但不能收费,患者担心这种安排不可持续。这种担忧在几周后得到了缓解,FDA再次批准了药物,只用于那些具有T315I突变的CML患者,或没有其他CML药物可用的患者,并修改了药物标签以包括有关心血管风险的警告。现在,所有已知的CML类型都有已经获批的酪氨酸激酶抑制剂可用。

38

每种癌症都有种格列卫

在 2011 年,癌症研究界的景象与德鲁克开始职业生涯时已有天差地别,若与诺埃尔和亨格福德的时代相比,它几乎像是个陌生的外星球。格列卫的诞生,让癌症研究与治疗产生了雪崩般的巨变。

癌症研究的核心转变到探索不同类型癌症背后的驱动基因突变。"如果你知道基因失灵了,你就去修复它。"这是德鲁克的总结。随着酪氨酸激酶抑制剂的数据继续成熟,德鲁克将注意力转向肿瘤测序。通过鉴定对某类癌症最重要的突变簇是什么,研究者可以创建专门针对每个肿瘤而定制的治疗方案。德鲁克目前沉浸在这项研究工作中,他认为常规性肿瘤测序将在近期加入个性化医疗的家族。他说他的愿景是再过 50 年能对患者的整个基因组进行测序,以此为基础创建针对个人的药物敏感性,治疗预后和药物处方的资料库。

但是肿瘤测序道险且长。研究者分析了多个癌症后发现,癌症可以同时具有多达 200 个突变,但其中只有 5 个才是对疾病至关重要的突变。在这 5 个突变中,有些可能容易用药治疗,而剩下的突变可能难以用药。德鲁克继续在 OHSU 扩大突变筛查研究,结果涵盖了 200 个基因上的 1000 多个突变。现在,当发现有意思的突变时,可以利用多年学术界和工业界积累的化合物库,针对其进行药物筛选。

在创造新药物的同时,研究者也试图创造一条能将药物更顺畅地推到市场的途径。世上第一种酪氨酸激酶抑制剂从汽巴-嘉基的实验室到达美国最偏远城镇的医生诊所之间花了 18 年,这项远征不仅改变了对癌症的理解,也改变了对药物研发过程的思路。

在格列卫获批之后,德鲁克和许多研究者开始思考在人体中测试在研药物的新方法,以期"完全重新配置临床试验过程和 FDA 审批程序"。在 STI-571 的试验里,最初 50 名慢性 CML 患者的药物缓解率与最后 50 名是一样的。德鲁克说,在这样的同类人群中研究药物,犹如"用 500 名同卵多生子做研究对象"。虽然搜集这么多数据有其价值,但如果研究停在 50 名或 100 名患者的时候,得到的结论也是一样的。

包括德鲁克在内的一些研究者表示,根据那 50 名患者做出的有条件批准,会跟在 2 期试验结束后获得的有条件批准的意义一样。完全批准需要等到 FDA 全面审查完毕 1000 名患者的安全数据,但在完全批准之前通过少量人群数据获得有条件批准,保险公司就可以开始为剩下的 900 名患者支付费用,让医药公司能够更早开始收回投资,从而大大降低了将新药推向市场的成本。

诺华和其他一些公司已经在尝试这种方法,在开发过程中验证概念可行性。采用少量具有非常相似的疾病特征的患者进行试验,足以显示药物设计背后的理由是否正确。"即使只有 20 名患者测试药物,如果有一部分人对药物有缓解,就可以说大概思路是正确的。"瓦塞拉说。然而,FDA 是否会考虑基于少量患者临床试验数据进行有条件批准仍然不确定。

对于学术界和工业界该如何合作的前景,德鲁克和瓦塞拉也有类似看法。在临床试验之后,意识到癌症研究的下一步发展方向,德鲁克可以看到加强合作对于药物开发的未来至关重要。"医药公司不是邪恶的,"德鲁克说:"他们制造药物,我们应该帮助他们。"

联邦研究基金资助近年来保持平缓,学术机构附属医院的收入可能不会迅速上涨,慈善基金也面临经济困难时期,这使得制药行业成为研究不可或缺的资金来源。而且,医药公司存在的目的就是制造药物，它们也具有优越条件来制药。"格列卫是学术界和工业界的成功合作范例，"德鲁克说："两边都可能对另一方有些不满，但项目成功了。我们从一家医药公司得到了一种药物来治疗患者，而且它有效，这是一个学术界和工业界的合作。"瓦塞拉也开始期盼与学术界进行更开放的合作。出于这种需要，他觉得那种针对与医药公司合作的医生的偏见是有害的。"我想我们必须合作，我们必须相互信任，"瓦塞拉说："你不能只看到事物坏的一面，只专注于相信规则、条例和披露条款。"

德鲁克现在可以看到，"拜杜法案"（Bayh-Dole Act）如何将学术界与工业界的合作意外复杂化了。在 1980 年通过的这条法案也被称为"专利和商标法修正法案"，它让大学拥有发明的知识产权，即使发明利用了联邦基金资助。在此之前，任何由联邦基金产出的发明的知识产权都属于公有领域。这项法案允许了生物技术革命的发生。

但该法案无意中导致的后果是官僚主义的失控。在那些制造检测可能推动医学进步的物质的学术实验室旁边，一个个"技术转让办事处"诞生了。这些办事处的职责是处理转让协议，但过程越来越复杂，让学术界的研究者难以与工业界合作。当年尼克·莱登把化合物送到德鲁克实验室进行测试时，拟定这个转让合同只需要几分钟。近 20 年后，这个过程变得非常费力，因为面对医药公司送来的在研化合物时，学术界力图保护任何潜在利益。德鲁克说："他们固执地认为在每一笔交易中都要获得最佳回报"，他认为这种做法只会浪费时间。"我不愿意从每笔交易中榨取最后一块美元，因为它只会把与工业界的合作变得更困难。"

参与药物开发的人们也越来越意识到，需要在临床试验中测试多种药物的组合。如果癌症是由多种突变所驱动的，如果这些突变可被几种药物靶向治疗，那么同时测试两种或更多靶向药物对于推进治疗是至关重要的。问题是 FDA 通常不允许在同一临床试验中测试两种尚未批准的在研药物。随着瓦塞拉带领诺华公司迈入新的治疗领域，公司越来越重视罕见病药物，毕竟成功先例在前。瓦塞拉看到这些限制阻碍了研究的步伐。"应该更加合理和灵活，见机行事，"瓦塞拉说："然后根据每个案例的情况来决定是否批准。"至少，公司应该能够与其他公司合作或者自己合成另一种药物，用于做动物试验。

还有其他紧迫问题存在。近几年，除了要照顾 OHSU 的白血病患者之外，迈克尔·莫罗还指导着印度、非洲和东南亚的医生。莫罗立刻面临着由于贫困和医疗保健资源缺乏导致的问题。非洲的医生告诉莫罗，即使他知道患者是患有 CML，也无法给他们进行合适的治疗，因为检测 *BCR-ABL* 存在与否所需的资源患者和医院都没有。几年前，莫罗遇到过一名年轻的墨西哥女子，她是两个小孩的妈妈。当她确诊 CML 时，曾被告知可以用一段时间的格列卫，但最终需要做骨髓移植，因为她已经有了一个匹配的捐助者。她的保险公司不愿持续支付格列卫的费用，坚持要她接受非常危险的手术。"她知道［骨髓移植］是有风险的，可能会让她与家人永别，"莫罗说："所以她非法进入美国。"她来到 OHSU，接受了药品制造商提供的紧急覆盖和患者援助。

诺华在印度也被卷入漫长的专利斗争，尽管公司坚称该药物仍然受到专利保护，但印度药企仍然不管不顾地制造着仿制格列卫。瓦塞拉自夸诺华的患者援助计划在美国和国际上都很慷慨。"在印度，有成千上万的人能免费获得（格列卫），付费的只有大约 2000人。"他说。但是，印度政府指责诺华采取"常青"做法，也即对该化合物进行微调，从而延长专利的使用寿命，"常青"只会对药物进行稍稍修改，让药物翻新到能够通过专利延期审核，但又不会改变药物的作用机制和效力的程度。

随着这场斗争继续拖拉下去，诺华在美国继续提高格列卫的价格。目前一个月用药花销为 7600 美元。从 2001 年到2012 年，格列卫全球销售额高达 300 亿美元。美国专利号5521184 的格列卫原定是在 2013 年 5 月 28 日到期，后被延期至2015 年 1 月 4 日①。

———————————

①译者注：格列卫专利到期后，第一支仿制药已于 2016 年 2 月在美国上市。截至2020 年年底，美国 FDA 已经批准了 10 多种格列卫仿制药。

格列卫作为靶向药物的发展史不仅改变了癌症治疗的过程，而且改变了整个医学。

"癌症研究界的演化可以总结为一句话：癌症在本质上是一种遗传性疾病。"著名的肿瘤学家伯特·沃格尔斯坦（Bert Vogelstein）在悉达多·穆克吉（Siddhartha Mukherjee）荣获普利策奖的《众病之王——癌症传》一书中如此评价癌症研究史。现在，有关肿瘤测序和癌症驱动基因的故事是日常新闻头条。酪氨酸激酶抑制剂项目不仅在大型医药公司中很常见，同时也是为开发单个化合物而新建的小型生物技术公司的主题。当药物开发人员想到理性设计药物的范例时，他们就会想到格列卫和 CML。

在格列卫批准的 10 多年间，酪氨酸激酶抑制剂已成为癌症治疗的支柱。此类药物现在可用的已经超过 15 种。其中包括治疗肺癌的厄洛替尼，治疗乳腺癌的拉帕替尼，还有用于治疗肾癌以及对伊马替尼未缓解的 GIST 的舒尼替尼。所有这些药物都是在过去的 10 年中获批，它们改善了癌症患者的病情，延长了生存时间，并且与单独化疗相比，提供了较不严苛的治疗方案，尽管其中许多新药在使用时还是要与传统化疗相结合。每年酪氨酸激酶抑制剂的市场份额高达 150 亿美元，并且预计在未来 10～15 年内将翻一番。这些药物经常是可以在家口服的药片形式，进一步转变了癌症护理的方式。对于许多患者来说，癌症治疗可以为生活让路，而不是相反。

制药行业把握了酪氨酸激酶抑制剂的潜力。每个大公司都有一个激酶抑制剂产品管线，举例而言，诺华、拜耳（Bayer）、强生（Johnson & Johnson）、默克（Merck）、辉瑞（Pfizer）、礼来、葛兰素史克（GlaxoSmithKline）和阿斯利康（AstraZeneca），等等，皆是如此。潜在的激酶靶标已经成为遍布缩略语和科研资源的领域：PI3K、MEK、JAK1、JAK2、CDK 类抑制剂、CAMK 家族、TKL 家族、p38……再次仅举几例。所有这些蛋白质都涉及这种或者那种癌症，它们是导致癌症的疑凶。所有这些蛋白质都由某种异常的原癌基因编码，这些原癌基因是因为某种原因被转化成癌基因的，就像 *abl* 被转移到 *bcr* 旁边那样，就像 *src* 基因被整合到劳氏肉瘤病毒中那样。如今，250 多个公司正在开发超过 500 种激酶抑制剂，它们靶向 200 多种不同的蛋白质。

靶向治疗,这个比理性药物设计更流行的名词,远远超越了激酶的范围。这个领域分为两种主要类型:能进入细胞内的小分子抑制剂和不能进入细胞的单克隆抗体。在 STI-571 进行剂量调查的 1 期临床试验期间,治疗乳腺癌的赫赛汀单克隆抗体显示出良好的疗效,它引领了越来越多的单克隆抗体。这些药物使用身体的天然免疫系统阻止细胞外或细胞表面的靶点。在小分子抑制剂中,不属于激酶抑制的靶向治疗策略还包括诱导癌细胞死亡,向含有致癌分子的细胞提供放射源,切断肿瘤的血液供应,以及抑制细胞中的蛋白酶体来杀死癌细胞。科学家还在不断寻找新的目标路径。仍在 UCLA 工作的欧文·威特,目前正在试图从身体中提取属于部分免疫系统的淋巴细胞,用基因工程技术进行改造,然后将其重新注入身体以达到杀死癌症的目的[1]。

到目前为止,靶向治疗的效果并未达到格列卫获批引发的极高期望。这些益处在很大程度上是小幅增量的。患者的生命可以延长数月,这已是不容小视的重要时间,但几乎没有患者能达到像 CML 患者那样正常生活的水平,那些 CML 患者中有许多人甚至不再把自己看成是癌症患者。

酪氨酸激酶抑制或其他靶向治疗未能将其他类型的癌症转化成可以忍受的慢性疾病,这让人们对这种疗法的未来有所怀疑。一些科学家指出遗传不稳定性——也即新突变会不断且不可预测地出现——让癌细胞最终能耐受任何治疗方式。《癌症治疗方式带来的希望与失望》是《纽约时报》上面一篇 2010 年的文章,作者安德鲁·波拉克(Andrew Pollack)在标题中给目前的靶向治疗做了论断。"我们非常快地经历了从高期望,到成熟,再到失望的时期。"文中引用美国癌症学会副主任医师 J. 伦纳德·利希菲尔德(J. Leonard Lichtenfeld)医生说,"当初所认为的如果能找到目标,我们就可以治愈癌症这种看法,我认为是太过天真了。"许多有靶向

---

[1] 即嵌合抗原疗法(CAR),目前已在多种血液癌症中显示出良好疗效,科学家正在钻研开发这种疗法在实体瘤中的应用。

治疗药物在过去的十多年里进入市场，效果大多令人失望。

　　来自最开始的格列卫临床试验的患者生存数据继续发展着，也继续得到密切关注，部分原因是想了解药物运作，部分原因是想给公众和科学界关于靶向治疗的进展。截至成书的 2014 年初，一篇关于 10 年生存率的论文正在准备中，10 年生存率也即有多少使用格列卫作为初始治疗的患者在 10 年后仍然生存。临床医生和行业代表都不肯回答确切的数字，因为它们还太初级了。德鲁克只能提供一个含糊但令人鼓舞的回应。"生存数据持续增长。"他说。①

　　2012 年，关于在 MD 安德森癌症中心接受治疗的 368 名患者的 10 年生存数据发布了。所有患者均来自最早的临床试验，他们都是干扰素治疗不再缓解的患者。在临床试验 10 年后，占人数 68% 的 250 名患者仍然存活。CML 出现进展的患者只占不到 5%。幸存患者中，有部分在后来停止了对格列卫的缓解，他们于是转用第二代抑制剂。几乎所有在临床试验后 10 年还幸存的患者都有全部细胞遗传学缓解，也即没有费城染色体阳性的细胞，这结果强调了遗传学缓解与患者生存之间的密切联系。需要指出的是，这个特定的研究不是一个比较性研究；没有其他设置治疗臂用于跟踪和比较，这种实验设计常常会降低研究结果的效力，而且试验地点局限在单个癌症中心也会降低结果的效力。但是，这个 10 年生存数据可以和格列卫出现之前的生存时间比较，那时候患者只有 4～6 年的生存时间中位数。在 2001 年之前，没有人在诊断出 CML 后还期望能活 10 年以上。

　　对德鲁克来说，高期望也是癌症护理新时期的部分早期特征。按他所见，清晰认识到癌症是一种遗传性疾病是个起点，离下一个格列卫的出现或许还需要 20 年的研究。随着肿瘤被遗传测序，癌症患者将依照其分子特征进行诊断。与此同时，正在进行的研究包括按照可能靶向的分子来测试在研化合物，这项研究可以与肿瘤测

---

①据 2017 年 3 月《新英格兰医学杂志》上一篇论文报道，一项中位随访时间是 10.9 年的研究显示，使用格列卫治疗的 CML 患者的 10 年总体存活率约为 83.3%，并且 82.8% 的患者具有完全的细胞遗传学缓解。近 11 年的随访显示，格列卫的疗效持续存在，长期用药未显示有不可接受累积或晚期毒性作用相关。

序分析相吻合。"让我们对每个肿瘤进行测序,再找出哪种药物能够匹配治疗那肿瘤。"德鲁克说。对患者进行遗传分析也可以帮助做治疗决定,因为一些患者可能比其他人代谢药物更快,这是可以通过 DNA 序列发现的特征。然后,患者可以依据他们专有的肿瘤和个人遗传特征来匹配治疗方案。

这种方法已被广泛记载,被誉为癌症的下一个重大突破,并收到了一半怀疑一半乐观的态度。迈克尔·莫罗用最近批准的肺癌药物克唑替尼作为最新的原则证明。该药物只对一小部分肺癌患者所具有的基因突变有效,也只会给那些患者用。最近在所有毛细胞白血病患者中都发现了名为 BRAF 的基因突变。虽然导入 BRAF 突变并不能触发该疾病,但抑制这个突变可以治疗该疾病。毛细胞白血病很罕见,并且已经具有有效疗法,但莫罗认为这一发现继续证明了探究癌症遗传根源的必要性。"这是历史在重演。"他说。

除了在 OHSU 的工作之外,德鲁克还与尼克·莱登一起建立了蓝图医药(Blueprint Medicine)公司,总部设在马萨诸塞州的剑桥。该公司旨在筛选肿瘤和化合物,寻找潜在的遗传异常。其他公司正将基因组测序所需的时间缩短到 48 小时。还有人专注于推动技术进展,想确定在任何肿瘤序列中的 200 多个突变中,哪几个是驱动突变。

德鲁克描述他对癌症治疗的未来期望说:"每种癌症都有种格列卫。"格列卫现在不光是个药物,更是种象征。该药继续指引着他的癌症研究愿景,这愿景与他过去 20 年的经验密不可分。格列卫的经验和教训——它所证明的生物学原理,以及它所创造的商业模式——继续启迪他的工作。"这一切都是关于靶点。确定正确的靶点,再为该靶点找到优异的药物,"德鲁克说,"而不去担心药物的市场规模是多少。"

尾声

生存期

德鲁克的患者之一加里·艾克勒,在寒冷的 2012 年 2 月上旬躺在手术台上,让针头插进后背接受活检。他并不了解这一切历史,他从未听说过彼特·诺埃尔或者戴维·亨格福德。他对埃布尔森病毒一无所知,不了解研究者如何用它来研究 CML 的成因。他不知道激酶研究的遗产,他不必经历那些痛苦的疗法,不了解他自己的医生在他的将来存活中发挥的作用。当卡罗琳·布莱斯德尔打电话给艾克勒通知好消息,也即他的白细胞中都不含有费城染色体时,他不知道这一句话里包含了多少历史——对他而言,这句话意味着生死之间的差别。

他所知道的,或许也是他仅仅需要知道的,就是他将会活下去。他会在可预见的未来中陪着十几岁的儿子成长。那本可能夺取他性命的恶疾,可能不会对他和亲人的生活造成太大影响。"我在未来 5 年内不复发的概率是多大?数字看起来不错,"他说:"我每天早上醒来时都感觉极端幸运。"

《STI 公报》的最后一期刊发于 2002 年春季。随着格列卫获批并得到广泛使用,曾经紧密团结的受试患者群体现在也随着人们恢复正常生活而分散,公报已经完成了它的使命。奥伦也准备继续前进,但她现在坚定地留驻波特兰。她和丈夫在该市买了一栋房子,

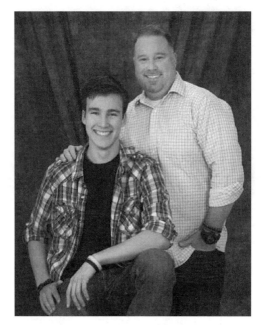

插图 18：这张加里·艾克勒和儿子塔夫在一起的照片
摄于 2013 年，是艾克勒开始 CML 治疗大约一年后。

并将所有的物品从仓库中取回。是重新扎下根的时候了。"我觉得
我会继续活下去，"她对丈夫说："我们不该继续过一天算一天了。"
格列卫继续为她带来良好缓解，她继续与家人一起享受生活，包括
在她确诊后出生的孙儿们。截至 2012 年，她是使用格列卫时间最
长而依然存活的患者。

　　她在多年中认识的其他患者也在继续生活。苏珊·麦克纳马
拉的疗效也依然良好。她嫁给了那个陪她在重病时期去波特兰求
诊的男人。她接受了诺华公司的要求，在一些场合甚至广告中当格
列卫的代言人，但过了几年后她不再继续这项工作。她不想再把自
己当作 CML 患者了，她只想好好生活。

　　巴德·罗米尼在格列卫临床试验后再未遭受过 CML 的苦。他
多年后的死亡与药物和病情无关。

　　公报休刊对奥伦来说是个苦中有甜的告别。德鲁克几乎在每

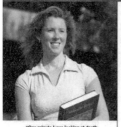

插图 19：2001 年包含苏珊·麦克纳马拉的格列卫
广告，她是在 1999 年发动患者请愿促使诺华加速
生产格列卫的活动领头人。

期上都发布过个人留言。"这些临床试验的早期参与者是真正的先
驱。我将继续珍视我们把格列卫带到这世界期间铸就的伙伴关系。
患者们毫不吝啬地表达感激之情。没有任何奖励，没有任何媒体现
身，也没有任何名号，将能够超越这种感觉，也即感到我的工作对患
者的生活有帮助。"他写道。

迈克尔·莫罗也写下类似的话。"总结这些努力的最好办法是
说声感谢，你们是英雄，是勇敢的人，你们是先驱者，参与了重新定
义疾病治疗的历史性试验。"

在一些最后的简短回忆之后，奥伦签名做结，她的最后一句话
精确地描述了这种药物如何改变了她和许多人的生命。

"谢谢，"她写道："享受生活吧。"

时间表

从遗传水平治疗癌症的征途

1959 年

科学家彼特·诺埃尔和戴维·亨格福德在 CML 患者中发现了一种后来得名"费城染色体"的基因突变,这一发现在当时几乎没有实际应用,但最终会改变癌症研究的面貌。

1970 年

病毒学家戴维·巴尔的摩和霍华德·特敏发现了逆转录病毒 RSV 是如何改变它所感染细胞的 RNA 的。RSV 能在鸡中传播癌症。目前已知由逆转录病毒导致的疾病包括普通感冒,某些癌症以及艾滋病。

1971 年

科学家发明了染色体条带染色技术,通过这种技术展示的染色体细节前所未有。

1973 年

科学家珍妮特·罗利发现费城染色体突变是基因易位的结果,即 9 号和 22 号染色体交换了位置。

1975 年

巴尔的摩和特敏获得诺贝尔生理学或医学奖。

1976 年

研究鸡癌症的 J. 迈克尔·毕晓普和哈罗德·瓦穆斯发现,导致癌症的癌基因是正常基因的突变形式。能变成致癌基因的正常基因称为原癌基因。

1984 年

在 UCLA 做研究的欧文·威特发现，CML 患者的细胞中有一种酪氨酸激酶卡在"开启"位置上。酪氨酸激酶是种可以控制细胞过程开关的蛋白质。同年，荷兰科学家诺拉·海斯特坎普和约翰·格罗芬发现，费城染色体易位产生了一个称为 *BCR-ABL* 的融合基因，它编码酪氨酸激酶 BCR-ABL。

1986 年

巴尔的摩的实验室发现了上述两者之间的关联，证明威特发现的酪氨酸激酶实际就是海斯特坎普和格罗芬发现的突变基因产物。BCR-ABL 激酶失控导致 CML 患者的白细胞生成不受控制。

1989 年

毕晓普和瓦穆斯因发现"致癌基因的细胞起源"而获得诺贝尔生理学或医学奖。

1990 年

在发现费城染色体 31 年后，科学家乔治·戴利在小鼠模型中证明它是导致 CML 的唯一原因，这是首次将某种癌症与某个单一基因突变确凿无疑地关联起来。与此同时，在汽巴-嘉基公司，由尼克·莱登领导的化学家们合成并完善了一种"理性设计"的化合物，它的代号为 CGP-57148B，可以在实验室环境中抑制 ABL 的活性。

1993 年

在 OHSU 做研究的布赖恩·德鲁克博士获得了莱登的实验化合物样品，他将其与 CML 患者的骨髓细胞混合测试效果。该化合物使细胞样品中 *BCR-ABL* 基因的出现频率降低了近 80%。

1996 年

动物研究表明，莱登研究组合成的那个化合物 CGP-57148B（已改名为 STI-571），可以降低白细胞计数——这是治疗 CML 必需达到的目标——并且可以安全地进行人体试验。

1998 年

在 1 期临床试验期间，巴德·罗米尼服下 25 毫克的新药，这药物后来被命名为"格列卫"。这一举动是人类首次使用旨在靶向造成癌症根本原因的药物。

1999 年

格列卫最坚定的代言人德鲁克报告说,在 1 期临床试验中,所有接受足够剂量的 CML 患者都达到了较低的白细胞计数。更令人感到惊奇的是,45% 的患者的费城染色体完全消失,并且测试没有发现由该药物引起的任何严重副作用。

2001 年 5 月 10 日

格列卫比现有标准疗法的效果好太多,因此创下了药物从 FDA 获得批准的最快纪录。

2006 年

用于治疗 CML 的首个第二代酪氨酸激酶抑制剂获得 FDA 批准。在接下来几年中,又有几种此类药物获批。

现在

格列卫的治病原则现在被应用于识别和击败导致其他类别癌症的遗传因素,范围包括结直肠癌、肾癌、其他类型的白血病、肺癌和黑色素瘤等。

词汇表

埃布尔森病毒（Abelson virus）：由赫布·埃布尔森发现的一种致癌病毒。在研究癌症的细胞机制时，他用莫洛尼病毒感染健康小鼠，这种病毒从小鼠 DNA 中偷取 *ABL* 基因后转变成埃布尔森病毒。埃布尔森病毒能在小鼠中诱发 B 细胞肿瘤。

abl：编码 Abl 蛋白激酶的基因，名字来自于埃布尔森病毒。它通过染色体易位与基因 *bcr* 组合形成 *bcr-abl*，也即诱发 CML 的突变基因。

ABL：由 *abl* 基因编码的蛋白质产物。融合蛋白 Gag-Abl 是一种酪氨酸激酶，可驱动由病毒诱发的致癌作用。另一种融合蛋白 Bcr-Abl 也是种酪氨酸激酶，它是引发 CML 的机制之一。

急性白血病（acute leukemia）：一种白血病，特征是身体制造大量无功能的血细胞。这类癌症进展迅速，而慢性白血病则进展缓慢。急性白血病是儿童中最常见的癌症类型。

氨基酸（amino acids）：作为所有蛋白质基石的有机分子。

抗体（antibody）：由免疫系统制造的一种蛋白质，用于对抗病毒等外源侵入物质。在生物研究中，抗体通常用于检测特定物质，如果存在抗体，那么一定存在它对应的抗原或靶标。

抗原（antigen）：抗体的目标。每种抗体靶向特异的抗原。

美国血液学会（The American Society of Hematology，ASH）：在

1999 年的 ASH 年会上，布莱恩·德鲁克发表了具有里程碑意义的演讲，介绍了 STI-571（即将被命名为"格列卫"的药物）的药效。

腺苷三磷酸（adenosine-5′-triphosphate，ATP）：在细胞代谢过程中储存和转移能量的必需分子。磷酸激酶的正常功能是从 ATP 分子中摘取一个磷酸基团，并将其连接到另一个蛋白质上（这过程称为"磷酸化"）。负责白细胞生成的蛋白质如果发生失控的磷酸化，就会导致 CML。

B 细胞（B cells）：一种淋巴细胞，属于白细胞。被辅助 T 细胞激活后，B 细胞能制造抗体以抵抗入侵者。B 细胞也是埃布尔森病毒的目标，埃布尔森病毒是早期癌症研究的关键工具。

BCR：位于 22 号染色体断裂点（"断点簇区域，breakpoint cluster region，首字母缩写为 *BCR*"）附近的原癌基因，它与 9 号染色体交换遗传物质形成费城染色体。这种染色体易位连接了 *BCR* 与 *ABL*，形成 *BCR-ABL* 融合基因，并导致 CML。

BCR：*BCR* 基因的蛋白质产物，融合蛋白 BCR-ABL 的组分。

BCR-ABL：*BCR-ABL* 基因的蛋白质产物，这种突变的酪氨酸激酶是导致 CML 的原因。BCR-ABL 磷酸化某种蛋白质，继而触发白细胞的生产，让这种通常严格掌控的过程失控，导致原始粒细胞过量产生。

原始粒细胞（blast cells）：未成熟的白细胞。CML 的特征就是这些不具功能的细胞生成失控。该疾病的进展可以通过患者血液中的原始粒细胞浓度来测量。

急性变期（blast crisis stage）：CML 的最终阶段，此阶段患者的血液包含至少 30％ 的原始粒细胞。处于这个阶段的患者如果不加以治疗，疾病会迅速进展，患者生存时间不多。

染色体（chromosome）：在细胞核中发现的有序 DNA 结构。人类基因组由 46 条染色体组成，其中来自父母双方各有 23 条。

慢性白血病（chronic leukemia）：一种通常发病较慢的血液癌症，患者体内生成异常且功能不良的血细胞。该疾病通常影响成年人。

临床试验（clinical trial）：测试新药有效性和安全性的一系列

研究。在药物获得 FDA 批准进行营销之前，需要进行几个阶段的严格测试。

慢性淋巴性白血病（chronic lymphocytic leukemia，CLL）：类似于 CML 的癌症，始发于骨髓，然后移动到淋巴细胞。

慢性髓细胞性白血病（chronic myeloid leukemia，CML）：由费城染色体突变引起的癌症，药物格列卫的目标。在格列卫问世之前，最有效的 CML 疗法仅能延长患者寿命几年，但是在当下，用格列卫或其他酪氨酸激酶抑制剂治疗时，这种疾病是种可控的慢性病。

细胞遗传学（cytogenetics）：研究基因与疾病之间联系的学科。在 CML 患者中，对治疗产生细胞遗传学缓解意味着骨髓中含有费城染色体突变的细胞数量减少，而含有费城染色体的细胞是该疾病的根本原因。

达沙替尼（dasatinib）：第二代 CML 酪氨酸激酶抑制剂。最初设计来抑制免疫系统中的 T 细胞的药物，后来发现它对 CML 有效。

脱氧核糖核酸（deoxyribonucleic acid，DNA）：作为遗传密码的双螺旋结构组织。DNA 包含的基因编码着负责几乎所有生物功能的蛋白质。

表皮生长因子受体（epidermal growth factor receptor，EGFR）：属于 ERBB 蛋白家族成员的蛋白质激酶。人们认为它有潜力作为激酶抑制的靶点，因为它存在于多种常见癌症中。ERBB 家族的另一名成员 HER2 存在于一些乳腺癌中。

酶（enzyme）：一类促进各种细胞过程的蛋白质。蛋白激酶即是一种酶，突变形式的蛋白激酶可以导致癌症。

美国食品药品监督管理局（The Food and Drug Administration，FDA）：负责批准医药公司对新药进行营销的美国监管组织。

荧光原位杂交（fluorescence in situ hybridization，FISH）：一种在荧光显微镜下分析 DNA 的方法，该方法能用不同颜色标记特定基因以供观察。这项技术让科学家能够研究导致费城染色体和 CML 的特定突变。

转化灶技术（focus assay）：在培养皿中，将健康细胞暴露于致癌剂，并让转化所得的癌细胞繁殖的技术。这是一种研究和量化能诱发癌症的外部因素的方法。

gag：存在于莫洛尼病毒中的基因，莫洛尼病毒是埃布尔森病毒的祖先。*gag* 这个原癌基因能够与 *abl* 结合，并产生有害的酪氨酸激酶 Gag-Abl。

Gag：*gag* 基因的蛋白质产物。融合蛋白 Gag-Abl 的组分。

Gag-Abl：*gag-abl* 致癌基因的蛋白质产物。Gag-Abl 是种酪氨酸激酶，赋予埃布尔森病毒致癌能力。

基因（gene）：DNA 或 RNA 链上的核苷酸序列。基因是遗传的基础，编码执行大多数细胞功能的蛋白质。

胃肠道间质瘤（gastrointestinal stromal tumors，GIST）：在以前是无法治愈的癌症，现在发现格列卫能对这种疾病产生缓解效果。

格列卫（Gleevec/STI-571）：针对 CML 的靶向疗法，第一种有效对抗癌症的激酶抑制剂。格列卫通过抑制失调的 BCR-ABL 酪氨酸激酶活性起作用。该药物也被发现对 GIST 等其他疾病有效。

血液学（hematologic）：有关血液的研究。CML 疗法的效果可以通过测量患者的血液学缓解来评估，目的是减少患者血液中的癌症白细胞计数。

新药研发申请（investigational new drug，IND）：提交给 FDA 以求批准新化合物研究的申请。

干扰素（interferon）：这种药物是格列卫面世前唯一的 CML 疗法，但其疗效有限，副作用也很严重。

干扰素和 STI-571 的国际性随机研究（International Randomized Study of Interferon and STI-571，IRIS）：比较干扰素和 STI-571 的效果和安全性的 3 期临床试验，STI-571 其后被命名为格列卫。这是验证格列卫是 CML 有效疗法的最后的临床试验。

核型（karyotype）：生物拥有的染色体的数量和类型。与正常核型有偏差可能意味着有害的基因突变。

激酶（kinase）：一种协助启动细胞进程的酶。该术语源自希腊语 kinetic，意为"运动"。激酶从 ATP 分子中提取单个磷酸基团，并将其置于目标蛋白质上来激活它，从而引发一系列细胞信号。突变和功能失常的激酶是导致许多癌症的原因。

激酶抑制剂（kinase inhibitor）：一种能抑制激酶作用的化合物。格列卫就是一种激酶抑制剂，能结合在 BCR-ABL 通常结合 ATP 的位点，从而阻碍 CML 的进展，因为没有 ATP，BCR-ABL 就不能磷酸化负责生成原始粒细胞的蛋白质。

KIT：能被格列卫抑制的一种酪氨酸激酶。KIT 与一些 GIST 癌症的发展有关，因此能用格列卫来治疗 GIST。

白血病（leukemia）：发生于血液或骨髓的癌症。癌症研究早期，许多研究者专注于这类"液体癌症"，因为它们以流体存在，检测其进展比实体肿瘤更直接。

莫洛尼病毒（Moloney virus）：一种能导致小鼠生癌症的 RNA 病毒。赫布·埃布尔森研究这种病毒时发现了埃布尔森病毒，后者成为探索癌症的关键工具。

突变（mutation）：生物 DNA 核苷酸序列上的改变。虽然许多突变对编码的蛋白质没有影响，但有些突变会带来深远的变化。费城染色体就是一种名为易位的突变结果。

美国国立卫生研究院（The National Institutes of Health，NIH）：美国政府机构，隶属于公共卫生服务部。NIH 是美国政府资助生物医学类研究的主要渠道。

核苷酸（nucleotides）：DNA 和 RNA 的构建模块。4 种碱基——腺嘌呤、鸟嘌呤、胞嘧啶和胸腺嘧啶——是构成 DNA 的最小单位。在 RNA 中，尿嘧啶代替了胸腺嘧啶。

孤儿药物法（The Orphan Drug Act，ODA）：美国在 1983 年通过的一项法律，旨在鼓励开发针对相对罕见疾病的药物。该法律包括了针对药物开发商的财务激励措施，比如国家提供的临床试验资金，税收优惠以及保证药品市场专营权的一定期限。

俄勒冈健康与科学大学（Oregon Health and Science University，OHSU）：布莱恩·德鲁克于 1993 年开始在这所大学研发一种新的 CML 疗法。主要因为德鲁克的成就，该校在随后几年里成为治疗白血病和其他癌症的首选。

癌基因（oncogenes）：能导致癌症的基因。研究表明，许多癌基因通常是在健康生物中发现的基因的突变形式，这些突变形式可以引发癌症。

血小板源生长因子受体（platelet-derived growth factor receptor，PDGFR）：在多种癌症中发现的过量表达的激酶。与 PKC 和 EGFR 一样，PDGFR 被当作激酶抑制的靶点研究，因为它存在于几种常见癌症中。

1 期临床试验（phase Ⅰ trial）：药物进行人体测试的第一个阶段，这是一项仅招募少数患者，并且从非常低剂量的药物开始测试的试验。随着时间的推移会逐渐增加药物剂量并监测结果。1 期临床试验的主要目的是确认药物安全。

2 期临床试验（phase Ⅱ trial）：药物进行人体测试的第二个阶段，这项大型试验会包括多个地点和数百名患者。这阶段的测试旨在检测药物的有效性。

3 期临床试验（phase Ⅲ trial）：一项大型药物试验，其中患者被随机分配到待测的实验性疗法或现有最佳疗法中去。有一项 3 期临床研究比较了格列卫和干扰素对 CML 患者的有效性。

费城染色体（Philadelphia chromosome，Ph/Ph1）：这个名字描述了在 CML 患者中发现的异常短的 22 号染色体。许多研究者最初以为导致染色体缩短的突变是种缺失，但后来发现其实是种易位突变，9 号和 22 号染色体的遗传物质进行了交换。

磷酸基团（phosphate）：由 1 个磷原子和 4 个氧原子构成的分子。腺苷三磷酸（ATP）是活细胞的"燃料"，它包括 3 个磷酸基团。激酶通过从 ATP 中摘除一个磷酸基团并将其置于目标蛋白质上来启动链式反应（称为信号级联或信号传导途径）。

磷酸化（phosphorylation）：激酶将磷酸基团置于目标蛋白质上的过程，在细胞中启动链式反应。

蛋白激酶 C（protein kinase C，PKC）：与一些常见癌症相关的激酶。正如 PDGFR 和 EGFR 一样，PKC 最初被认为是激酶抑制疗法的潜力靶点。

聚合酶链反应（polymerase chain reaction，PCR）：用于评估

CML 患者对治疗的分子生物学缓解的诊断测试。该测试以对数标度显示患者的血细胞中还有多少携带费城染色体。

多瘤病毒（polyomavirus）：一种致癌病毒，用于癌症机制的早期研究。对多瘤病毒的研究表明，一些激酶——特别是酪氨酸激酶——与癌症有关。

原理性证据（proof of principle）：证明新药作用符合预计原理的示范。虽然许多实验性药物与已有药物的机制类似，并因此可以基于经过验证的原理，但基于新的假设机制起作用的实验性药物只能通过测试来获得原理性证据。

蛋白质（protein）：由氨基酸组成的相对较大的有机分子。蛋白质在活细胞中执行许多重要生理功能。蛋白质的氨基酸序列由生物体的 DNA 编码，因此蛋白质可以看作是生物体的基因指导细胞中生理反应的手段。

原癌基因（proto-oncogene）：有可能成为癌基因的正常基因。比如说，*bcr* 和 *abl* 是正常基因，当发生费城染色体突变而组合时，就形成癌基因 *bcr/abl*，导致失控的白细胞产生。

重组 DNA（recombinant DNA）：使用特异性的酶进行"切割"和"粘贴"DNA 链的过程。这项技术的作用之一是让科学家将特定基因从较大的基因组中分离出来单独研究。

红血细胞（red blood cells）：将氧气输送到体内其他细胞的血细胞。

逆转录病毒（retrovirus）：这类病毒的基因是由 RNA 而非 DNA 组成。这些病毒含有逆转录酶，允许病毒在复制过程中以 RNA 为模板制造 DNA，而不是相反。来自逆转录病毒的 DNA 因此可能整合到宿主细胞的基因组中。

逆转录酶（reverse transcriptase）：这种酶能"读取"RNA 的核苷酸序列，并制造对应的 DNA 序列。

核糖核酸（ribonucleic acid，RNA）：DNA 与蛋白质产物之间的中介。DNA 在细胞核中被转录成 RNA，然后在细胞核外被翻译成合适的蛋白质。逆转录病毒含有 RNA 而不是 DNA。

劳斯肉瘤病毒（rous sarcoma virus，RSV）：这种病毒发现于

20 世纪初,它是证明病毒感染能在细胞中触发癌症的首个证据。后来,转化灶分析这种新技术显示 RSV 是一种逆转录病毒。

SRC：*src* 基因的蛋白质产物。SRC 是在正常细胞中发现的酪氨酸激酶,但是由突变的癌基因版本表达的 SRC 蛋白质具有致癌的潜力。

src：劳斯肉瘤病毒的致癌能力是因为该基因。与 *bcr* 和 *abl* 一样,*src* 是一种通常在健康细胞中发现的原癌基因,但突变后可能会变成癌基因。

星形孢菌素（staurosporine）：最初发现的激酶抑制剂之一。星形孢菌素是一种由细菌自然产生的抗真菌剂。它特异性靶向 PKC 激酶。

T 细胞（T cell）：一种淋巴细胞,属于白细胞。大多数 T 细胞要么是针对外来物质的“杀手”细胞,要么是触发其他杀手细胞行动的“辅助”细胞。

靶向疗法（targeted therapy）：通过靶向体内特定分子或化学物质来起作用的疗法。格列卫是一种靶向激酶 Bcr-Abl 的靶向疗法。另一个例子是他莫昔芬,它可以阻断雌激素,用于治疗某些类型的乳腺癌。

易位突变（translocation）：两条染色体交换遗传物质的一种遗传突变。费城染色体就涉及 9 号和 22 号染色体之间的易位。

病毒（virus）：一种微观生物形态,只能通过感染活细胞来繁殖。大多数病毒仅由外部的蛋白壳和内部的短序列 DNA（或 RNA）组成。病毒感染宿主细胞并利用宿主的复制机制进行繁殖。

白细胞（white blood cells）：免疫细胞,保护身体免受疾病。与其他白血病一样,CML 导致有缺陷的白细胞过量生成。

文献

与原始研究相关的文献

　　书中呈现的观点、历史、数据和其他信息是从科学文献、会议报告、报纸杂志以及许多印刷或网络文章中挑选出来的。以下列出的同行评议论文是书中引用过的最具开创性的实验室及临床试验公开发表的结果,在科学界通常被称为"原创性研究",它们包括从1960年首次发现费城染色体的报道,到从1998年开始一直服用格列卫十几年的 CML 患者的最新生存数据。

Ben-Neriah, Y., G. Q. Daley, A. M. Mes-Masson, O. N. Witte, and D. Baltimore. The chronic myelogenous leukemia-specific P210 protein is the product of the bcr/abl hybrid gene. *Science* 233 (1986): 212–214.

Buchdunger, E., A. Matter, and B. J. Druker. Bcr-Abl inhibition as a modality of CML therapeutics. *Biochimica et Biophysica Acta* 1551 (2001): M11–18.

Buchdunger, E., J. Zimmermann, and H. Mett et al. Inhibition of the Abl protein-tyrosine kinase in vitro and in vivo by a 2-phenylaminopyrimidine derivative. *Cancer Research* 56 (1996): 100–104. Selective inhibition of the platelet-derived growth factor signal transduction pathway by a protein-tyrosine kinase inhibitor of the 2-phenylaminopyrimidine class. *Proceedings of the National Academy of Sciences of the United States of America* 92 (1995): 2258–2262.

Carroll, M., S. Ohno-Jones, and S. Tamura et al. CGP 57148B, a tyrosine kinase inhibitor, inhibits the growth of cells expressing BCR-ABL, TEL-ABL and TEL-PDGFR fusion proteins. *Blood* 90 (1997): 4947–4952.

Daley, G. Q., R. A. Van Etten, and D. Baltimore. Induction of chronic myelogenous leukemia in mice by the P210bcr/abl gene of the Philadelphia chromosome. *Science* 247 (1990): 824–830.

De Klein, A., A. G. van Kessel, and G. Grosveld et al. A cellular oncogene is translocated to the Philadelphia chromosome in chronic myelocytic leukemia. *Nature* 243 (1973): 290–293.

Deininger, M. W., J. M. Goldman, N. Lydon, and J. V. Melo. The tyrosine kinase inhibitor CGP57148B selectively inhibits the growth of BCR-ABL-positive cells. *Blood* 90 (1997): 3691–3698.

Demetri, G. D., M. von Mehren, and C. D. Blanke et al. Efficacy and safety of imatinib mesylate in advanced gastrointestinal stromal tumors. *New England Journal of Medicine* 347 (2002): 472–480.

Druker, B. J., F. Guilhot, and S. G. O'Brien et al.; IRIS investigators. Five-year follow-up of patients receiving imatinib for chronic myeloid leukemia. *New England Journal of Medicine* 355 (2006): 2408–2417.

Druker, B. J., C. L. Sawyers, H. Kantarjian, D. J. Resta, S. F. Reese, J. M. Ford, R. Capdeville, and M. Talpaz. Activity of a specific inhibitor of the BCR-ABL tyrosine kinase in the blast crisis of chronic myeloid leukemia and acute lymphoblastic leukemia with the Philadelphia chromosome. *New England Journal of Medicine* 344 (2001): 1038–1042.

Druker B. J., C. L. Sawyers, M. Talpaz, D. J. Resta, B. Peng, and J. M. Ford. Phase I trial of a specific ABL tyrosine kinase inhibitor, "CGP-57148B," in interferon-refractory chronic myelogenous leukemia patients. Poster presented at the Annual Meeting of the American Society of Hematology, 1998.

Druker, B. J., M. Talpaz, D. J. Resta, B. Peng, E. Buchdunger, J. M. Ford, N. B. Lydon, H. Kantarjian, R. Capdeville, S. Ohno-Jones, and C. L. Sawyers. Efficacy and safety of a specific inhibitor of the BCR-ABL tyrosine kinase in chronic myeloid leukemia. *New England Journal of Medicine* 344 (2001): 1031–1037.

Druker, B. J., M. Talpaz, R. J. Resta, B. Peng, E. Buchdunger, J. M. Ford, and C. L. Sawyers. Clinical efficacy and safety of an Abl-specific tyrosine kinase inhibitor as targeted therapy for chronic myelogenous leukemia. Plenary Presentation for the Annual Meeting of the American Society of Hematology, 1999.

Druker, B. J., S. Tamur, and E. Buchdunger et al. Effects of a selective inhibitor of the Abl tyrosine kinase on the growth of Bcr-Abl positive cells. *Nature Medicine* 2 (1996): 561–566.

Druker, B. J., S. Tamura, E. Buchdunger, S. Ohno, G. C. Bagby, and N. B. Lydon. Preclinical evaluation of a selective inhibitor of the ABL tyrosine kinase as a therapeutic agent for chronic myelogenous leukemia. *Blood* 86, supplement 1 (1995): 601a.

Eckhart, W., M. A. Hutchinson, and T. Hunter. An activity phosphorylating tyrosine in polyoma T antigen immunoprecipitates. *Cell* 18 (1979): 925–933.

Foulkes, J. H., M. Chow, C. Gorka, A. J. Frackelton, and D. Baltimore. Purification and characterization of a protein-tyrosine kinase encoded by the Abelson murine leukemia virus. The *Journal of Biological Chemistry* 260 (1985): 8070–8077.

Gale, R. P., and E. Canaani. An 8-kilobase abl RNA transcript in chronic myelogenous leukemia. *Proceedings of the National Academy of Sciences of the United States of America* 81 (1984): 5648–5652.

Goff, S. P., E. Gilboa, E. N. Witte, and D. Baltimore. Structure of the Abelson murine leukemia virus genome and the homologous cellular gene: Studies with cloned viral DNA. *Cell* 22 (1980): 777–785.

Gorre, M. E., M. Mohammed, K. Ellwood, N. Hsu, R. Paquette, P. N. Rao, and C. L. Sawyers. Clinical resistance to STI-571 cancer therapy caused by BCR-ABL gene mutation or amplification. *Science* 293 (2001): 876–880.

Groffen, J., J. R. Stephenson, and N. Heisterkamp et al. Philadelphia chromosomal breakpoints are clustered within a limited region, bcr, on chromosome 22. *Cell* 36 (1984): 93–99.

Heisterkamp, N., K. Stam, J. Groffen, A. De Klein, and G. Grosveld. Structural organization of the *bcr* gene and its role in the Ph' translocation. *Nature* 315 (1985): 758–761.

Heisterkamp, N., J. R. Stephenson, and J. Groffen et al. Localization of the c-*abl* oncogene adjacent to a translocation break point in chronic myelocytic leukemia. *Nature* 306 (1983): 239–242.

Hidaka, H., M. Inagaki, S. Kawamoto, and Y. Sasaki. Isoquinolinesulfonamides, novel and potent inhibitors of cyclic nucleotide dependent protein kinase and protein kinase C. *Biochemistry* 23 (1984): 5036–5041.

Hughes, T. P., A. Hochhaus, S. Branford, M. C. Müller, J. S. Kaeda, L. Foroni, B. J. Druker, E. Guilhot, R. A. Larson, S. G. O'Brien, M. S. Rudoltz, M. Mone, E. Wehrle, V. Modur, J. M. Goldman, and J. P. Radich. Long-term prognostic significance of early molecular response to imatinib in newly diagnosed chronic myeloid leukemia: An analysis from the International Randomized Study of Interferon and STI571 (IRIS). *Blood* 116 (2010): 3758–3765.

Iba, H., T. Takeya, F. R. Cross, T. Hanafusa, and H. Hanafusa. Rous sarcoma virus variants that carry the cellular src gene instead of the viral src gene cannot transform chicken embryo fibroblasts. *Proceedings of the National Academy of Sciences of the United States of America* 81 (1984): 4424–4428.

Kantarjian, H., S. O'Brien, G. Garcia-Manero, S. Faderl, F. Ravandi, E. Jabbour, J. Shan, and J. Cortes. Very long-term follow-up results of imatinib mesylate therapy in chronic phase chronic myeloid leukemia after failure of interferon alpha therapy. *Cancer* 118 (2012): 3116–3122.

Kantarjian, H., C. Sawyers, and A. Hochhaus et al.; International STI571 CML Study Group. Hematologic and cytogenetic responses to imatinib mesylate in chronic myelogenous leukemia. *New England Journal of Medicine* 346 (2002): 645–652.

Konopka, J. B., S. M. Watanabe, J. W. Singer, S. J. Collins, and O. N. Witte. Cell lines and clinical isolates derived from Ph1-positive chronic myelogenous leukemia patients express c-*abl* proteins with a common structural alteration. *Proceedings of the National Academy of Sciences of the United States of America* 82 (1985): 1810–1814.

Konopka, J. B., S. M. Watanabe, and O. N. Witte. An alteration of the human c-*abl* protein in K562 leukemia cells unmasked associate tyrosine kinase activity. *Cell* 37 (1984): 1035–1042.

Lydon, N. B., B. Adams, J. F. Poschet, A. Gutzwiller, and A. Matter. An
    E. coli expression system for the rapid purification and characterization
    of a v-abl tyrosine protein kinase. *Oncogene Research* 5 (1990): 161–173.

Nishizuka, Y. The role of protein kinase C in cell surface signal transduc-
    tion and tumour promotion. *Nature* 308 (1984): 693–698.

Nowell, P. C., and D. A. Hungerford. A minute chromosome in human
    chronic granulocytic leukemia. *Science* 132 (1960): 1497. Chromosome
    studies on normal and leukemic human leukocytes. *Journal of the
    National Cancer Institute.* 25 (1960) : 85–109.

O'Brien, S. G., F. Guilhot, and R. A. Larson et al.; IRIS investigators. Ima-
    tinib compared with interferon and low-dose cytarabine for newly diag-
    nosed chronic-phase chronic myeoid leukemia. *New England Journal of
    Medicine* 348 (2003): 994–1004.

Rabstein, L. S., A. F. Gazdar, H. C. Chopra, and H. T. Abelson. Early mor-
    phological changes associated with infection by a murine nonthymic lym-
    phatic tumor virus. *Journal of the National Cancer Institute* 46 (1971):
    481–491.

Rowley, J. D. Chromosomal patterns in myelocytic leukemia. *New England
    Journal of Medicine* 289 (1973): 220 – 221. Letter: A new consistent
    chromosomal abnormality in chronic myelogenous leukemia identified
    by quinacrine fluorescence and Giemsa staining. *Nature* 243 (1973):
    290–293.

Sawyers, C. L., A. Hochhaus, and E. Feldman. Imatinib induces hematologic
    and cytogenetic responses in patients with chronic myeloid leukemia in
    myeloid blast crisis: Results of a phase II study. *Blood* 99 (2002): 3530–3539.

Schindler, T., W. Bornmann W, P. Pellicena, W. T. Miller, B. Clarkson, and
    J. Kuriyan. Structural mechanism for STI-571 inhibition of Abelson ty-
    rosine kinase. *Science* 289 (2000): 1938–1942.

Stam, K., N. Heisterkamp, G. Grosveld, A. de Klein, R. S. Verma, M. Cole-
    man, H. Dosik, and J. Groffen. Evidence of a new chimeric *bcr/c-abl*
    mRNA in patients with chronic myelocytic leukemia and the Philadelphia
    chromosome. *New England Journal of Medicine* 313 (1985): 1429–1433.

Talpaz, M, R. T. Silver, and B. J. Druker et al. Imatinib induces durable hematologic responses and cytogenetic responses in patients with acceler-ated phase chronic myeloid leukemia: Results of a phase 2 study. *Blood* 99 (2002): 1928–1937.

Tamaoki T, H. Nomoto, I. Takahashi, Y. Kato, M. Morimoto, and F. To-mita. Staurosporine, a potent inhibitor of phospholipid/Ca++dependent protein kinase. *Biochemical and Biophysical Research Communications* 135 (1987): 397–402.

Whang, J., E. Frei III, J. H. Tjio, P. P. Carbone, and G. Brecher. The distri-bution of the Philadelphia chromosome in patients with chronic myelog-enous leukemia. *Blood* 22 (1963): 664–673.

Witte, O. N. Involvement of the *abl* oncogene in human chronic myeloge-nous leukemia. Oncogenes and Cancer. Utrecht: *Japan Society Press, 1987. S. A. Aaronson et al, editors. 143-149.* Role of the BCR-ABL oncogene in human leukemia. *Cancer Research* 53 (1993): 485–489.

Witte, O. N., A. Dasgupta, and D. Baltimore. Abelson murine leukemia virus protein is phosphorylated in vitro to form phosphotyrosine. *Nature* 283 (1980): 826–831.

Witte, O. N., N. E. Rosenberg, and D. Baltimore. Identification of a normal cellular protein cross-reactive to the major Abelson murine leukaemia virus gene product. *Nature* 281 (1979): 396–398.

Witte, O. N., N. Rosenberg, M. Paskind, A. Shields, and D. Baltimore. Iden-tification of an Abelson murine leukemia virus-encoded protein present in transformed fibroblast and lymphoid cells. *Proceedings of the National Academy of Sciences of the United States of America* 75 (1978): 2488–2492.

Young, J. C., and O. N. Witte. Selective transformation of primitive lym-phoid cells by the BCR/ABL oncogene expressed in long-term lymphoid or myeloid cultures. *Molecular and Cellular Biology* 8 (1988): 4079–4087.

Zimmermann, J., E. Buchdunger, H. Mett, T. Meyer, and N. B. Lydon. Potent and selective inhibitors of the Abl-kinase: Phenylamino-pyrimidine (PAP) derivatives. *Bioorganic and Medicinal Chemistry Letters* 7 (1997): 187–192.

其他相关研究的核心文献

下列文章、书籍和其他出版物为本书提供了研究总览、历史观点和其他参考内容。其中许多是综述文献，也即综合特定领域最相关原创研究的论文。本书还参考了其他资料，但以下所列的是最核心的文献。

Arnold, K. After 30 years of laboratory work, a quick approval for STI571. *Journal of the National Cancer Institute* 93 (2001): 972–973.

Baltzer, F. "Theodor Boveri: The Life of a Great Scientist 1862–1915." Berkeley: University of California Press, 1967. Available online at http://9e.devbio.com/article.php?ch=2&id=25.

Bazell R. *HER-2*. New York: Random House, 1998.

Bishop, J. M. Oncogenes. *Scientific American* 246 (1982): 68–78.

Cohen, P. Protein kinases—the major drug targets of the twenty-first century? *Nature Reviews Drug Discovery* 1 (2002): 309–315.

Druker, B. J. Translation of the Philadelphia chromosome into therapy for CML. ASH 50th anniversary review. *Blood* 112 (2008): 4808–4817.

Druker, B. J., C. L. Sawyers, R. Capdeville, J. M. Ford, M. Baccarani, and J. M. Goldman. Chronic myelogenous leukemia. *Hematology*. American Society of Hematology Education Program (2001): 87–112.

Hunter, T. The proteins of oncogenes. *Scientific American* 251 (1984): 70–79. Treatment for chronic myelogenous leukemia: The long road to imatinib. *Journal of Clinical Investigation* 117 (2007): 2036–2043.

Hunter, T., and W. Eckhart. The discovery of tyrosine phosphorylation: It's all in the buffer! *Cell* S116 (2004): S35–S39.

Kharas, M. G., and G. Q. Daley. From hen house to bedside: Tracing Hanafusa's legacy from avian leukemia viruses to SRC to ABL and beyond. *Genes & Cancer* 1 (2011): 1164–1169.

Kurzrock, R., H. M. Kantarjian, B. J. Druker, and M. Talpaz. Philadelphia chromosome–positive leukemias: From basic mechanisms to molecular therapeutics. *Annals of Internal Medicine* 138 (2003): 819–830.

Langreth, R. Big bucks. *Forbes,* May 21, 2007.

Lawce, H. Genetic technology and CML: Culture and history. *Journal of the*

Association of Genetic Technologists 37 (2011): 29–30.

Lydon, N. B. Attacking cancer at its foundation. *Nature Medicine* 15 (2009): xix–xxiii.

Lydon, N.B., and B. J. Druker. Lessons learned from the development of imatinib. *Leukemia Research* 28, supplement 1 (2004): S29–S38.

Monmaney T. A triumph in the war against cancer. *Smithsonian,* May 2011.

Mueller, J. M. Taking TRIPS to India—Novartis, Patent Law, and Access to Medicines. *New England Journal of Medicine* 256 (2007): 541–543.

Mukherjee, S. *The Emperor of All Maladies.* New York: Scribner, 2010.

Nowell, P. C. Genetic alterations in leukemias and lymphomas: Impressive progress and continuing complexity. *Cancer Genetics and Cytogenetics* 94 (1997): 13–19.

Pollack, A. Therapies for cancer bring hope and failure. *New York Times,* June 15, 2010.

Rosenberg, N., and K. Beemon. Mechanisms of Oncogenes by Avian and Murine Retroviruses. In: *Current Cancer Research.* New York: Springer Science + Business Media, 2012.

Rous, P. Nobel Lecture, 1966. Available online at http://www.nobelprize. org/nobel_prizes/medicine/laureates/1966/rous-lecture.html.

Sharat Chandra, H., N. C. Heisterkamp, A. Hungerford, J. J. D. Morrissette, P. C. Nowell, J. D. Rowley, and J. R. Testa. Philadelphia Chromosome Symposium: Commemoration of the 50th anniversary of the discovery of the Ph chromosome. *Cancer Genetics* 204 (2011):171–179.

Temin, H. M. Mechanism of cell transformation by RNA tumor viruses. *Annual Review of Microbiology* 25 (1971): 609–648.

Vasella, D., and R. Slater. *Magic Cancer Bullet.* New York: HarperCollins, 2003.

US Department of Health and Human Services. Office of Inspector General. The Orphan Drug Act—Implementation and impact. May 2001. OEI-09-00-00380. Available online at http://www.dhhs.gov/progorg/oei.

US Food and Drug Administration. Summary basis of approval (SBA) for Gleevec. Document provided by FOI Services. Document number 5202527.

Wade, N. Powerful anti-cancer drug emerges from basic biology. *New York*

Times, May 8, 2001.

Weiss, R. A., and P. K. Vogt. 100 years of RSV. *Journal of Experimental Medicine* 208 (2011): 2351–2355.

Wong S., and O. N. Witte. The BCR-ABL story: Bench to bedside and back. *Annual Review of Immunology* 22 (2004): 247–306.

图片来源

插图 1,插图 12：Hematologic and cytogenetic（FISH）responses to CML：Republished with permission of the American Society for Clinical Investigation, from "Applying the Discovery of the Philadelphia chromosome," Daniel W. Sherbenou and Brian J. Druker, *Journal of Clinical Investigation*, Volume 117, Issue 8, 2007; permission conveyed through Copyright Clearance Center, Inc.

插图 2：Peter Nowell, MD, and David Hungerford：Photograph taken by Larry Keighley, courtesy of Alice Hungerford.

插图 3：Microscope photographs of the Philadelphia chromosome：Photograph courtesy of Alice Hungerford.

插图 4：Bone marrow biopsy：Republished with permission of the American Society for Clinical Investigation, from "Applying the Discovery of the Philadelphia chromosome," Daniel W. Sherbenou and Brian J. Druker, *Journal of Clinical Investigation*, Volume 117, Issue 8, 2007; permission conveyed through Copyright Clearance Center, Inc.

插图 5：Barred Plymouth Rock hen：1910, Rockefeller University Press. Originally published in *The Journal of Experimental Medicine*. 12:696-705.

插图 6：Janet D. Rowley, MD：Photograph courtesy of Janet D. Rowley.

插图 7：Karyotype with Philadelphia chromosome：From the Department of Pathology and Clinical Laboratory of the University of Pennsylvania School of Medicine. Image courtesy of Peter C. Nowell, MD, and Kristin Nowell.

插图 8：*src* probe diagram：Illustration © Molly Feuer, Feuer Illustration.

Text by the author.

插图 9：Naomi Rosenberg's cell cultures：Photograph courtesy of Naomi Rosenberg.

插图 10：Philadelphia chromosome translocation：© 2007 Terese Winslow，U. S. Govt. has certain rights.

插图 11：Jürg Zimmermann：Photograph courtesy of Jürg Zimmermann. Elisabeth Buchdunger：Photograph courtesy of Elisabeth Buchdunger.

插图 13：From Philadelphia chromosome to CML diagram：Illustration. Molly Feuer，Feuer Illustration. Text by the author.

插入 14：Brian Druker，MD，and LaDonna Lopossa：Photograph by Michael McDermott and courtesy of Oregon Health & Science University.

插图 15：50th anniversary group photo：Photograph courtesy of Fox Chase Cancer Center.

插图 16：Gleevec pill：Photograph courtesy of Novartis.

插图 17：Warren Alpert Prize award ceremony：Photograph courtesy of The Warren Alpert Foundation.

插图 18：Gary Eichner and son：Photograph courtesy of Gary Eichner.

插图 19：Novartisad featuring Suzan McNamara：© Novartis.

致谢

———————

感谢所有同意接受采访的科学家和临床医生,包括布莱恩·德鲁克,内奥米·罗森堡,欧文·威特,戴维·巴尔的摩,尼克·莱登,亚历克斯·马特,丹尼尔·瓦塞拉,查尔斯·索耶斯,史蒂夫·戈夫,菲利普·科恩爵士,雷·埃里克森,赫布·埃布尔森,迈克尔·莫罗,彼特·诺埃尔,珍妮特·罗利,于尔格·齐默尔曼,伊丽莎白·巴克丹戈,海伦·劳斯,雷诺·凯普德维尔,约翰·戈德曼,彼特·特拉克斯勒,莫舍·塔尔帕兹,布莱恩·亨明斯,彼特·帕克,埃米尔·弗莱雷克,乔治·戴利,J.迈克尔·毕晓普,诺拉·海斯特坎普,卡拉·约翰逊(Kara Johnson)以及乔尔·克劳奇(Joel Crouch)。还要感谢史蒂夫·戈夫和海伦·劳斯阅读早期书稿并给予评论。我感谢加里·艾克勒,朱迪·奥伦,弗兰克·奥伦,爱丽丝·亨格福德,汉斯·洛兰德,贝弗利·亚历克斯·欧文斯(Beverly Alex Owens),凯利·米奇尔(Kelly Mitchell),苏珊·麦克纳马拉,亚历山德拉·哈迪以及珍妮弗·甘洛夫(Jennifer Gangloff)与我分享他们的故事,并让我一睹他们的个人生活。还要感谢拉登娜·洛坡萨,多丽·莫滕森,杰伊·温斯坦(Jay Weinstein)以及弗吉尼亚·加纳(Virginia Garner)。我也想要感谢所有参与过《STI公报》和"感恩相册"的人,这两者都是本书的原始资料。

对于所有这些人,我希望在经过他们生命的神圣之地时表现了尊重。

这本书是在许多人的鼓励和支持下面世的。包括我的出版社"The Experiment"的马修·洛尔（Matthew Lore）和尼古拉斯·齐泽克（Nicholas Cizek）。我的作者经纪人拉塞尔·盖伦（Russell Galen）。我很感谢 OHSU 的莎拉·鲍登（Sarah Bowden）和伊莱莎·威廉姆斯（Elisa Williams），以及罗德公关的莎拉·克斯滕堡（Sarah Kestenbaum）的帮助，感谢诺玛·麦克列莫（Norma McLemore）的编辑和杰森·罗思奥瑟（Jason Rothauser）的校对工作。史蒂夫·库兰德（Steve Kurlander），保罗·麦克丹尼尔（Paul McDaniel），坦尼娅·麦金农（Tanya McKinnon），锡耶纳·西格尔（Siena Siegel）和乔伊·皮卡斯（Joy Pincus）也参与了这本书的诞生过程。

我想感谢家人给予我空间、灵感和欢乐。

我尽量准确地讲述这个故事，参考已发表的文献来核查科学数据，并尽可能地交叉核对每人对书中所述事件的回忆。任何错误、遗漏或过度简化都归因于我自己，不应被误解为是上述任何人的原因。

作者采访

1. 你是在什么时候动了写这本书的念头？

我写这本书的想法是经过多年积累而成。在当医学期刊编辑的那些年里，我吸收了大量有关癌症、疗法和制药行业内部运作的信息，我想把所有这些知识转化成有建设性的东西。作为一名自由科学作家，我开始追踪"费城染色体"这条线索。这个故事史诗般的部分让我惊讶。随着我挖掘出故事中的每一个实验，包括每一点数据，每一条新兴的研究轨迹，将故事整体记叙下来的紧迫感也与日俱增。

2. 这个故事中有没有哪部分是已经湮灭在历史中无法寻回的？

格列卫这种 CML 救命药在研发过程中曾经差一点就被束之高阁，关于这一点，我不确定我们能够还原全部真相。从某种意义上说，关于这一点的真相也是没有太大意义的，因为最终药物被造出来了。不过，这里也有关于医学进步和人性的重要一课。如果药物早点上市，许多因为 CML 去世的患者可能还会存活多年。如果制药公司可以提供所有事实而不用担心反弹，那将是很好的。

另外，珍妮特·罗利和约翰·戈德曼都在 2013 年去世了。我很庆幸曾有机会与这些杰出研究者讨论这本书。罗利博士发现了费城染色体，它最初被认为是由单一突变产生的截短染色体，实际上它是易位突变的产物，由两条染色体交换一部分遗传物质而组成。戈德曼博士是 CML 治疗和研究方面的先驱，他是布莱恩·德鲁克博士的早期支持者，也是第一个在美国本土之外研究格列卫的人。德鲁克博士是为患者用上这种救命药而奋斗的英雄医生。他们两人都受到全世界的 CML 研究者、医生和患者的高度尊重和喜爱。

3. 年轻人会患上 CML 吗？他们可以用格列卫治疗吗？

费城染色体是导致绝大多数 CML 的基因突变。这种异常是所谓的体细胞突变，也即是说它在生命过程中自发产生，无法预测或预防，任何人都可能出现这种情况。CML 更可能发生在 50 岁以上的人群中，因为一个人活的时间越久，发生基因突变的可能性就越大。

但年轻人也会患上 CML，并且有许多 50 岁以下的 CML 患者正在接受格列卫或者第二、第三代激酶抑制剂治疗。我曾与一位 20 多岁的 CML 女患者会面，她服用格列卫并过着正常的生活，没有药物副作用，这加深了我对科学和医学的赞赏。

4. 你在为此书做研究时，最好的经历是什么？

毫无疑问是 2012 年 2 月，风雨交加、寒气刺骨的一天。在俄勒冈州波特兰市，早上我旁观了新近确诊 CML 的加里·艾克勒接受了骨髓活检。下午我坐在布莱恩·德鲁克博士的办公室里，听他谈论他的生活和工作（以及多年来这两者多么密不可分）。那天晚上，朱迪·奥伦和她丈夫弗兰克在他们家中用比萨款待我，并谈论他们如何相遇，朱迪的 CML 诊断，以及她作为世界上第一批服用格列卫的患者经历。在追随这个故事多年之后，能和这些人一起相处让我非常激动。目睹德鲁克把一根空心针管刺入加里·艾克勒的臀部，然后抽出一块骨头，我知道这一时刻将成为这本书的开头。

5. 如果你能改变我们研究癌症的方式，你会改变哪一点？

我想改变的一点是把人类永远放在经济考虑之上。很多时候，我们的营利性药物开发的基础设置是利益大于患者。如果能更快地减轻更多的痛苦意味着要少赚一点钱，那么应该毫不犹豫地放下利润的驱动。

6. 格列卫为什么这么贵？支持药企开发罕见病药物只能通过高昂价格来达成吗？

格列卫的成本取决于几个因素。费用随着 CML 患者存活时间增加而增加。没有任何可能导致价格下降的因素（第二代和第三代药物的成本与第一代相当或者更高，这都是在没有仿制药的情况下），因此制造商能够继续提高价格。如果利润没有最大化，那么制药公司就未能对其股东的最佳利益尽责。此外，保险设置允许了如此高昂的价格。大多数 CML 患者无法支付每年 9 万美元的药费。我们可能会感受到共同支付的压力——有时甚至相当严重——但第三方支付系统是让制药公司能对任何特定品牌的药物收取高昂费用的原因。

许多药物的生产成本很高。如果一种药物注定只能帮助一小部分患有罕见病的人群，那么可能需要将药费设置得很高才能收回投资并赚取一些钱。但是，仅仅因为一种药物是针对罕见病而设计的，并不意味着它就该让病人在一生中为其花费数十万美元。

7. 我们能到达"每种癌症都有种格列卫"的那天吗？

如果这个故事证明了一点，那就是你永远不知道下一个进展的来源。寻找"驱动"突变的研究正在全面展开，"驱动"突变即刺激癌症发展和进展的遗传异常，许多研究者仍然认为，有朝一日会让每种癌症都有个格列卫，或者几种格列卫的组合疗法。同时，费城染色体的故事证明了我们永远不知道好的研究将带我们到哪里；意外发现将始终在科学进步中发挥作用；结果需要时间。一些研究者正在研究可能抑制癌症的细菌。免疫疗法正在升温。研究成果日新月异。我们需要确保新想法不因为它们史无前例就被忽视。

8. 你的故事引起过任何意外的反应吗？CML 患者对你的故事有何感想？

充斥在故事中的奉献精神、坚持不懈，以及无巧不成书的巧合，这些是我写这本书的原因。但即使我自己多年来一直钟爱这个故事，并且反复被某些时刻所感动，听到读者也同样感动总是让我感到惊讶。我喜欢我们人类常常被同样的东西感动。

CML 患者的反应提醒我，能讲述别人的故事是多么荣幸。我曾听经历过这些事件的人说我成功地讲述了他们的故事，这是令人既兴奋又安心的评语。

9. 这个故事对你身为科学记者有什么影响？

写这本书让我意识到讲述、记录和保存故事的持久价值，这样事实就不会消散在历史中。我也很惊讶地发现我多么喜欢和人们谈论这本书。电台采访、现场讲座、会谈后的对话、会见高中生……与人们分享灵感是我私人珍藏的经历。这个特别的故事使我更愿意继续报道健康和医学的问题，我希望继续进行下一个项目。

导读

《费城染色体》这本书讲述了科学如何战胜致命癌症这段令人振奋的历史，但卓越的实验室工作，医生、研究者和患者的关键行为，以及诺华公司内部为研发这种前所未有的药物而产生的斗争所带给我们的经验教训都超越了CML这种单一疾病。本导读将进一步关注在角色、冲突和主题上，这些角色提供了对这个故事的宝贵见解，以及对书中事件所带来的科学和医学的快速变化。

1. 在序章中，作者讲述了加里·艾克勒从CML中恢复的故事，引出这种救命药的数十年研发史。你认为作者为什么要包括这个序章？它如何影响了下面的故事？

2. 为科学而科学，也即纯粹为研究以及不受约束的好奇心的力量，这是在第一部分反复出现的主题。这种驱动力对格列卫的诞生有何贡献？研究风气在现今有不同吗？如果诺埃尔和亨格福德今天发现了费城染色体，那么事件的展开方式会有何不同？

3. 珍妮特·罗利是她医学院班级中仅有的六名女性之一（第4章）。今天，接受培训成为医生的女性数量与男性一样多，但在医学界是否存在真正的性别平等？人口中的其他群体是否仍然不足？在这个故事中，你觉得还有谁可以算成什么方面的先锋？

4. 德鲁克拯救病人的决心使他成为这个故事的英雄。他也是一位背景非同寻常的医生：在申请医学院之前，他花在实验室里的时间比医院还多，他曾担心这会被看成是职业中的"犯规"（第 6章）。德鲁克的实验室训练最终如何影响了他的职业生涯？

5. 赫布·埃布尔森加入美国 NIH 的部分原因是为了避免参加越战，作者写道："那时有好点子的年轻科学家还会受到大力扶持"（第 8 章）。年轻科学家对发明格列卫做出了多大的贡献？目前重大资助都倾向于已做出成绩的资深研究人员，这种趋势有哪些利弊？

6. 第二部分的开头写道："虽然逻辑和证据已经成为现代医学的支柱，但癌症治疗依然是通过试错来碰运气的过程。"格列卫是一种新型医学研究模式的非常成功的例子，也即"理性药物设计"。但"试错"，甚至是纯粹的运气，在多大程度上促成了数十年来的一系列科学突破，让这种药物成为可能？

7. 事后回顾证明了 FDA 对格列卫这种既安全又有效的疗法的批准进度不够快。药物上市越快，能挽救的生命就越多。然而早期的测试显示药物可能有肝毒性的副作用，而且格列卫在试验中的结果如此积极，甚至连支持者都感到震惊。即使已获快速批准，只有时间才能证明格列卫是否真的能够延长患者生命（第 33 章）。格列卫史无前例的设计如何阻碍了它的开发进展？FDA 应该根据格列卫的成功改变批准药物的方式吗？可能挽救生命的药物在进行人体试验时，患者该被允许承担多大的风险？FDA 是否应就沙利度胺的悲剧（第 23 章）对其审查过程做出任何改变？

8. 据估计，仅在 2007 年，格列卫的销售总额就超过了 25 亿美元（第 36 章）。到 2014 年，整个孤儿药市场被认为是一个至少 1120亿美元的产业（第 32 章）。出现这种状况的原因是哪方面？一方面，药品销售下降的前景可能刺激对其他罕见疾病的研究。另一方面，依赖这些药物的患者会发现自己终生都要为其付费。一些 CML 患者仍然选择骨髓移植，这种疗法比格列卫的风险更高且效果更差，但它们是取代持续用药的唯一替代方案。孤儿药的高昂费用是否合理？制药公司从挽救生命的药物中获取最大利润的举措，应该允许其自主到什么程度？如果要加以限制，将从何入手？

9. 本书力图记载许多为 CML 的有效治疗方法做出贡献的人，

但有些人获得了比其他人更多的奖励和认可,并且每人推进治疗的程度存有不同看法(例如在第 33 章中,瓦塞拉博士说德鲁克博士"对我来说,他是个未知")。谁是这个故事中最伟大的无名英雄?

10. 现在已司空见惯的网络健康论坛在格列卫开发时期处于起步阶段。互联网是如何进一步改变我们接受医疗保健的方式?这是好还是坏?

11. 劳拉·兰德罗(Laura Landro)在给《华尔街日报》的评论中写道,1996 年,汽巴-嘉基公司和山德士公司合并成诺华公司,这是格列卫进行人体测试的"转折点",因为它是"新任首席执行官瓦塞拉博士让证据压倒公司内部的商业犹豫的时刻"。其他还有什么时刻能够被描述为转折点?

12. 作者曾访谈了故事中的 35 个角色。哪些直接引用的对话段落最具启发性或者令人惊讶?科学作家和记者能在社会中发挥的最有价值的作用是什么?科学记者在什么方面弥合了他们的主题和读者之间的差距?普通大众对科学存有足够欣赏吗?

13. 总的来说,费城染色体是个什么类型的故事?是关于科学和医学成就,还是关于人类的聪明才智,坚持不懈和奉献精神?这两者在多大程度上互相依赖?